Flake, Runggaldier (Hrsg.)

60 Fälle Rettungsdienst

W0229395

Frank Flake, Klaus Runggaldier (Hrsg.)

60 Fälle Rettungsdienst

Unter Mitarbeit von

D. Buers, F. Flake, A. Hackstein, F. Rosbach, K. Runggaldier, F. Scheinichen, H. Sudowe

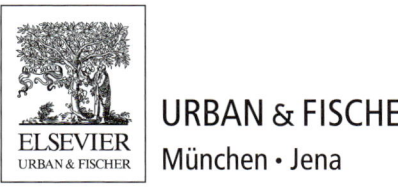

URBAN & FISCHER

München • Jena

Zuschriften und Kritik an:
Elsevier GmbH, Urban & Fischer Verlag, Karlstraße 45, 80333 München

Wichtiger Hinweis für den Benutzer
Die Erkenntnisse in der Medizin unterliegen laufendem Wandel durch Forschung und klinische Erfahrungen. Die Autoren dieses Werkes haben große Sorgfalt darauf verwendet, dass die in diesem Werk gemachten therapeutischen Angaben dem derzeitigen Wissensstand entsprechen. Das entbindet den Nutzer dieses Werkes aber nicht von der Verpflichtung, die Übungsbeispiele auf individuelle Umsetzbarkeit zu überprüfen, an individuelle Bedürfnisse der Patienten zu adaptieren und – das therapeutische Personal betreffend – die Verordnung in eigener Verantwortung zu treffen.

Bibliografische Information Der Deutschen Bibliothek
Die Deutsche Bibliothek verzeichnet diese Publikation in der Deutschen Nationalbibliografie; detaillierte bibliografische Daten sind im Internet unter http://dnb.ddb.de abrufbar.

Alle Rechte vorbehalten

1. Auflage 2006
© Elsevier GmbH, München
Der Urban & Fischer Verlag ist ein Imprint der Elsevier GmbH.

06 07 08 09 10   5 4 3 2 1

Das Werk einschließlich aller seiner Teile ist urheberrechtlich geschützt. Jede Verwertung außerhalb der engen Grenzen des Urheberrechtsgesetzes ist ohne Zustimmung des Verlages unzulässig und strafbar. Das gilt insbesondere für Vervielfältigungen, Übersetzungen, Mikroverfilmungen und die Einspeicherung und Verarbeitung in elektronischen Systemen.

Um den Textfluss nicht zu stören, wurde bei Patienten und Berufsbezeichnungen die grammatikalisch maskuline Form gewählt. Selbstverständlich sind in diesen Fällen immer Frauen und Männer gemeint.

Planung: Heiko Krabbe, München
Lektorat: Ingrid Stöger, München
Redaktion: Claudia Lüdke, Berlin
Herstellung: Kerstin Wilk, München
Satz: abavo GmbH, Buchloe
Druck und Bindung: Lego Print S.p.A., Lavis
Umschlaggestaltung: SpieszDesign, Neu-Ulm
Titelfotografie: © Röhrig/Maltesergrafik
Gedruckt auf 90 g Furioso
Printed in Italy

ISBN-13: 978-3-437-48230-4
ISBN-10: 3-437-48230-0

Aktuelle Informationen finden Sie im Internet unter **www.elsevier.de** und **www.elsevier.com**

Vorwort

Erfahrungen im Bereich der Notfallmedizin und des Rettungsdienstes, wie auch in den meisten anderen Lebensbereichen, kann man nicht lernen. Vielmehr muss man sich diese im Laufe einer langen praktischen Tätigkeit erarbeiten. Bewährt hat sich aber von den Erfahrungen anderer zu lernen. Hierzu besonders geeignet sind Fallbeispiele. Ungeschminkt und ungeschönt spiegeln sie das reale (Einsatz-) Leben wider. Dieses „praktische" Lernen kann eine schulische Ausbildung nicht bieten.

Im vorliegenden Buch haben wir für Sie sechzig Fälle zusammengetragen und aufgearbeitet. Nicht selten handelt es sich dabei um klassische Situationen, die Ihnen so sicher schon einmal begegnet sind oder noch begegnen werden. Sie wurden alle so abgearbeitet wie es im deutschen Rettungsdienst üblich ist. Neben den 47 notfallmedizinischen Fällen finden Sie auch 5 Fälle zu Einsatztaktik und weitere 8 zu Rechtsfragen in denen die notfallmedizinische Versorgung eine untergeordnete Rolle spielt. Dennoch sind sie ebenfalls von besonderer Wichtigkeit. Alle Fälle wurden so aufgearbeitet, dass sie sich an der Praxis orientieren und damit einen besonders hohen Lehrwert besitzen. Viele Zwischenfragen und Kommentare vertiefen das Wissen und gehen über den eigentlichen Fall hinaus. Das Repetitorium am Rand hilft wichtige Fakten auf einen Blick zu erfassen und sich einzuprägen. Nur so kann man einen hohen Nutzen sicherstellen.

Das Buch soll aber neben der Vermittlung eines umfangreichen notfallmedizinischen und einsatztaktischen Erfahrungswissens auch Spaß machen. So spannend wie das richtige Leben und so aufregend wie die erste Schicht. Besonders wichtig ist uns in diesem Zusammenhang der Dialog mit Ihnen liebe Kollegen und Leser. Lassen Sie uns ihre Meinung wissen. Schreiben Sie uns was ihnen gefällt und was nicht. Vielleicht haben auch Sie einen spannenden „klassischen" Fall erlebt von dem zu berichten es sich lohnt. Wir würden uns freuen von Ihnen zu hören.

Auch an diesem Buch haben wieder viele Menschen mitgewirkt denen unser Dank gilt:
den Autoren für die konstruktive und komplikationslose Zusammenarbeit,
dem Elsevier Verlag für die Realisierung dieses Projektes,
im Besonderen Heiko Krabbe für das entgegengebrachte Vertrauen und vorbildliche Engagement,
Ingrid Stöger für die gute Organisation,
Claudia Lüdke für das germanistische Lektorat,
Dr. med. Dip. Ing. Boris Lutomsky für die medizinisch fachliche Durchsicht,
allen Kollegen und Freunden für die guten Tipps und Hinweise
und natürlich
vielen Dank an unsere Familien insbesondere Petra, Niklas, Annika und Jule sowie Kerstin, Niklas und Johanna für wieder einmal viele Stunden ohne uns.

Frank Flake & Klaus Runggaldier
Oldenburg & Herne, Mai 2006

Abkürzungsverzeichnis

4-DMAP	4-Dimethylaminophenol = Antidot
16 G	G = Gauge, Größeneinheit z.B. bei Venenverweilkanülen
A. carotis	A. = Arteria, Arterie, arterielles Gefäß
AF	Atemfrequenz
AMV	Atemminutenvolumen
aVL	augmented Voltage Left, Ableitungsart beim EKG
AZV	Atemzugvolumen
BAB	Bundesautobahn
BAK-Schema	Bewusstsein, Atmung, Kreislauf Schema
BLS	Basic Life Support = Basismaßnahmen
BZ	Blutzucker
CK-MB	Kreatinkinase vom Herzmuskeltyp
CT	Computertomographie
EK	Erythrozythenkonzentrat
EKG	Elektrokardiogramm
ELW	Einsatzleitwagen
FFP	Fresh Frozen Plasma
FME	Funkmeldeempfänger
GCS	Glascow Coma Score
GIT-Blutung	Gastrointestinale Blutung
HA	Hausarzt
HÄS	Polyhydroxyäthylstärke = kolloidales Volumenersatzmittel
Hb	Hämoglobin
HF	Herzfrequenz
HFG	Handfunkgerät
HIB	Hämophilis Influenza Typ B
HLF	Hilfeleistungsfahrzeug
HWS	Halswirbelsäule
ICR	Intercostalraum (Rippenzwischenraum)
IE	Internationale Einheit
KG	Körpergewicht
KIT	Kriseninterventionsteam
KKT	Körperkerntemperatur
KTD-System	Kendrick Traction Device = Extensionsschiene
KTW	Krankentransportwagen
LF 24	Löschfahrzeug
LNA	Leitender Notarzt
MANV 3	Massenanfall Verletzter Stufe 3
MZF	Mehrzweckfahrzeug
NA	Notarzt
NEF	Notarzteinsatzfahrzeug
NG	Neugeborenes
Op	Operation
OrgL RD	Organisatorischer Leiter Rettungsdienst
P	Puls
PEEP-Beatmung	Positive End-Expiratory Pressure
PQ-Zeit	Zeit zwischen P und Q im EKG

PTCA	Perkutane Transluminale Coronar Angiographie
QRS-Ton	Ton des QRS Komplexes, am EKG einstellbar
RA	Rettungsassistent
re	Rechts
RR	Riva Rocci für Blutdruck
RS	Rettungssanitäter
RTH	Rettungshubschrauber
RTW	Rettungswagen
RW	Rüstwagen
SEG	Schnelleinsatzgruppe
SHT	Schädel Hirn Trauma
SSW	Schwangerschaftswoche
ST-Strecke	Strecke zwischen S und T im EKG
ST-Streckenhebungen	Hebung der Strecke zwischen S und T im EKG, z.B. bei Herzinfarkt
Supp.	Suppositorium = Zäpfchen
TLF	Tanklöschfahrzeug
V. a.	Verdacht auf
V. jugularis externa li.	Venae, venöses Gefäß
VES	Ventrikuläre Extrasystolen
Z. n.	Zustand nach

Bildnachweis

H. Polster, S. Krauzig, J. Braun: Basislehrbuch Innere Medizin, 3. A.
1.3

B. Lutomsky, F. Flake: Leitfaden Rettungsdienst, 3. A.
1.7, 1.12.1, 2.4.1, 2.4.2, 3.1, 3.2.1, 4.1, 4.3.2, 4.4, 6.2, 8.1, 8.4.2

R. Huch, C. Bauer: Mensch Körper Krankheit, 4. A.
1.8, 4.2, 7.3.2

O. Peters, K. Runggaldier: Algorithmen im Rettungsdienst, 2. A.
2.3.1, 7.5

D. Kühn, J. Luxem, K. Runggaldier: Rettungsdienst, 3. A.
2.5 (H. G. Hornfeck, Bergheim), 2.1, 2.6, 3.3, 7.4

U. von Hintzenstern: Notarzt-Leitfaden, 4. A.
4.3.1, 7.3.1

Alle nicht ausdrücklich genannten Abbildungen stammen von den Autoren / Herausgebern

Inhaltsverzeichnis

1 Internistische Notfälle

1.1 Akutes Koronarsyndrom (STEMI der Vorderwand)

Einsatzmeldung/Anfahrt

Um 10.18 Uhr geht aus einer Zahnarztpraxis im städtischen Bereich ein Notruf ein. Ein 45-jähriger Patient habe während der Behandlung plötzlich starke Brustschmerzen angegeben. Zurzeit sei er blass, kaltschweißig und ängstlich, aber ansprechbar. Der Leitstellendisponent alarmiert daraufhin um 10.19 Uhr einen RTW und ein NEF mit dem Einsatzstichwort „V.a. akutes Koronarsyndrom". Der mit Rettungsassistent und Rettungssanitäter besetzte RTW trifft nach zwei Minuten an der nur einen Kilometer entfernten Einsatzstelle ein und wird von einer an der Straße stehenden Mitarbeiterin der Zahnarztpraxis eingewiesen.

Situation am Notfallort/Erstbefund

In einem Behandlungsstuhl sitzt ein 45-jähriger Mann, der offensichtlich unter stärksten thorakalen Schmerzen leidet. Bei ihm stehen der Zahnarzt, der soeben den Blutdruck misst, und eine ZFA, die damit beschäftigt ist, den Patienten mit Sauerstoff via Nasenbrille aus dem praxiseigenen Notfallkoffer zu versorgen. Das Rettungsteam stellt sich vor und erhält vom Zahnarzt eine Übergabe. Der Patient sei heute Morgen wegen Schmerzen im Kiefer und in den Zähnen in die Praxis gekommen. Eine sichtbare Ursache dafür habe die zahnärztliche Diagnostik jedoch nicht ergeben. Im Verlauf der Untersuchung sei dem Zahnarzt aufgefallen, dass der Patient immer blasser wurde und zu schwitzen begann. Das allein sei noch nicht so Besorgnis erregend und käme insbesondere im Rahmen schmerzhafterer Eingriffe als Ausdruck einer Kreislaufdysregulation auch häufiger vor. Auf explizite Nachfrage habe der Patient dann allerdings neben den Kieferschmerzen auch einen „Druck auf der Brust" angegeben, der sich mittlerweile zu einem Brustschmerz mit hoher Intensität entwickelt habe. Die Schmerzen seien dann vom Patienten auch im linken Arm angegeben worden. Daraufhin sei die Behandlung sofort abgebrochen worden. Auf dem in der Praxiskartei archivierten Anamnesebogen sei dokumentiert, dass der Patient bereits vor zwei Jahren einen Herzinfarkt erlitten habe und täglich ASS 100 einnehme.

> 45-jähriger Mann, stärkste Schmerzen, in den linken Arm ziehend, blass, kaltschweißig, thorakale Schmerzen

➡️ **Welche Informationen sollten neben (Fremd-)Anamnese und Auffindesituation noch gewonnen werden?**

Der Blutdruck beträgt – an beiden Armen gemessen – 160/90 mmHg. Die Herzfrequenz ist mit 110/min erhöht. Der Radialispuls kann gut, aber unregelmäßig getastet werden. Unter der bereits vom Praxisteam begonnenen Sauerstofftherapie mit einem O_2-Flow von 5 l/min liegt die Sauerstoffsättigung bei 96 %. Die Auskultation der Lunge ergibt beidseits freie Atemgeräusche. Das 12-Kanal-EKG zeigt ST-Streckenhebungen in den Ableitungen I und aVL und in den Brustwandableitungen V2–V6.

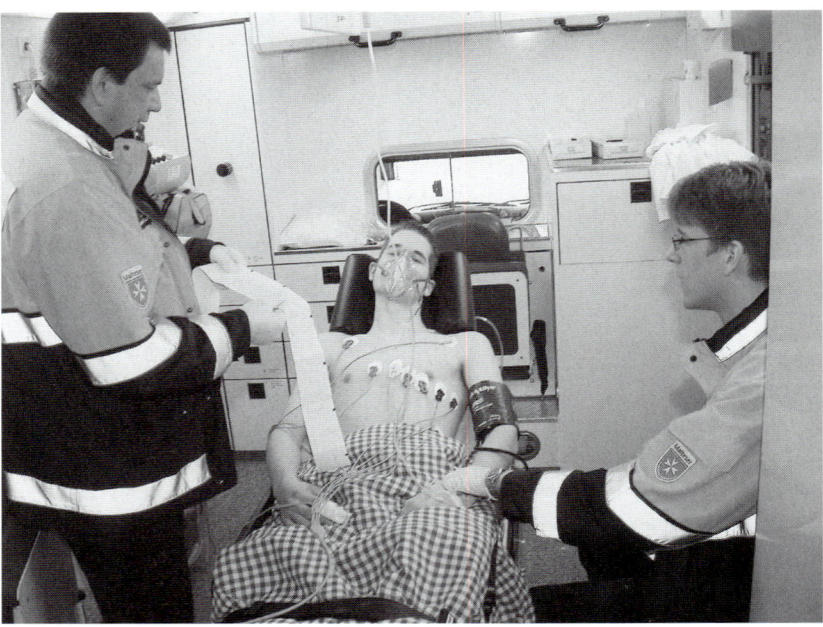

Abb. 1.1: Versorgung eines Patienten mit V. a. Myokardinfarkt

Der Patient gibt an, noch kein Nitrospray verwendet zu haben, weil er die Beschwerden zunächst nicht als kardial bedingt gedeutet habe.

Verdachtsdiagnose

Akutes Koronarsyndrom. Der bereits von der Leitstelle geäußerte Verdacht hat sich bestätigt.

➡ **Mit welchen Komplikationen müssen Sie rechnen?**

Annähernd jeder zweite Herzinfarktpatient verstirbt an den Folgen des Geschehens. Dabei ereignen sich zwei Drittel der Infarkttodesfälle vor dem Erreichen einer Klinik. Der Patient ist hochgradig gefährdet. Verantwortlich dafür sind entweder elektrische (z. B. Kammerflimmern, ventrikuläre Tachykardie) oder mechanische (kardiogener Schock und Lungenödem nach Herzpumpversagen) Ursachen. Es gilt also, ein kontinuierliches Monitoring zu etablieren, sodass der Eintritt von Komplikationen (z. B. Kammerflimmern) sofort erkannt wird, um unmittelbar Gegenmaßnahmen (z. B. Defibrillation) einleiten zu können.

Durchgeführte Maßnahmen

RA: Oberkörperhochlagerung, O₂ (6 l/min), i. v. Zugang, Nitrospray sublingual

Der Patient verbleibt auf dem Behandlungsstuhl und soll sich nicht bewegen, um eine bedarfsentsprechende Aktivierung des Herz-Kreislauf-Systems mit einem daraus resultierenden erhöhten Sauerstoffbedarf zu vermeiden. Als Kompromiss zwischen der wünschenswerten Vorlastsenkung durch Oberkörperhochlagerung und einer nicht wünschenswerten Zunahme der Pumpleistung des Herzens durch eine nahezu vertikale Lagerung des Oberkörpers wird die ZFA gebeten, den frei verstellbaren Behandlungsstuhl in eine 30°-Oberkörperhochlagerung zu bringen.

Der Patient erhält 6 l O$_2$/min über Nasenbrille und einen i. v. Zugang auf dem rechten Handrücken. Nachdem der Patient die Einnahme von Medikamenten zur Behandlung der erektilen Dysfunktion, wie z.B. Viagra®, innerhalb der letzten 48 Stunden verneint hat, appliziert der RA nach Absprache mit dem Zahnarzt bei einem systolischen Blutdruck von 160 mmHg einen Hub Nitrospray sublingual. Kurz darauf gibt der Patient Kopfschmerzen an, die als typische Nebenwirkung des Nitrosprays gedeutet werden. Die Schmerzsymptomatik ist nach fünf Minuten noch nicht nennenswert abgeklungen, sodass der Patient bei einem systolischen RR von 140 mmHg nochmals einen Hub Nitro erhält.

➡ **Welche Maßnahmen ergreift der Notarzt?**

Der mittlerweile eingetroffene Notarzt appliziert Aspirin® i. v. (500 mg) und Heparin-Natrium (5000 I. E.). Bei nach wie vor bestehender Sinustachykardie mit zahlreichen polytopen ventrikulären Extrasystolen setzt er außerdem den Betablocker Beloc® (5 mg) ein. Zur Analgosedierung bei persistierenden starken Schmerzen und ausgeprägter Angst erhält der Patient fraktioniert Morphin (10 mg) und Diazepam (5 mg). Die sublinguale Nitroapplikation wird durch eine Perlinganit®-Infusion ersetzt. Nach einem Telefonat mit der kardiologischen Intensivstation des nur zwei Kilometer entfernten Krankenhauses mit Möglichkeit zur Katheterintervention (Akut-PTCA) verzichtet der Notarzt auf eine präklinische Lyse, um den Patienten umgehend der innerhalb der nächsten Stunde möglichen mechanischen Wiedereröffnung des betroffenen Herzkranzgefäßes durch eine Ballondilatation zuzuführen.

NA: Aspirin® (500 mg i. v.), Heparin-Natrium (5000 I. E.), Beloc® (5 mg), Morphin (10 mg) und Diazepam (5 mg fraktioniert), Perlinganit®-Infusion, Voranmeldung zur Akut-PTCA

Transport und Übergabe

Unter fortgeführtem Monitoring wird der Patient im Tragetuch zum RTW gebracht. Während des Transports bleibt der systolische Blutdruck unter Perlinganit®-Infusion stabil zwischen 115 und 125 mmHg. Die Herzfrequenz schwankt zwischen 60 und 80/min; es fallen immer noch VES ein, jedoch weniger als zuvor. Wie telefonisch besprochen, kann der Patient gleich zur Intensivstation gebracht werden, wo er um 10.53 Uhr übergeben wird.

Klinischer Verlauf

Während der Katheteruntersuchung der Herzkranzgefäße kann eine hochgradige, 90%ige Stenose der linken Kranzarterie (LAD) im mittleren Drittel nachgewiesen werden, die erfolgreich dilatiert und mit Stents versorgt wird. Der weitere Verlauf auf der Intensivstation und später auf der peripheren Krankenpflegestation gestaltet sich unproblematisch, sodass der Patient bald darauf ohne wesentliche Auswurfbeeinträchtigungen der Ventrikel in die Rehabilitation entlassen werden kann.

Kommentar

Unter dem Begriff „akutes Koronarsyndrom" werden verschiedene „Eskalationen" einer koronaren Herzkrankheit zusammengefasst, die häufig auf die Ruptur einer Plaque in einem atherosklerotisch veränderten Herzkranzgefäß mit nachfolgender Thrombose zurückzuführen ist: die instabile Angina Pectoris, der akute Myokardinfarkt und der plötzliche Herztod.

Akutes Koronarsyndrom: instabile Angina pectoris, akuter Myokardinfarkt, plötzlicher Herztod

Zu dieser Verdachtsdiagnose führt im vorliegenden Fall zunächst die Klinik des Patienten: Die zunächst beschriebenen Kieferschmerzen sind ein Ausstrahlungsort für den Herzinfarktschmerz. Sie gehen meistens mit dem ebenfalls angegebenen typischen Brustschmerz einher, können jedoch auch isoliert auftreten. Weniger spezifische, aber ernst zu nehmende anzeigende Zeichen sind die Kaltschweißigkeit, die Blässe und die empfundene Lebensbedrohung. Der Verdacht auf eine kardiale Ursache wird durch die Anamnese (Z. n. Herzinfarkt vor zwei Jahren) zusätzlich erhärtet.

Das EKG als zweite Säule der Diagnostik konkretisiert den klinischen Befund: Da ST-Streckenhebungen in mehreren nebeneinander liegenden Ableitungen vorliegen, kann ein STEMI (ST-Elevations-Myokardinfarkt) angenommen werden. Wäre das nicht der Fall, könnte erst durch eine Enzymdiagnostik (Troponin-I und -T) zwischen instabiler Angina Pectoris (negativer Enzymbefund) und NSTEMI (Non-STEMI: keine ST-Streckenhebung, aber positiver Enzymbefund) differenziert werden. Zusätzlich zu der veränderten ST-Strecke zeigt das EKG zahlreiche polytope ventrikuläre Extrasystolen.

Positiv hervorzuheben ist sicherlich das lückenlose Funktionieren der Rettungskette: Der Zahnarzt zieht aufgrund der vorliegenden Gesamtsymptomatik die korrekten diagnostischen Schlüsse und alarmiert sofort den Rettungsdienst, um dann in reibungsloser Kooperation mit seinem Praxisteam die Notfallerstversorgung mit Lagerungsmaßnahmen, Sauerstoffapplikation und Monitoring zu beginnen. Zur Vermeidung längerer Wartezeiten im Krankenhaus erfolgt bereits vom Einsatzort aus – nach Sicherung der Diagnose STEMI – die Voranmeldung für eine PTCA, sodass die betroffenen Gefäße innerhalb einer Stunde wiedereröffnet werden können. Unter diesen Voraussetzungen kann auf eine präklinische Lyse verzichtet werden. Die medikamentöse Therapie beschränkt sich also auf Analgesie (Morphin), Sedierung (Diazepam), Herzentlastung (Betablocker, Nitro), Optimierung der Sauerstoffversorgung (O_2, Nitrate) und Vermeidung der Anlagerung und Verfestigung weiterer Blutbestandteile an der verengten Stelle im Herzkranzgefäß (Aspirin® i. v., Heparin-Natrium).

1.2 COPD (Chronic Obstructive Pulmonary Disease)

Einsatzmeldung/Anfahrt

Am 27. Dezember morgens um 9.03 Uhr erhält der RTW 41-54 einen Einsatz über Funkmeldeempfänger mit dem Stichwort „Atemnot". Die Alarmdepesche zeigt, dass das NEF 22-50 ebenfalls mit alarmiert wurde. Der Einsatzort liegt ca. vier Kilometer von der Rettungswache entfernt. Auf der Straße liegen ca. zehn Zentimeter Neuschnee und es schneit weiterhin.

➡ **Welche Gefahren gibt es bei dieser Jahreszeit während der Anfahrt zu beachten?**

Im Besonderen sind dies natürlich die Straßenverhältnisse. Im Dezember ist Bodenfrost an der Tagesordnung, sodass immer mit einer glatten Fahrbahn gerechnet werden muss. Vor allem auf Brücken oder in kurzen Waldstücken kann es trotz ansonsten freier Straße noch zu eisglatten Straßen kommen. Hier behindert vor allem die Schneedecke die Anfahrt, sodass nur unter äußerster Vorsicht gefahren werden kann.

Situation am Notfallort/Erstbefund

Da der Patient ein Hintergrundstück bewohnt, wird der ersteintreffende RTW schon vom Sohn des Patienten an der Straße eingewiesen. Beim Verlassen des RTW berichtet er, dass er seinen Vater eigentlich mit dem PKW selbst in das Krankenhaus bringen wollte, aber auf den ersten paar Metern sei es schon zu so starken Problemen mit der Atmung gekommen, dass sie diesen Versuch abbrechen mussten.

➡ **Welches Material sollten Sie aufgrund dieser Schilderung mit in das Haus nehmen?**

EKG, Beatmungsgerät (ggf. Sauerstoffeinheit) und Notfallrucksack gehören unbedingt mit in das Haus. Haben Sie einen Vernebler (Anschluss an Sauerstoff), so sollten Sie auch diesen mit den geeigneten Medikamenten gleich in die Wohnung mitnehmen.

Material: Notfallrucksack, EKG/Defibrillator, O2, ggf. Vernebler

Sie werden vom Sohn in die Küche geführt, wo der Patient sie auf der Küchenbank sitzend empfängt. Er ist auffallend zyanotisch und hat offensichtlich starke Atemnot. Er ist ansprechbar, zeitlich und örtlich orientiert. Auf dem Küchentisch liegen ein Transportschein sowie eine Einweisung vom Hausarzt mit der Diagnose „exazerbierte COPD".

Auf Befragen gibt der Patient an, schon seit langem unter chronischer Atemnot zu leiden. Er habe sich noch so über die Weihnachtsfeiertage geschleppt, aber nun gehe es nicht mehr. Seit fünf Tagen habe er einen Infekt, der diesen Zustand immer schlimmer werden ließ. Er sei mit seinem Sohn bei seinem Hausarzt gewesen, der die vorliegende Einweisung veranlasst habe. Eigentlich wollte er mit dem PKW in das Krankenhaus fahren, aber er bekomme dort praktisch kaum noch Luft. Als Dauermedikation nehme er Prednisolon® (20 mg) sowie Salbutamol-Spray® bei Bedarf. Das Spray habe er aber heute noch nicht genommen und das Prednisolon® habe nicht geholfen. Aufgrund dieser Datenlage fangen die Rettungsassistenten zunächst an die Therapie einzuleiten.

Dauermedikation: Prednisolon (20 mg), Salbutamol-Spray bei Bedarf

Verdachtsdiagnose

Chronische Bronchitis und Lungenemphysem = COPD

➡ **Welche Differentialdiagnosen gilt es zu beachten?**

Asthma bronchiale, Lungenembolie, Pneumonie, Lungenödem

➡ **Welche Leitsymptome erhärten die Verdachtsdiagnose?**

Vor allem die ständige Atemnot sowie die Dauermedikation lassen auf diese Verdachtsdiagnose schließen. Da es sich um eine chronische Erkrankung handelt, wissen die meisten Patienten darum. Dennoch sollten die oben genannten Differentialdiagnosen sicher ausgeschlossen werden.

Durchgeführte Maßnahmen

➡ **RS / RA**

Während der Anamnese haben die Rettungsassistenten bereits mit der Versorgung begonnen. Neben der Ermittlung des RR und dem EKG wird auch ein Pulsoxymeter angelegt. Das EKG zeigt einen tachykarden Sinusrhythmus mit einer Frequenz von 130 / min. Das Pulsoxymeter zeigt einen Wert von 86 %. Der systolische RR liegt bei 160 und die Atemfrequenz bei 20 / min. Während ein RA einen venösen Zugang und eine kristalloide Infusion anlegt, bereitet der andere den Salbutamol-Vernebler vor. Dabei werden 2,5 mg Salbutamol® mit ca. 5 ml NaCl (0,9 %) gemischt und über eine spezielle Inhalationsverneblermaske mit einem Flow von 6 l / min vernebelt.

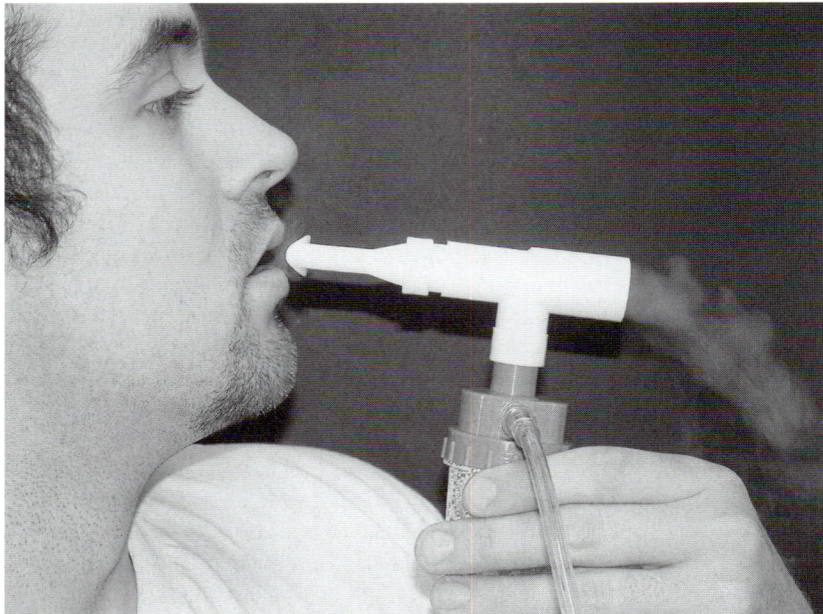

Abb. 1.2: Salbutamol-Vernebler am Patienten

Aus der Venenverweilkanüle wird noch Blut für eine Blutzuckerbestimmung genommen. Da bei dem Patienten kein Diabetes bekannt ist, reicht das venöse Blut zur Orientierung aus. Der ermittelte Wert ist 94 mg / dl.

➡ **NA**

Erst nach diesen Maßnahmen trifft aufgrund der Witterungsverhältnisse relativ spät der Notarzt ein. Nach Übergabe an den Notarzt entscheidet dieser, den Patienten, der mittlerweile Besserung angibt, ohne weitere Maßnahmen in die Klinik zu transportieren. Während die Rettungsassistenten nun den Transport vorbereiten, auskultiert der Notarzt abschließend den Patienten ohne einen weiteren ungewöhnlichen Befund.

Transport und Übergabe

Der Patient wird auf der Trage gelagert und zum RTW gebracht. Der Notarzt begleitet den Transport. Währenddessen werden neben dem Blutdruck und dem Puls auch alle anderen Parameter engmaschig überwacht. Das Pulsoxymeter zeigt nunmehr unter der Salbutamol-Therapie einen Wert von 96 % und die Herzfrequenz ist auf ca. 110/min gesunken. Der Patient wird zunehmend agiler und gibt an, dass es ihm schon sehr viel besser gehe. Nach ca. 20 Minuten Transportzeit wird der Patient auf der internistischen Notaufnahme übergeben.

Klinischer Verlauf

Nach eingehender Untersuchung und aufgrund der mittlerweile eingetretenen Verbesserung seines Zustands wird der Patient auf die Normalstation verlegt. Dort tritt innerhalb weniger Stunden eine weitere Besserung ein, sodass er zwei Tage später in gutem Zustand nach Hause entlassen werden kann. In Zusammenarbeit mit dem Hausarzt wird die Dauermedikation überprüft und entsprechend angepasst.

Kommentar

Unter dem Sammelbegriff COPD (Chronic Obstructive Pulmonary Disease) wird die chronisch obstruktive Bronchitis und das Lungenemphysem verstanden. Bis vor einigen Jahren wurde auch der Begriff COLD (Chronic Obstructive Lung Disease) verwendet.

COPD: chronisch obstruktive Bronchitis und/oder Lungenemphysem

In der BRD leiden ca. 10–30 % aller Erwachsenen unter einer chronischen Bronchitis. Im weiteren Verlauf entwickelt sich bei ca. 20 % dieser Patienten ein COPD, also eine chronisch obstruktive Bronchitis. Bei der chronischen Bronchitis steigt die Gefahr einer Erkrankung mit zunehmendem Lebensalter. Besonders betroffen ist die Gruppe der Raucher (Raucherhusten) mit 80 % Erkrankten. Ca. 300 Patienten auf 100.000 Einwohner sterben pro Jahr an einer chronisch obstruktiven Bronchitis, mit steigender Tendenz.

Meist wissen die Patienten von ihrer Grunderkrankung. So finden sich in der Anamnese neben anderen Angaben nicht selten häufig vorkommende rezidivierende bronchiale Infekte. Ebenfalls hinweisend ist die Dauermedikation dieser Patienten, bestehend aus Kortikoiden und Bronchodilatatoren. Ein Hauptsymptom ist die häufig lang bestehende Atemnot, welche auch im beschriebenen Fall zur Alarmierung des Rettungsdienstes geführt hat. Hierunter entwickeln sich eine Tachypnoe, Dyspnoe sowie eine Zyanose als Zeichen der respiratorischen Insuffizienz. Durch die Anstrengungen, Luft zu bekommen, kann es auch zu einem Tremor mit Unruhe und im späteren Verlauf auch zur Somnolenz als Zeichen der Hyperkapnie (erhöhter arterieller Kohlendioxidpartialdruck) kommen. Bei der weiteren körperlichen Untersuchung des Patienten steht die Auskultation im Vordergrund. Hier finden sich dann Atemgeräusche, die auf eine Obstruktion hinweisen, wie exspiratorischer Stridor, Giemen oder Brummen. Bei der Perkussion findet sich nicht selten ein hypersonorer Klopfschall.

In voller Ausprägung und in der Endstrecke dieser chronischen Erkrankung finden sich häufig zwei verschiedene charakteristische Typen mit unterschiedlichen Bezeichnungen. Erstens der „Blue Bloater" (blauer Aufgedunsener) als bronchitischer Typ. Kennzeichnend für ihn sind eine Adipositas und Zyanose, was zu dem eindrucksvollen Namen führt. Ebenfalls kennzeichnend sind die Trommelschlegelfinger und ein häufig bestehendes Cor pulmonale mit Neigung zur Rechtsherz-dekompensation. Typisch für ihn ist die kaum ausgeprägte Dyspnoe. Der Blue Bloater leidet häufig zusätzlich unter einer obstruktiven Schlafapnoe.

Zweitens der „Pink Puffer" (rosafarbener Keucher) als emphysematöser Typ. Hierbei handelt es sich um einen kachektischen Patienten mit – im Gegensatz zum Blue Bloater – ausgeprägter Ruhedyspnoe. Häufig muss er aufgrund der Atemprobleme seine Atemhilfsmuskulatur mit einsetzen. Der Thorax ist fassförmig deformiert. Eine Zyanose ist nicht wesentlich ausgeprägt.

Bei beiden Typen ist ein Lungenemphysem anamnestisch nachweisbar. Dieses ist in aller Regel beim Pink Puffer ausgeprägter als beim Blue Bloater. Natürlich lassen sich viele Patienten nur zum Teil diesen Formen zuordnen. Bei den meisten liegen Mischtypen vor.

Die präklinische Therapie ist symptomorientiert und genauso wie die Dauermedikation besteht sie aus Bronchodilatatoren und Kortikoiden.

1.3 Asthma bronchiale

Einsatzmeldung/Anfahrt

Das NEF 21-50 und der RTW 41-54 werden mit der Einsatzmeldung „Atemnot, männlich, 47 Jahre" alarmiert. Da die Fahrzeuge an unterschiedlichen Standorten stehen, erreicht der RTW nach ca. sechsminütiger Anfahrt fünf Minuten vor dem NEF die Einsatzstelle. Das Team, welches aus zwei Rettungsassistenten besteht, wird von der Tochter des Patienten an der Haustür des Einfamilienwohnhauses erwartet.

➡ **Welche Materialien werden zunächst mit zum Patienten genommen?**

Aufgrund der Einsatzmeldung und der Tatsache, ersteintreffendes Fahrzeug zu sein, entscheidet sich das Team, Notfallrucksack, EKG und ein separates Sauerstoffbrett mit ins Haus zu nehmen. Sie werden von der Tochter in den ersten Stock des Hauses geführt.

Situation am Notfallort/Erstbefund

Erstbefund: Patient sitzend, mit aufgestützten Armen, Tachypnoe, Zyanose, exspiratorischer Stridor, bekanntes allergisches Asthma

Die beiden Rettungsassistenten finden den Mann mit nach hinten aufgestützten Armen auf dem Boden sitzend vor. Die Ehefrau des Patienten kniet hinter ihrem Mann und stützt ihn ab. Auffällig sind die schnellen Atembewegungen des Mannes und eine ausgeprägte Zyanose. Es ist ein deutliches Atemgeräusch während der Ausatemphase wahrzunehmen. Aufgrund der massiven Atemnot ist der Mann nicht in der Lage, den Rettungsassistenten auf die Frage nach der Dauer des Anfalls zu antworten, seine Frau antwortet stattdessen. Bei ihrem Mann sei allergisches Asthma bekannt, früher auch häufiger gewesen, aber in den letzten Monaten habe ihr Mann keine Probleme damit gehabt. Ihr Mann habe heute versucht der Tochter beim Umstellen von Möbeln zu helfen, das sei vor etwa einer Dreiviertelstunde gewesen. Als die ersten Atembeschwerden auftraten, habe er sein Asthmaspray genommen, wie er es in solchen Fällen bisher auch immer getan habe. Als sich dann die Beschwerden auch nach mehrmaliger Einnahme des Asthmasprays nicht gebessert hätten, habe sie ihre Tochter gebeten, den Notarzt zu verständigen.

➡ **Welche weiteren Diagnoseschritte sollten zunächst erfolgen?**

Parallel zur Anamnese durch den ersten Rettungsassistenten misst der zweite mit Hilfe des Pulsoxymeters die Sauerstoffsättigung. Die Messung zeigt eine Sättigung von 64 % und einen Puls von 112/min an. Anschließend klebt er ein EKG und misst den Blutdruck. Das EKG zeigt eine Sinustachykardie mit einer Herzfrequenz von 115/min. Der Blutdruck liegt bei 160/90 mmHg. Zu diesem Zeitpunkt trifft auch das Team des NEF ein und einer der Rettungsassistenten übergibt den Patienten mit der bisherigen Anamnese an den Notarzt.

Verdachtsdiagnose

Aufgrund der Anamnese und des Auskultationsbefundes kann nun die Verdachtsdiagnose „akuter Asthmaanfall" gestellt werden, um die weiteren Behandlungsschritte einzuleiten.

➡ **Welche Differentialdiagnosen gilt es zu beachten?**

Die ausgeprägte Zyanose, der exspiratorische Stridor und die geringe pulsoxymetrische Sauerstoffsättigung lassen auf eine Beeinträchtigung der kleinen Atemwege schließen. Neben einem Asthmaanfall kann auch ein interstitielles Lungenödem die genannten Symptome hervorrufen.

Differentialdiagnosen: COPD, Lungenödem

➡ **Welche Leitsymptome erhärten die Verdachtsdiagnose?**

Die Tatsache, dass bereits ein allergisches Asthma bronchiale bekannt ist, der Anfall unter starker Anstrengung und in Verbindung mit potenziellen Allergenen (in diesem Fall Hausstaub) ausgelöst wurde, erhärtet die Verdachtsdiagnose „Asthmaanfall". Typisch für einen solchen Anfall ist die Einschränkung während der Exspiration. In dieser Phase ist meist ein pfeifendes, keuchendes Atemgeräusch festzustellen, die Ausatemzeit ist gegenüber der Einatemzeit deutlich verlängert. Ein „Brodeln", wie es bei einem Lungenödem durch die Flüssigkeitsansammlung im Lungengewebe vorkommt, ist bei einem Asthmaanfall typischerweise nicht zu diagnostizieren. Bei einem Lungenödem sind in den meisten Fällen evtl. schon entsprechende Grunderkrankungen, etwa eine Herzinsuffizienz, bekannt. Auch Medikamentenpläne des Hausarztes, z.B. eine Dauermedikation mit Furosemid, können Hinweise auf ein entsprechendes Grundleiden geben.

➡ **Mit welchen Komplikationen müssen Sie rechnen?**

Initial kann es zur Verstärkung der Atemnot und in letzter Konsequenz zum Atem- und Kreislaufstillstand kommen.

Bei chronischen Asthmatikern kann der erhöhte alveoläre Druck ein Lungenemphysem zur Folge haben. Als weitere Folge eines Asthmaanfalls droht die Überlastung des rechten Herzens. Zum einen lässt das geringere Sauerstoffangebot die Lungenkapillaren kollabieren, zum anderen komprimiert der gestiegene Alveolardruck die Kapillaren zusätzlich. Das rechte Herz muss also gegen einen erhöhten Widerstand arbeiten, was einen Rückstau zur Folge hat. Chronisch kann dies zu einem Cor pulmonale führen.

Komplikationen beim chronischen Asthma bronchiale: Lungenemphysem, Cor pulmonale

Durchgeführte Maßnahmen

Aufgrund der geringen Sättigung des Mannes legt der Rettungsassistent dem Patienten zunächst eine Sauerstoffbrille an und stellt einen Flow von 4 l/min ein. Bei der Sauerstoffgabe bietet es sich an, diese mit einem Sultanol®-Vernebler zu verknüpfen, dabei wird eine Ampulle (2,5 mg/2,5 ml) Sultanol® forte in den Vernebler gegeben und zusätzlich mit ca. 5 ml NaCl-Lösung verdünnt. Im Anschluss an die Sauerstoffversorgung und die Bewertung der Vitalparameter wird ein intravenöser Zugang gelegt und eine kristalloide Infusion mit langsamer Tropfgeschwindigkeit appliziert.

➡ **Welche Maßnahmen werden durch den Notarzt ergriffen?**

Da der Mann bereits zuvor Berotec® verwendet hat, erfolgt keine weitere Nachdosierung durch den Rettungsdienst. Nachdem der Notarzt sich vergewissert hat, dass der Mann derzeit nicht unter einer Theophyllintherapie steht, entscheidet er sich zur Gabe von 400 mg Theophyllin (5–6 mg/kg KG), welche langsam über zehn Minuten i. v. appliziert werden. Um ein Abschwellen der Bronchialschleimhäute zu erreichen, verwendet der Notarzt ein Kortisonpräparat. Es werden also zusätzlich 250 mg Solu-Decortin® H i. v. appliziert. Ebenfalls werden zur Sedierung durch den Notarzt 50 mg Atosil® verabreicht, da dies am wenigsten atemdepressiv wirkt und zusätzlich eine antihistaminerge Wirkung besitzt.

Transport und Übergabe

Nachdem der Patient primär versorgt ist, bereitet einer der beiden Rettungsassistenten den Transport vor. Da der Patient im sitzenden Zustand den Umständen entsprechend gut Luft bekommt, sich aber noch nicht wieder stärker belasten soll, wird vor dem Haus die Trage vorbereitet und der Rettungsassistent bringt einen Tragestuhl für den Transport aus dem ersten Stock mit zum Patienten. Dieser hat zu diesem Zeitpunkt einen Puls von 105/min, die SpO_2-Messung zeigt einen Wert von 89 %, die Atmung ist merklich ruhiger und tiefer geworden, es sind aber noch deutliche Atemgeräusche wahrzunehmen. Für den Transport aus dem Haus und im RTW bis in das Krankenhaus bleiben sowohl EKG und Pulsoxymetrie wie auch die Sauerstoffversorgung an den Patienten angeschlossen.

Klinischer Verlauf

Im Krankenhaus eingetroffen hat sich der Zustand des Mannes deutlich gebessert, die Sättigung liegt bei 94 % und die Herzfrequenz ist auf 90/min gesunken. Der Blutdruck liegt bei 130/80 mmHg. Der Mann bleibt zur Beobachtung über Nacht in der Klinik und kann am folgenden Morgen beschwerdefrei und mit normalen Vitalparametern entlassen werden.

Kommentar

Ein Asthmaanfall kann von verschiedenen Faktoren ausgehen, zu diesen gehören: die Infektion sowohl der oberen als auch der unteren Atemwege, Medikamente, z. B. Acetylsalicylsäure, Inhalationsgifte wie Brandgase, Nebel, kalte Luft. Des Weiteren können psychische und emotionale Einflüsse Anfallsauslöser sein. Außerdem können, wie in diesem Fall, Allergenkontakte und körperliche Anstrengung einen Asthmaanfall hervorrufen. Sowohl die Kombination verschiedener Faktoren als auch ein einzelner Faktor können einen Anfall auslösen. Nach Exposition kommt es zu einer vermehrten Ausschüttung von Entzündungsmediatoren, welche eine Bronchialobstruktion hervorrufen. Diese definiert sich durch Verkettung dreier verschiedener Komponenten: Spasmus der Bronchialmuskulatur, Ausbildung eines Bronchialschleimhautödems und sowohl Hyperkrinie als auch Dyskrinie, also die vermehrte Produktion eines besonders zähen Schleims. Es kommt folglich zu einer Verringerung des Bronchialdurchmessers, was besonders die passive Ausatmung deutlich erschwert (exspiratorischer Stridor); Folge ist eine Hypoventilation. Durch die verstärkte Ausatemarbeit und die psychische Belastung steigt der O_2-Bedarf des Körpers, kann aber aufgrund der vorliegenden Komplikationen nicht gedeckt werden und die Atemnot erhöht sich zusätzlich, es entsteht ein Teufelskreis.

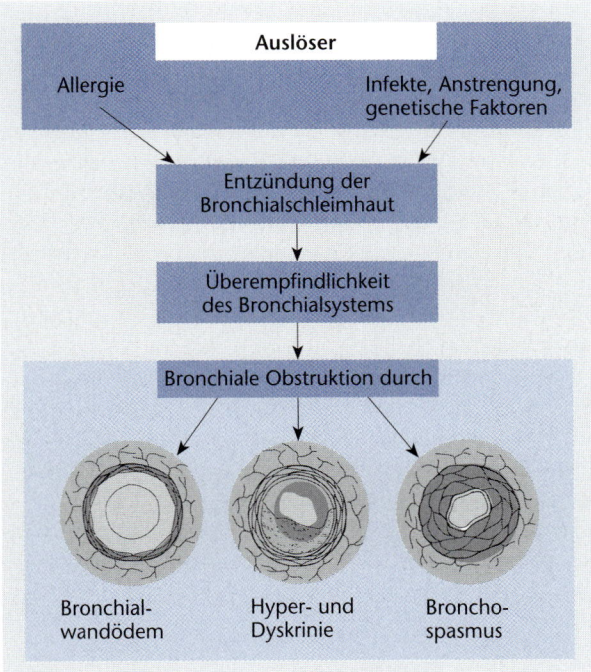

Abb. 1.3: Verengte Bronchien

Aufgrund erhöhter CO_2-Werte bei chronischen Asthmatikern kann es sein, dass bei diesen Personen die Atmung über den O_2-Gehalt im Blut reguliert wird. Ein plötzlich zu hohes Sauerstoffangebot könnte in diesen Fällen zu einer Atemdepression führen.

Da bei Asthmaanfällen, wie bereits beschrieben, die Atmung stark eingeschränkt ist, was sowohl optisch als auch akustisch wahrzunehmen ist, stellt der Asthmaanfall ein dramatisch erscheinendes Notfallbild dar. Das Rettungsteam sollte sich nicht von der evtl. herrschenden Panik, meist durch Ersthelfer oder Angehörige ausgelöst, anstecken lassen, sondern vielmehr versuchen die Situation zu entspannen und vor allem beruhigend auf den Patienten einzuwirken. Es gilt zunächst, eine Verbesserung der Sauerstoffversorgung zu schaffen und so die Atemnot zu mildern. Dies geschieht zum einen durch die Gabe von Sauerstoff, beginnt aber schon mit einfachen Handgriffen, welche die Lagerung des Patienten betreffen, wie in diesem Fall unterstützend durch die Ehefrau. Wichtig ist dabei, auf die Wünsche des Patienten einzugehen und ihn nicht zu drängen. Wird, wie in diesem Fall, ein Sultanol®-Vernebler verwendet, muss bereits vor Verabreichung die Pulsfrequenz beachtet werden, da Salbutamol als Sympathomimetikum tachykard wirken kann. Hat der Patient bereits sein „Asthmaspray" mehrmals verwendet, ist von einer weiteren Gabe durch den Rettungsdienst abzusehen.

Achtung: Kein Metoprolol einsetzen! Theophyllin-Tagesdosis von 800 mg nicht überschreiten! Kortikoide entfalten ihre Wirkung nach frühestens 30 Minuten!

Unter keinen Umständen sollte zur Behandlung der Tachykardie Metoprolol (Beloc®) verwendet werden, da dies zu einer verstärkten Bronchialobstruktion führen kann und somit die schon bestehende respiratorische Insuffizienz weiter einschränken würde. Vor der Akuttherapie sollten Erkundigungen über die Langzeittherapie des Patienten eingeholt werden, da eine Tagesgesamtdosis von 800 mg Theophyllin nicht überschritten werden darf. Bei Einsatz von Kortikoiden ist daran zu denken, dass diese frühestens nach 30 Minuten ihren Wirkeintritt haben. Die medikamentöse Therapie hat drei Punkte zum Ziel: Es soll die Verkrampfung der Bronchialmuskulatur vermindert werden, Bronchialschleimhäute sollen abschwellen und der Patient sollte bei schwer wiegenden Anfällen sediert werden.

Um die Verkrampfung der Bronchialmuskulatur zu lösen bieten sich zum einen Sympathomimetika wie Fenoterol (Berotec®-Spray), Reproterol (Bronchospasmin®), Adrenalin (Suprarenin®) oder Salbutamol (Sultanol®, zum Vernebeln, Salbulair®, zur i. v. Gabe), zum anderen Theophyllin (Euphyllin®) an. Bei allen diesen Wirkstoffen ist zu berücksichtigen, dass die sympathomimetische Wirkweise sich nicht nur auf die Bronchien beschränkt, sondern auch zu einer Frequenzsteigerung am Herzen führen kann. Aus diesem Grund sollte eine Dosierung immer mit Blick auf die Herzfrequenz erfolgen.

Tritt keine Besserung nach den ersten medikamentösen Therapieschritten ein, bleibt die Atemfrequenz bei mehr als 35/min bzw. steigt die Sättigung nicht über 70 %, ist eine Narkose und Intubation in Erwägung zu ziehen. Für diese Fälle bietet sich eine Narkose mit 1–2 mg/kg KG, bei Bedarf bis zu 5 mg/kg KG Ketanest® an, da dies eine, wenn auch geringe, bronchodilatatorische Wirkung aufweist.

Sind keine kardialen Vorerkrankungen bekannt und keine Komplikationen in dieser Richtung zu erwarten, sollte großzügig Infusionsflüssigkeit verabreicht werden, diese kann den zähen Schleim verflüssigen, wodurch er besser vom Patienten abgehustet werden kann.

1.4 Lungenödem

Einsatzmeldung/Anfahrt

Der NAW befindet sich am 14. April morgens auf der Rückfahrt zum Standort, als ihn die zuständige Rettungsleitstelle um 6.45 Uhr über Funk mit dem Stichwort „Patient mit schwerer Luftnot" zu einem weiteren Einsatz alarmiert. Der Einsatzort liegt in einer ca. fünf Kilometer entfernten Vorortsiedlung. Draußen ist es trocken und die Außentemperatur beträgt +12 °C.

Situation am Notfallort/Erstbefund

Sechs Minuten nach der Alarmierung trifft der NAW am Einsatzort, einem mehrgeschossigen und großen Wohnkomplex, ein. Aufgrund der schwierigen Parkplatzsituation im unmittelbaren Eingangsbereich der gesuchten Hausnummer wird der NAW am Rande der Straße in ca. 60 Meter Entfernung zum Hauseingang geparkt.

➡ **Worauf sollten Sie vor dem Verlassen des Fahrzeuges achten und welche Materialien sollten Sie mit in die Patientenwohnung nehmen?**

Aufgrund der Notfallmeldung „Atemnot" werden der Notfallkoffer, das EKG sowie die Sauerstoffeinheit zum Patienten mitgenommen. Ebenfalls mitgeführt werden sollten die Trage, das Tragetuch und der zusammengeklappte Tragestuhl. Dies ist dann besonders wichtig, wenn – wie auch in diesem Fall – lange Wege (weit entfernte Parkposition des NAW, mehrgeschossiges, großes Gebäude) zu erwarten sind. Neben dem medizinischen Equipment wird von der aus zwei Rettungsassistenten und einer Notärztin bestehenden NAW-Besatzung das Handy des NAW mitgenommen, um die Kommunikation mit der Leitstelle auch in der Patientenwohnung zu gewährleisten.

Nachdem das Team den Patientennamen unter den ca. 30 Namensschildern gefunden hat, meldet sich nach zweimaligem Klingeln in der Gegensprechanlage eine männliche Stimme, die dazu auffordert, mit dem Fahrstuhl in den siebten Stock zu fahren. Da der Fahrstuhl für die Trage zu klein ist, fährt das Team ohne Trage nach oben.

In der sehr engen und dunklen Patientenwohnung werden sie von einem ca. 50-jährigen Mann begrüßt. Der Mann erklärt, er habe den Notarzt gerufen, weil sein 78-jähriger Vater keine Luft mehr bekomme. In der Küche findet das NAW-Team den leptosomen, ca. 60 Kilogramm schweren Patienten aufrecht auf einem Stuhl sitzend vor. Der Patient ist ansprechbar, hat offensichtlich große Angst, ist kaltschweißig, zyanotisch und hat eine hochgradige Atemnot. Das Sprechen fällt dem Patienten schwer und es sind ohne Stethoskop Rassel- und Brodelgeräusche im Bereich der Lunge hörbar.

78-jähriger, leptosomer, männlicher Patient, Angst, kaltschweißig, Zyanose, Atemnot, Rassel- und Brodelgeräusche

➡ **Welche wichtigen Maßnahmen sollten Sie und Ihr Team jetzt möglichst zeitgleich durchführen?**

Am Anfang der Versorgung eines Notfallpatienten wird zuerst das BAK-Schema, bestehend aus Kontrolle des Bewusstseins, der Atmung und des Kreislaufs, durchgeführt. Je nach Befund wird dann mit der Sicherung der Vitalfunktionen begonnen. Das BAK-Schema ergibt folgende Informationen:
- RR 120/60 mmHg
- Puls 130/min, arrhythmisch, Pulsqualität gut
- Sauerstoffsättigung von 65 %
- Atmung auskultatorisch: deutliche generalisierte Rasselgeräusche in der gesamten Lunge.

Verdachtsdiagnose

Kardiales Lungenödem

Durchgeführte Maßnahmen

Als wichtigste Maßnahme steht die absolute Immobilisation und Beruhigung des Patienten im Vordergrund. Dies ist deshalb notwendig, da jegliche Aktivität und Anstrengung sowie Angst den Blutdruck und vor allen Dingen den Sauerstoffverbrauch erhöhen würden.

Die zweite Maßnahme ist eine konsequente Oberkörperhochlagerung, weil dadurch das Herz aufgrund der verminderten zirkulierenden Blutmenge entlastet wird. Außerdem wirkt dadurch die Schwerkraft auch auf die Flüssigkeit in der Lunge. Schließlich bleibt durch die sitzende Lagerung die Wirkung des Lungenödems auf die Lungenbasis beschränkt, dadurch können die oberen Alveolen wieder bzw. weiterhin am Gasaustausch teilnehmen. Da der Patient bereits auf dem Stuhl sitzt und dieser auch so groß ist, dass ein Herunterrutschen oder -fallen kaum möglich ist, wird der Patient zunächst auf dem Küchenstuhl belassen.

Es folgt eine umgehende Sauerstoffgabe von 10 l/min über eine O_2-Maske, da eine Hypoxie direkt und indirekt den Blutdruck und den Sauerstoffverbrauch erhöht, wodurch die Ödembildung und -wirkung verstärkt würde.

Venöser Zugang und langsam laufende Ringer-Lösung → zusätzliche Volumenbelastung

Zur frühzeitigen Einleitung einer gezielten medikamentösen Therapie wird durch die Notärztin am rechten Unterarm des Patienten ein venöser (16 G) Zugang gelegt und anschließend direkt Laborblut entnommen. Als Infusionslösung wird eine kristalloide Ringer-Lösung angeschlossen. Die Infusion wird allerdings nur sehr langsam laufen gelassen, um eine weitere Volumenbelastung zu vermeiden.

Zur kontinuierlichen Überwachung des Patienten, aber insbesondere um frühzeitig z.B. Atemerschöpfungen (Merkmal ist ein weiterer SpO_2-Abfall) oder Zeichen der Dekompensation (Merkmal ist z.B. eine einsetzende Bradykardie) erkennen zu können, wird durch einen Rettungsassistenten umgehend ein Monitoring mit Blutdruckmessung, Pulskontrolle, SpO_2 und EKG eingeleitet und kontinuierlich fortgeführt.

Vor Gabe von Nitraten immer die Einnahme potenzsteigernder Medikamente wie z.B. Viagra®, Levitra® und Cialis® ausschließen.

Schließlich werden dem Patienten nach Abklärung der Frage nach der Einnahme potenzsteigernder Substanzen zwei Hübe (= 0,8 mg) Glyceroltrinitrat sublingual verabreicht, um den Blutdruck zu senken, da Glyceroltrinitrat u.a. die Gefäße im venösen und arteriellen System dilatiert und dadurch zu einer Vor- und Nachlastsenkung führt.

➡ **Welche Maßnahmen sind bei der weiteren Behandlung zu treffen?**

NA: Gabe von Furosemid (40 mg i. v.)

Ursache des kardialen Lungenödems ist eine akute Linksherzinsuffizienz, die durch den daraus resultierenden Blutrückstau im Lungenkreislauf ein Ungleichgewicht zwischen kolloidosmotischem Druck (20–25 mmHg), Lungenkapillardruck (< 12 mmHg) und Druck im Lungeninterstitium bewirkt. Steigt der Lungenkapillardruck durch den Rückstau vor dem linken Herzen auf über 30 mmHg an, tritt Flüssigkeit aus den Kapillaren in das Interstitium oder später sogar in die Alveolen. Die Folge ist der eingeschränkte Austausch von O_2 und CO_2. Da sich die Suffizienz der linken Herzhälfte nur schwer steigern lässt, wird präklinisch im Rahmen der erweiterten Maßnahmen versucht, die Vorlast durch Verringerung des zirkulierenden Volumens und des Venentonus zu senken. Hier bietet sich zum einen das Schleifendiuretika Furosemid an. Die Notärztin spritzt dem Patienten daher initial 40 mg i. v. Zur Venodilatation wurde bereits Glyceroltrinitrat verabreicht.

Transport und Übergabe

Anschließend wird der Patient schonend auf den Tragestuhl umgelagert und vorsichtig unter Beibehaltung der Sauerstoffgabe und des Monitorings mit dem Fahrstuhl zur Patiententrage im Erdgeschoss und anschließend direkt in den NAW gebracht. Im NAW werden die Beine des Patienten von der Trage seitlich herunterhängend tief gelagert, um das insuffiziente Herz weiter zu entlasten. Nach der Sicherung des Patienten mit dem Hosenträgergurt und der Befestigung aller Geräte und Verbindungsschläuche im Fahrzeug erfolgt der schonende Transport im NAW unter Voranmeldung in das 14 Kilometer entfernte Kreiskrankenhaus.

Klinischer Verlauf

Im Kreiskrankenhaus erfolgen schließlich eine differenzierte Diagnostik der Ursache, u.a. mit 12-Kanal-EKG, Echokardiografie, Röntgen-Thorax, laborchemischen Untersuchungen, und die Einleitung einer spezifischen Therapie mit dem Ziel, den peripheren Widerstand zu reduzieren. Dadurch wird die Luftnot des Patienten weiter rasch vermindert, die arterielle Sauerstoffsättigung erhöht und der Lungenkapillardruck gesenkt. Bereits nach wenigen Stunden verlässt der Patient die Intensivstation und wird auf eine Normalstation verlegt.

12-Kanal-EKG, Echokardiografie, Röntgen-Thorax, laborchemische Untersuchung

Kommentar

Das kardiale Lugenödem ist ein akutes Krankheitsbild mit lebensbedrohlicher Atemstörung durch vermehrte extravaskuläre Flüssigkeitsansammlung in der Lunge. Unterschieden werden das interstitielle Lungenödem mit vermehrter Flüssigkeitsansammlung im Interstitium und das alveoläre Lungenödem mit Ödemflüssigkeit in den Alveolen. Das interstitielle Lungenödem ist dabei i.d.R. die Vorstufe des alveolären Lungenödems.
Wenn die Symptomatik nach der Gabe von Furosemid nicht deutlich besser wird, ist beim kardialen Lungenödem immer auch an eine großzügige Indikation zur Sedierung mit Morphin 5–10 mg i. v. zu denken. Zudem reduziert Morphin über das ZNS durch Vasodilatation die Vor- und Nachlast des Herzens, wodurch die Herzarbeit verringert wird, was ebenfalls zu einer Entlastung des Herzens führt. Wenn es die Blutdruckwerte zulassen, ist beim kardialen Lungenödem für die kontinuierliche Vorlastsenkung auch ein Glyceroltrinitratperfusor, z.B. Perlinganit® (1–5 mg/h i. v.), in Erwägung zu ziehen. Wenn alle diese Maßnahmen nicht ausreichen, um das Herz genügend zu entlasten, muss versucht werden, die Herzkraft direkt zu steigern, z.B. durch Einsatz eines Dobutaminperfusors mit 3–10 mg/kg KG/min (z.B. Dobutrex®).

1.5 Lungenembolie

Einsatzmeldung/Anfahrt

Von einem Autobahnrastplatz an der BAB 1 nahe Osnabrück geht an einem heißen Sommernachmittag um 16.34 Uhr ein Notruf über Handy ein. Der Anrufer ist ein LKW-Fahrer, der während einer Pause auf eine nicht Deutsch sprechende junge

Frau aufmerksam geworden ist, die Hilfe suchend neben einem Auto mit dänischem Kennzeichen steht. Sie habe wild gestikulierend auf ihren noch im Auto sitzenden, ca. 30-jährigen Begleiter, gedeutet. Eine Verständigung sei darüber hinaus nicht möglich gewesen. Er selbst nehme an, dass dem Mann schlecht geworden sei: „Vielleicht ein Sonnenstich – kein Wunder bei dem Wetter!" Durch das Fenster sei zu sehen, dass der Mann wach und auffallend blass ist. Mit dem Einsatzstichwort „unklarer internistischer Notfall – evtl. Kreislaufdysregulation" wird um 16.36 Uhr ein RTW zur Einsatzstelle geschickt, der nach problemloser Anfahrt um 16.47 Uhr die Einsatzstelle erreicht.

Situation am Notfallort / Erstbefund

30-jähriger Mann, starke Brustschmerzen, Tachypnoe, Husten, Lippenzyanose, gestaute Halsvenen, kaltschweißig

Das aus zwei Rettungsassistenten bestehende RTW-Team findet eine völlig aufgelöste Frau vor, die außer Dänisch nur sehr gebrochen einige Worte Englisch spricht. Mit den Worten „My husband – very ill!" deutet sie auf den ca. 30-jährigen Mann auf dem Beifahrersitz ihres Wagens. Dieser deutet mit schmerzverzerrtem Gesicht auf seine Brust, ist tachypnoeisch und hustet. Er weist eine Lippenzyanose auf und hat gestaute Halsvenen. Die Haut ist kaltschweißig, das rechte Bein ist mit einem Gipsverband versehen. Der Puls ist peripher schwach tastbar und stark beschleunigt.

Zur weitergehenden Diagnostik und Therapie wird der Mann auf die Trage gelegt und in den RTW transportiert. Aufgrund des ersten Eindrucks, einer bedrohlichen Erkrankung – angezeigt durch Brustschmerz, Kaltschweißigkeit und Zyanose bei einem jungen Mann –, wird um 16.50 Uhr ein NEF nachgefordert.

➡ **Welche Informationen sollten neben Auffindesituation und erstem Inspektionsbefund noch gewonnen werden?**

Der Blutdruck beträgt 90/60 mmHg. Das EKG zeigt eine Sinustachykardie mit einer auffallend tiefen S-Zacke in Ableitung I und einer tiefen Q-Zacke in Ableitung III.

Das Pulsoxymeter zeigt eine Sauerstoffsättigung von 83 % und eine Pulsfrequenz von 140/min an. Trotz der niedrigen Sauerstoffsättigung sind über der Lunge auskultatorisch beidseits freie Atemgeräusche zu hören. Eine Verständigung mit dem dänischen Patienten ist nur über Zeichensprache – also überaus eingeschränkt – möglich. Es fällt jedoch nicht schwer, den nonverbal geäußerten Leidensdruck des Patienten als beträchtlich einzuschätzen.

Verdachtsdiagnose

Das Rettungsteam geht von einer Lungenembolie – also dem Verschluss einer Lungenarterie – aus.

➡ **Welche Leitsymptome erhärten die Verdachtsdiagnose?**

Leitsymptome: Atemnot, Brustschmerz in Kombination mit Tachypnoe, Husten und erniedrigter SpO_2

Zu dieser Annahme führen die Leitsymptome Atemnot und Brustschmerz in Kombination mit der beschleunigten Atmung, dem Husten und dem Abfall der Sauerstoffsättigung, der durch Lippenzyanose und Pulsoxymeter angezeigt wird. Das Ergebnis der Lungenauskultation – nämlich freie Atemgeräusche – lässt die wichtige Differentialdiagnose Herzinfarkt mit kardialem Lungenödem weniger wahrscheinlich erscheinen, da bei den vorliegenden Anzeichen einer deutlich beeinträchtigten Sauerstoffaufsättigung Rasselgeräusche als Zeichen einer Diffusionsbarriere auf Alveolar-Kapillarebene zu erwarten gewesen wären.

Ein letzter, die Verdachtsdiagnose erhärtender Befund ist der Gipsverband. Er deutet ein Trauma in der Vergangenheit an, das zu einer zumindest teilweisen Immobilisation geführt hat. Möglicherweise befindet sich das Paar auf einer längeren Rückreise aus dem Urlaub zurück nach Dänemark, sodass eine für den venösen Rückstrom aus den Beinen ungünstige Sitzposition über einen längeren Zeitraum eingenommen wurde. So könnte sich eine Venenthrombose gebildet haben. Wenn sich das Blutgerinnsel in der Vene löst, strömt es über immer größer werdende Körpervenen zum rechten Herzen und wird dann in den Lungenkreislauf eingeschwemmt, wo die Gefäße wieder kleiner werden, sodass der Embolus haften bleiben und ein Gefäß verschließen kann. Zusätzlich kommt es dann zu einer Ausbildung von weiteren Thromben um den eigentlichen Embolus (Appositionsthromben), die zu einer Vergrößerung des betroffenen Stromgebietes führen können.

Durchgeführte Maßnahmen

Der Patient wird mit erhöhtem Oberkörper gelagert und erhält Sauerstoff in hohem Flow (10 l/min) über eine Sauerstoffreservoirmaske. Am Handrücken wird ein i. v. Zugang angelegt, über den langsam Ringer-Lösung infundiert wird. Die Leitstelle meldet, dass kein Notarzt aus dem näheren Umfeld abkömmlich sei. Man könne allerdings den LNA als NA alarmieren. Es sei dann mit einer Anfahrtszeit von ca. 18 Minuten zu rechnen. Bei einer Fahrzeit zum nächstgelegenen Krankenhaus der Maximalversorgung von ca. acht Minuten entschließt sich das Rettungsteam um 16.59 Uhr zum sofortigen Transport, um die endgültige Therapie nicht unnötig zu verzögern. Über die Leitstelle wird eine Voranmeldung vorgenommen, die neben der Verdachtsdiagnose auch den aktuell bedrohlichen Patientenzustand enthält. Die Ehefrau wird gebeten, auf dem Beifahrersitz Platz zu nehmen.

Transport und Übergabe

Die Sauerstoffsättigung steigt unter der O_2-Therapie leicht auf Werte zwischen 86 und 88 % an. Die mäßige Hypotonie bleibt ebenso wie die Tachykardie bestehen. Nach achtminütigem Transport kann der Patient um 17.08 Uhr in der Notaufnahme an den Klinikarzt übergeben werden, der umgehend die medikamentöse Therapie mit Heparin und Morphin einleitet und die weiteren diagnostischen Maßnahmen anordnet.

Bei Übergabe: Therapie mit Heparin und Morphin

Klinischer Verlauf

Als der Patientenzustand sich kurz nach Eintreffen im Krankenhaus durch einen weiteren Blutdruckabfall und einen Abfall der Sauerstoffsättigung deutlich verschlechtert, wird umgehend eine Lysetherapie eingeleitet. Danach stabilisiert sich der Patient, sodass er das Ereignis, das sich als Lungenembolie nach Beinvenenthrombose bestätigen lässt, schadlos übersteht.

Kommentar

Eine Lungenembolie beeinträchtigt die Sauerstoffaufsättigung primär nicht über die Diffusion, sondern durch eine mangelnde Blutzirkulation um die Alveolen infolge des embolischen Verschlusses einer Lungenarterie. Die extrem verringerte Austauschfläche und die Beschleunigung des Blutflusses in den noch perfundierten Lungenarealen mit der daraus resultierenden verkürzten Sauerstoffdiffusionszeit führen zur Hypoxie.

Der Verschluss der Lungenarterie erklärt zudem die durch die gestauten Halsvenen angezeigte erhöhte Vorlast. Da der vom rechten Herzen angetriebene Lungenkreislauf teilverlegt ist, beschränkt sich die Lungendurchblutung auf die passierbaren Anteile. Das vor dem rechten Herzen aus unterer und oberer Hohlvene ankommende Blut kann somit nicht mehr vollständig weitertransportiert werden und wird in den Körperkreislauf zurückgestaut. Der aus dem Lungenkreislauf von der Verschlussstelle zurückwirkende Druck führt zu einer akuten Rechtsherzbelastung, die im vorliegenden Fall durch den $S_I Q_{III}$-Typ im EKG angezeigt wird. Der erniedrigte arterielle Blutdruck erklärt sich durch das verringerte Blutangebot für das linke Herz. Ein Herzfrequenzanstieg kann reaktiv erfolgen und ist zudem Zeichen einer Hypoxie sowie einer Katecholaminausschüttung aufgrund der Schmerzen.

Der Fall zeigt die Bedeutung der körperlichen Untersuchung und Deutung klinischer Zeichen für die Findung einer Verdachtsdiagnose. Die Verdachtsdiagnose stellt die Weichen für eine Notfalltherapie – im Fall eines ebenfalls mit Atemnot, Zyanose und gestauten Halsvenen einhergehenden Asthmaanfalls wären z.T. andere Schritte erforderlich geworden. Im Fall der vermuteten Lungenembolie konnte „Geschwindigkeit" als Priorität im Behandlungsablauf definiert werden. Für den glücklichen Verlauf des Geschehens wesentlich verantwortlich war somit neben Immobilisation, Lagerung und Sauerstoffgabe sicherlich die Entscheidung für einen schnellen Transport, sodass der Patient umgehend einer Maximalversorgung zugeführt werden konnte.

1.6   Hypertensive Krise

Einsatzmeldung/Anfahrt

Am 31. Januar um 22.15 Uhr wird der RTW über Funkmeldeempfänger mit dem Stichwort „akute Unruhe" alarmiert. Der Einsatzort liegt in einer ca. zwei Kilometer entfernten Straße. Auf Nachfragen bei der Leitstelle erfährt die Besatzung, dass die Ehefrau eines älteren Mannes angerufen habe, weil ihr Mann sehr aufgeregt und unruhig sei, Kopfschmerzen habe und sich so schlecht fühle. Es ist 5 °C kalt und regnet.

Situation am Notfallort/Erstbefund

Vier Minuten nach der Alarmierung trifft der RTW am Einsatzort, einem schlecht beleuchteten Mehrfamilienhaus, ein.

➡ **Worauf sollten Sie vor dem Verlassen des Fahrzeuges achten und welche Materialien sollten Sie mit in die Patientenwohnung nehmen?**

Material: Notfallkoffer, EKG, Sauerstoffeinheit, Handy

Unabhängig von der Notfallmeldung sollten immer direkt der Notfallkoffer, das EKG sowie die Sauerstoffeinheit zum Patienten mitgenommen werden. Ebenfalls mitgeführt werden sollten die Trage und das Tragetuch. Da es regnet und aufgrund der schlechten Beleuchtung des Mehrfamilienhauses der Eingangsbereich nicht gut einzusehen ist, entschließt sich die RTW-Besatzung, die Trage und das Tragetuch zunächst im Fahrzeug zu belassen. Außerdem wird das Handy des RTW mitgenommen, um die Kommunikation mit der Leitstelle auch in der Patientenwohnung zu gewährleisten.

Nach dem ersten Klingeln wird die Haustür geöffnet und die beiden Rettungsassistenten werden aufgefordert direkt nach ganz oben in den vierten Stock zu kommen. In der Patientenwohnung finden sie im Wohnzimmer auf dem Sofa sitzend einen ca. 60 Jahre alten, adipösen Mann vor. Der Patient ist ansprechbar und erzählt klar und deutlich, was passiert sei und welche Beschwerden er habe. Er klagt über starke Kopfschmerzen, Schwindel, Übelkeit und Erbrechen sowie ein starkes Unruhegefühl.

Seine Frau mischt sich ein und teilt mit, dass ihr Mann am Nachmittag auch Nasenbluten gehabt und über Sehstörungen geklagt habe. Auf erneutes Nachfragen teilt der Patient den Rettungsassistenten mit, dass irgendetwas mit den Augen nicht stimme, da er ein „Flimmern vor den Augen" habe.

> **60-jähriger, adipöser, männlicher Patient, starke Kopfschmerzen, Schwindel, Übelkeit, Erbrechen, Unruhegefühl, Nasenbluten, Sehstörungen**

➡️ **Welche wichtigen Maßnahmen sollten Sie und Ihr Team jetzt möglichst zeitgleich durchführen?**

Am Anfang der Versorgung eines Notfallpatienten wird zuerst das BAK-Schema, bestehend aus Kontrolle des Bewusstseins, der Atmung und des Kreislaufs, durchgeführt. Je nach Befund wird dann mit der Sicherung der Vitalfunktionen begonnen.

Das BAK-Schema und die parallel durchgeführte Anamnese ergeben folgende Informationen:

- RR 250/120 mmHg – auf Nachfragen teilt der Patient mit, dass er normalerweise einen Blutdruck von 150/100 mmHg habe
- Puls 100/min, arrhythmisch, Pulsqualität gut
- Atmung auskultatorisch o. B.

Verdachtsdiagnose

Hypertensive Krise

Durchgeführte Maßnahmen

Als wichtigste Maßnahme steht zunächst die konsequente Immobilisation und Beruhigung des Patienten an. Dies ist notwendig, um eine körperliche Anstrengung und Aufregung zu vermeiden, da diese zu einer Erhöhung der Katecholaminausschüttung und damit zu einer weiteren Erhöhung des Blutdrucks sowie des Sauerstoffverbrauchs führen würden.

> **RA: Immobilisation, Beruhigung, O$_2$ (6 l/min), Nachforderung NA, venöser Zugang, Laborblutentnahme**

Es folgt eine umgehende Sauerstoffgabe von 6 l/min über eine Sauerstoffbrille. Ein Rettungsassistent fordert über das mitgeführte Handy einen Notarzt bei der Leitstelle nach. Als Voraussetzung für eine gezielte medikamentöse Therapie wird am rechten Unterarm des Patienten ein venöser Zugang (16 G) gelegt und anschließend Laborblut entnommen. Als Infusionslösung wird eine kristalloide Ringer-Lösung angeschlossen. Die Infusion wird nur sehr langsam zum Offenhalten der Vene laufen gelassen, um keine weitere Druckentnahme zu bewirken.

➡️ **Wie sollte das Monitoring dieses Patienten aussehen und worauf ist besonders zu achten?**

Neben der Einleitung und Fortsetzung des allgemeinen Monitorings mit Blutdruckmessung, Pulskontrolle, SpO_2-Messung kommt bei einer hypertensiven Krise insbesondere dem EKG eine besondere Bedeutung zu, da das akute Koronarsyndrom Folge und Ursache eines hypertensiven Notfalls sein kann.
Der Patient klagt nun auch über indifferente Schmerzen im Rücken- und Schulterbereich sowie eine deutliche Luftnot. Nach dieser Manifestation von Anzeichen eines akuten Koronarsyndroms werden dem Patienten nach Abklärung der Frage nach der Einnahme potenzsteigernder Substanzen zwei Hübe (= 0,8 mg) Glyceroltrinitrat sublingual verabreicht.

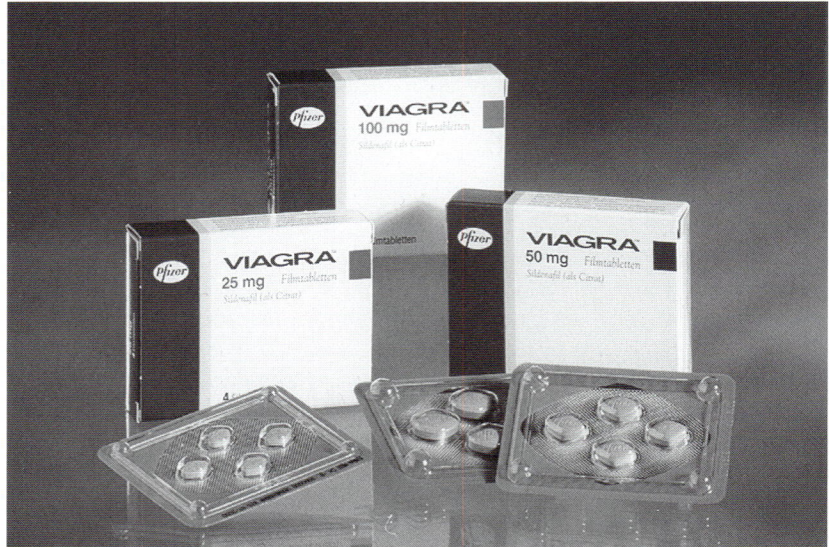

Abb. 1.6: Viagra®-Pillen

➡️ **Was ist das Ziel dieser Maßnahme und wie wirkt Nitroglycerin?**

Ziel dieser Maßnahme ist die Reduzierung des Blutdrucks, da Nitroglycerin u.a. die Gefäße im venösen und arteriellen System dilatiert und dadurch zu einer Vor- und Nachlastsenkung führt. Die Blutdrucksenkung mittels Nitraten sollte aber aufgrund der hirndrucksteigernden Wirkung bei einer hypertensiven Krise nur bei den Anzeichen eines Lungenödems oder akuten Koronarsyndroms erfolgen.
Zwischenzeitlich ist der Notarzt mit seinem Rettungsassistenten in der Patientenwohnung eingetroffen.

➡️ **Welche Maßnahmen sind bei der weiteren Behandlung zu treffen?**

NA: Urapidil (25 mg i. v.), Furosemid (40 mg i. v.)

Da sich der Blutdruck effizient nur medikamentös senken lässt, wird als Mittel der Wahl Urapidil aufgezogen. Der Patient bekommt fraktioniert 25 mg Urapidil i. v. Außerdem werden 40 mg Furosemid verabreicht, um eine weitere Dilatation der venösen Gefäße zu bewirken und dadurch die Vorlast zu senken und die Diurese zu steigern.

Transport und Übergabe

Nachdem ein Kollege zwischenzeitlich die Patiententrage im Flur des Erdgeschosses für den Transport vorbereitet und das Tragetuch mit in die Patientenwohnung gebracht hat, wird der Patient mit dem Tragetuch und den Füßen voraus vorsichtig ins Erdgeschoss zur Trage transportiert. Nach Verbringung des Patienten in den RTW, der Sicherung des Patienten und aller Geräte und Verbindungsschläuche im Fahrzeug erfolgt der schonende Transport mit Notarztbegleitung und unter Voranmeldung in das 3,5 Kilometer entfernte Klinikum.

Klinischer Verlauf

In der Klinik erfolgen eine weitere Stabilisierung des Zustandes und eine systematische Ursachenforschung für den Hypertonus. Eine sekundäre Hypertonie, die in ca. 5–8 % der Fälle anzutreffen ist und deren erkennbare Ursache in einer anderen Grunderkrankung wie z.B. Nierenarterienstenose, Aortenisthmusstenose oder Hyperthyreose liegt, kann ausgeschlossen werden. Vielmehr wird eine primäre (essentielle) Hypertonie ohne spezifischen organischen Auslöser diagnostiziert. Nach einer diesbezüglich notwendigen medikamentösen Einstellung wird der Patient wenige Tage nach der Einlieferung mit Übergabe an den Hausarzt nach Hause entlassen.

Klinische Diagnose: primäre Hypertonie

Kommentar

Alle kritischen Blutdruckanstiege mit Werten über 220/120 mmHg und klinischen Störungen einzelner oder mehrerer Organsysteme ohne vorangehende körperliche Anstrengung werden als „hypertensiver Notfall" bezeichnet. Der Anstieg des Blutdrucks ohne Organbeteiligung wird „hypertensive Krise" genannt.

Für die präklinische Beurteilung ist es wichtig, dass die Gefährdung niemals alleine aufgrund des Blutdruckwertes eingeschätzt wird. Beispielsweise gibt es Patienten, die bereits bei systolischen Werten von über 190 mmHg deutliche Organstörungen aufweisen. Mindestens genauso wichtig wie die Höhe der Blutdruckwerte ist auch die Zeit des Blutdruckanstiegs: Je schneller der Anstieg, desto stärker das Ausmaß der Organschädigung.

Der Wegbereiter einer hypertensiven Krise ist i.d.R. eine bekannte oder unbekannte Hypertonie. Die daraus resultierenden dauerhaft erhöhten Blutdruckwerte schädigen langfristig das Gefäßsystem und sind einer der wichtigsten Auslöser für die Arteriosklerose, die das Gefäß einengt und die Elastizität herabsetzt.

Die präklinische Blutdrucksenkung sollte immer vorsichtig erfolgen. Wobei eine maximale Senkung um 20 % des Ausgangsdrucks und keinesfalls unter 180 mmHg erfolgen soll, da sonst die Gefahr der zerebralen Unterversorgung durch Störung der zerebralen Autoregulation besteht.

1.7 Hypoglykämie

Einsatzmeldung / Anfahrt

An einem Samstag im Oktober erhalten der RTW 41-54 und das NEF 20-51 um ca. 18.30 Uhr einen Einsatz über Funkmeldeempfänger. Auf dem FME ist als Einsatzgrund „internistischer Notfall" angegeben. Um möglichst genaue Angaben zu erhalten, fragt die RTW-Besatzung über Funk bei der Leitstelle nach dem genauen Einsatzgrund. Der Disponent gibt an, dass es sich um einen kaum ansprechbaren Patienten handeln soll. Laut Auskunft der Ehefrau ist ihr Mann Diabetiker. Der RTW trifft nach ca. vier Minuten Fahrzeit ein. Während der Anfahrt ergaben sich keine Besonderheiten.

➡ **Welches Material sollten Sie in die Wohnung mitführen?**

Da die ca. 20 Meter lange Hofeinfahrt durch Bäume zugewachsen und somit für den RTW nicht befahrbar ist, muss dieser an der Straße parken. Dies ist ein zusätzlicher Grund, alles an Material mitzunehmen, was unter Umständen gebraucht werden könnte. Das wiederholte Laufen zum RTW würde nur unnötige Zeit kosten und Personal binden. Ein Vorteil des an der Straße parkenden RTW ist, dass er dem nachfolgenden NEF den Weg weist.

Die beiden Rettungsassistenten nehmen unter Berücksichtigung dieser Lage das EKG, den Notfallrucksack sowie die Sauerstoffeinheit (bestehend aus Demand-Ventil, Inhalation und Absaugung) mit.

Material: EKG, Notfall-rucksack und Sauerstoff-einheit (Demand-Ventil, Inhalation, Absaugung)

Situation am Notfallort / Erstbefund

68-jähriger Mann, nicht ansprechbar, stark schwitzend, bekannter Diabetes

Die beiden Rettungsassistenten werden an der Tür durch die Ehefrau in Empfang genommen. Während diese das Rettungsteam zum Wohnzimmer führt, erzählt sie, dass es ihrem Mann den ganzen Tag über sehr gut gegangen sei. Er habe im Garten gearbeitet, in welchem zu dieser Jahreszeit ja einiges zu tun sei. Anschließend habe er sich ins Wohnzimmer gesetzt, um ein wenig fernzusehen und sich auszuruhen. Mit seinen 68 Jahren sei er ja auch nicht mehr der Jüngste. Sie habe währenddessen in der Küche gekocht. Als sie nach ihrem Mann schauen wollte, habe sie ihn so im Sessel sitzend vorgefunden. Mittlerweile sind die Rettungsassistenten beim Patienten angekommen und so fällt ihnen der nicht ansprechbare, stark schwitzende Mann auf, der halb im Sessel sitzt. Einer der RA fragt die Frau noch nach dem angeblich bestehenden Diabetes. Dieser wird durch die Ehefrau bestätigt. Er spritze schon lange Insulin. Eine Unterzuckerung habe er aber schon lange nicht mehr gehabt, da er sehr auf sich achte.

➡ **Welche Fallstricke gibt es ggf. beim Ersteindruck?**

Obwohl fast offensichtlich, sollte man sich nicht nur von der vermutlich vorliegenden Hypoglykämie täuschen lassen. Hinter diesem Erstbefund kann sich auch eine Vielzahl anderer Erkrankungen verbergen. Es gilt, dies nicht aus dem Blick zu verlieren und mit zu berücksichtigen.

Verdachtsdiagnose

Die Verdachtsdiagnose der beiden Rettungsassistenten lautet „Hypoglykämie".

➡ **Welche Differentialdiagnosen gilt es zu beachten?**

Differentialdiagnostisch kommen aufgrund der bis dahin erfahrenen Anamnese noch ein apoplektischer Insult, Krampfanfall, Myokardinfarkt sowie die Bewusstlosigkeit unklarer Genese in Frage.

Durchgeführte Maßnahmen

➡ **RS/RA**

Nach kurzer Überprüfung der Bewusstseinslage legen die RA den Patienten zunächst in stabiler Seitenlage auf den Boden. Während ein RA die Atmung kontrolliert, prüft der andere den Puls an der A. carotis. Da hier ein Puls zu fühlen ist, legt er die Blutdruckmanschette an und misst den Blutdruck. Der Blutdruck liegt bei 130/90 mmHg und der mittlerweile ermittelte Puls beträgt ca. 104/min. Die Haut des Patienten ist kaltschweißig. Ein RA appliziert dem Patienten nun 6 l/min Sauerstoff über eine Nasenbrille und bereitet eine Infusion vor, während der andere nach kurzer Anlage des Pulsoxymeters den Blutzucker misst. Während dieser ganzen Phase sitzt ein RA immer am Kopfende und versorgt von hier aus den Patienten. Nach Punktion und Anlage eines venösen Zugangs ist der Blutzuckerwert am Messgerät ablesbar und zeigt einen Wert von 32 mg/dl.

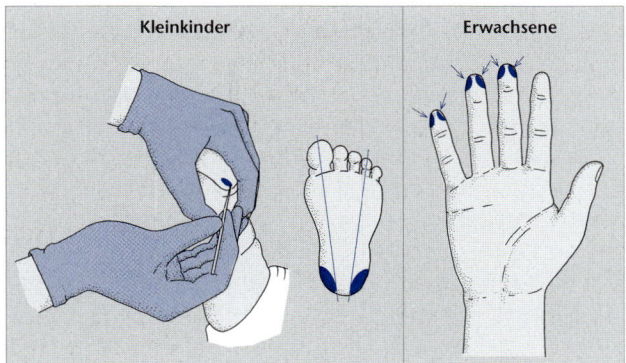

Abb. 1.7: Blutentnahme zur Blutzuckermessung

Während der am Kopfende sitzende Rettungsassistent nun 8 g Glukose (2 × 10 ml à 40 % Glukose) aufzieht, kontrolliert und fixiert der andere den venösen Zugang mit einer Mullbinde, da ein Fixierpflaster aufgrund des Schweißes nicht halten würde. Danach fängt der RA an, die aufgezogene Glukose zu injizieren. Währenddessen trifft auch der Notarzt ein. Die RA übermitteln dem NA alle bis dato erhobenen Informationen.

RA: BAK-Schema, stabile Seitenlage, RR und P messen, O$_2$ (6 l/min), SpO$_2$ messen, venöser Zugang, BZ messen, Glukosegabe (8 g)

➡ **Warum müssen diese Maßnahmen durch das Rettungsfach-personal ergriffen werden? Was ist dabei zu beachten?**

Bei der Versorgung bewusstloser oder bewusstseinsgetrübter Patienten hat, wie hier korrekt erfolgt, ein Helfer immer am Kopfende zu sitzen, um kontinuierlich die Atmung zu überwachen. Des Weiteren sollte er immer darauf vorbereitet sein, dass der Patient plötzlich erbricht und somit aspiriert.

Wichtig ist ebenfalls die Kontrolle des korrekt liegenden venösen Zugangs, um einer paravenösen Gabe der Glukose und damit Nekrosen vorzubeugen. Optimalerweise wird dabei eine möglichst großlumige Vene punktiert. Die Glukosegabe erfolgt am besten unter laufender Infusion, um sie zu verdünnen und damit einer Reizung des venösen Gefäßes vorzubeugen.

➡ **NA**

NA: weitere Glukose (8 g), Anamnese

Aufgrund der von den RA übermittelten Daten entscheidet der Notarzt, die begonnene Therapie fortzuführen, und bittet die RA, weitere 8 g Glukose aufzuziehen und langsam zu applizieren. Anschließend soll die Wirkung einige Minuten abgewartet werden. Während die RA die Anweisungen des Notarztes ausführen, versucht dieser weitere anamnestische Daten von der Ehefrau zu bekommen. Diese berichtet, dass ihr Mann seit gut 40 Jahren einen insulinpflichtigen Diabetes, aber ansonsten keine weiteren Erkrankungen habe. Nur mit den Folgen habe er langsam zu kämpfen. So würden seine Augen langsam schlechter. Der Mann spritzt morgens und abends seine Basalrate Insulin und die entsprechenden Einheiten zu den Mahlzeiten. Während des Gesprächs klart der Patient zunehmend auf und wird dabei von den RA betreut. Die Frau berichtet weiterhin, dass ihr Mann sehr selten unterzuckert sei. Meistens merke er die nahende Unterzuckerung und steuere eigenständig dagegen. Er habe den ganzen Tag im Garten gearbeitet und dabei wie immer seine Mahlzeiten zu sich genommen.

Da der Patient nun wieder komplett ansprechbar und zeitlich sowie örtlich orientiert ist, kann der Notarzt seine Befragung beim Patienten fortsetzen. Dieser gibt an, nichts Außergewöhnliches getan zu haben, bis auf die starke körperliche Arbeit im Garten. Dafür habe seine Nahrungsaufnahme wohl nicht ausgereicht und es sei zu Unterzuckerung gekommen. Es gehe ihm jetzt aber schon viel besser.

➡ **Warum müssen diese Maßnahmen durch den Notarzt ergriffen werden? Was ist dabei zu beachten?**

Die genaue Anamnese ist wichtig, um auch evtl. zusätzlich zur Hypoglykämie vorliegende Probleme zu erfassen. Wichtig ist dabei, auch zu ermitteln, ob ggf. Dosierungsfehler vorliegen oder der Patient nicht korrekt auf das Insulin eingestellt ist.

Transport und Übergabe

Den von notärztlicher Seite angebotenen Transport lehnt der Patient ab. Da auch gutes Zureden nicht hilft, entscheidet der Notarzt, dass der Patient unter Aufsicht seiner Frau zu Hause bleiben darf. Er soll heute noch einige Male mehr seinen Blutzucker testen und am morgigen Tag zur Sicherheit bei seinem Diabetologen vorstellig werden. Falls sich eine weitere hypoglykämische Episode ankündige, solle in jedem Fall wieder der Rettungsdienst verständigt werden. Der venöse Zugang sowie alle angelegten Geräte werden vom Patienten entfernt.

Klinischer Verlauf

Es kommt zu keiner weiteren Hypoglykämie.

Kommentar

Die Hypoglykämie zählt zu den häufigsten Einsatzstichworten im Rettungsdienst. Sie stellt sich vor allem für den Unerfahrenen (sowohl Patienten als auch Rettungsfachpersonal) dramatisch dar. Sie ist aber ebenso schnell wie effektiv zu behandeln. Einige Ampullen Glukose reichen aus, um die Patienten aus ihrer Bewusstlosigkeit zu befreien. Die Glukosegabe ist auch eine Maßnahme des Rettungsfachpersonals und darf nicht durch Warten auf den Notarzt ausgesetzt werden. Außer der Venenreizung kann es durch die Glukosegabe nicht zu schwer wiegenden Komplikationen kommen, sodass auch die Gabe bei Fehldiagnose keine Auswirkungen hat. Dies ist auch dann nicht der Fall, wenn der Patient unter einer Hyperglykämie leidet. Eine Abgrenzung zwischen Hyper- und Hypoglykämie bei der Gabe von Glukose ist heutzutage obsolet und nicht notwendig.
Bei den angetroffenen Patienten handelt es sich i.d.R. um Diabetiker, die sich mit ihrer Krankheit auskennen, sodass ein Transport nach initialer notärztlicher Versorgung nur selten notwendig ist. In jedem Fall sollte er durchgeführt werden, wenn es in den letzten Tagen (Wochen) vermehrt zu Hypoglykämien gekommen ist. Hier ist meist eine neue Einstellung des Patienten notwendig. Erstmanifestationen von Hypoglykämien sind ausgesprochen selten.

1.8   Diabetisches Koma

Einsatzmeldung/Anfahrt

Der örtliche RTW und das NEF aus dem Nachbarlandkreis werden am Sonntag, den 8. März, um 12.50 Uhr mit dem Einsatzstichwort „unklare Bewusstlosigkeit bei Jugendlichem" über Funkmeldeempfänger zu einem Notfall alarmiert. Der Einsatzort liegt nur knapp einen Kilometer von der Rettungswache des RTW entfernt. Das NEF hat eine Anfahrt von ca. 20 Kilometern vor sich.

Situation am Notfallort/Erstbefund

Nur zwei Minuten nach der Alarmierung trifft der RTW mit den beiden Rettungsassistenten am Einsatzort, einem kleinen Bauernhof mit eigener Zufahrt, ein. Bereits vor der Haustür werden die Kollegen, die den Notfallkoffer, das EKG, die Sauerstoffeinheit und die Fahrtrage nebst Tragetuch direkt mit aus dem Fahrzeug genommen haben, durch einen ca. 45 Jahre alten, aufgeregten Mann empfangen. Während er die Rettungsassistenten mit ihrem Equipment in ein Schlafzimmer im Erdgeschoss führt, erzählt er, dass sein 17-jähriger Sohn heute nicht zum Mittagessen erschienen sei, stattdessen noch immer im Bett liege und – trotz intensiver Bemühungen – nicht mehr aufwache. Der Sohn sei gestern mit Freunden bei einem Konzert in der Stadt gewesen und erst gegen 3.00 Uhr morgens nach Hause gekommen. Im Bett finden die beiden Rettungsassistenten einen hageren, ca. 180 cm großen und ca. 70 Kilogramm schweren, bewusstlosen jungen Mann.

17-jähriger, nicht ansprechbarer, männlicher Patient

➡ **Welche wichtigen Maßnahmen sollten Sie und Ihr Team jetzt möglichst zeitgleich durchführen?**

Am Anfang der Versorgung eines Notfallpatienten wird zuerst das BAK-Schema, bestehend aus Kontrolle des Bewusstseins, der Atmung und des Kreislaufs, durchgeführt. Je nach Befund wird dann mit der Sicherung der Vitalfunktionen begonnen. Das BAK-Schema ergibt folgende Informationen:
- Nicht ansprechbarer, tief bewusstloser Patient
- Gut tastbarer, tachykarder Puls
- Tiefe, regelmäßige, beschleunigte Atmung mit einer ausgeprägt fruchtig, nach Apfel riechenden Ausatemluft.

Verdachtsdiagnose

Diabetisches Koma (Hyperglykämie)

Durchgeführte Maßnahmen

RA: Basismonitoring, Blutzuckermessung, O_2 (6 l/min), venöser Zugang inkl. Ringer-Lösung, Laborblutentnahme, Temperaturmessung

Da der Patient bewusstlos ist, wird er von den beiden Rettungsassistenten in die stabile Seitenlage gebracht. Dies ist deshalb besonders wichtig, da eine ketoazidotische Hyperglykämie häufig zu Erbrechen führt. Anschließend wird umgehend ein Basismonitoring, bestehend aus Messung von Blutdruck, Pulsfrequenz und SpO_2 sowie EKG, eingeleitet und sichergestellt. Der Blutdruck liegt bei 110/60 mmHg, der Puls bei ca. 120/min und die Sauerstoffsättigung beträgt 78 %. Die Haut des Patienten ist warm. Dann wird eine Blutzuckermessung durch einen Rettungsassistenten durch Stixen des Ohrläppchens vorgenommen. Die Messung mit einem automatischen Blutzuckermessgerät ergibt 650 mg/dl.

Der andere Rettungsassistent appliziert dem Patienten 6 l/min Sauerstoff über eine Nasenbrille und bereitet eine Infusion vor. Der Kollege punktiert aufgrund der Seitenlage eine Vene am linken Unterarm. Nach der Laborblutentnahme wird die Ringer-Lösung großzügig laufen gelassen (= 1000 ml/h). Die Temperaturmessung im Ohr zeigt einen Wert von 38,9 °C an.

Die Rettungsassistenten warten nun auf das Eintreffen des Notarztes und versuchen, weitere anamnestische Daten von den Eltern zu bekommen. Die Mutter berichtet, dass eine Diabeteserkrankung bei ihrem Sohn nicht bekannt sei, dass sie selber aber seit ca. 15 Jahren am Typ-I-Diabetes leide. Außerdem erfahren die beiden Rettungsassistenten, der Sohn sei wegen des Konzertes schon seit Tagen sehr aufgeregt gewesen, habe schlecht geschlafen und auch leichten Durchfall gehabt. Zwischenzeitlich trifft auch der Notarzt mit der NEF-Fahrerin ein. Die Rettungsassistenten informieren die beiden über alle bis dahin erhobenen Informationen und ergriffenen Maßnahmen.

➡ **Welche Maßnahmen sind bei der weiteren Behandlung zu treffen?**

In Anbetracht der von den Rettungsassistenten mitgeteilten Informationen entscheidet der Notarzt, die begonnene Therapie fortzuführen. Aufgrund der in zunehmendem Maße feststellbaren respiratorischen Insuffizienz und des Absinkens der Sauerstoffsättigung auf 68 % bittet der Notarzt schließlich einen Rettungsassistenten, eine Intubation vorzubereiten, um eine suffiziente Beatmung sicherzustellen.

Die Einleitung der Narkose erfolgt mit 14 mg Hypnomidate® i. v. (= 0,2 mg/kg KG), die Sedierung mit 8 mg Diazepam-Lipuro i. v. und Analgesie bzw. vegetative Dämpfungen mit 0,2 mg Fentanyl i. v. Zur Relaxierung erhält der Patient außerdem einleitend 70 mg Lysthenon i. v. und dann 4,9 mg Norcuron® i. v. (0,07 mg/kg KG). Die endotracheale Intubation mit einem 7,5-mm-Magill-Tubus gelingt dem Notarzt problemlos. Anschließend erfolgt eine normofrequente, kontrollierte Beatmung mit einem wegen der Ketoazidose erhöhten Atemzugvolumen (AZV) von 840 ml (= 12 ml/kg KG) und einem Verhältnis von Inspiration zu Exspiration von 1:1,7. Anschließend bereitet ein Rettungsassistent die Trage und das Tragetuch für die Umlagerung des Patienten aus dem Bett auf die Trage vor.

NA: Narkoseeinleitung, kontrollierte Beatmung

➡ **An welche Maßnahme sollte bei diesem Patienten auch noch gedacht werden?**

Bei Diabetikern kann ein Myokardinfarkt infolge einer Nervenschädigung (= diabetische Polyneuropathie) schmerzlos verlaufen, daher sollte präklinisch immer auch an ein 12-Kanal-EKG gedacht werden.

Transport und Übergabe

Der Patient wird unter Beatmung und Beibehaltung des Monitorings mit dem Tragetuch und unter Beteiligung aller Kollegen auf die Trage umgelagert und in den RTW verbracht. Es folgt ein zügiger Transport in ein 18 Kilometer entferntes Krankenhaus mit internistischer Intensivstation. Während des Transports wird das Monitoring (RR, P, SpO$_2$, EKG) fortgesetzt und alle fünf Minuten eine Blutzuckermessung durchgeführt.

Klinischer Verlauf

Auf der Intensivstation erfolgen eine weitere Diagnostik und die Einleitung einer spezifischen Therapie mit Insulin. Bereits nach kurzer Zeit wird der Patient wieder extubiert und vollständig wach. Die anschließende differenzierte Diagnostik und Ursachenforschung bringt das für den jungen Mann schwer wiegende Ergebnis, dass dieses diabetische Koma die Erstmanifestation seines Typ-1-Diabetes ist. Direkt nach Verlassen des Krankenhauses wird der junge Patient in ein umfassendes Diabetes-Schulungskonzept eingebunden.

Insulingabe, Diagnose: Erstmanifestation Typ-1-Diabetes

Kommentar

Das diabetische Koma entwickelt sich – im Gegensatz zur Hypoglykämie – sehr langsam. Erste Vorzeichen sind gehäuftes Wasserlassen, starker Durst und Gewichtsverlust. Es kommt zu einem Volumenmangel mit der Ausprägung einer Exsikkose. Der Volumenmangel führt dann über die Verschiebung des Säure-Basen- und Wasser-Elektrolyt-Haushaltes in die Bewusstseinstrübung bis hin zum Koma.

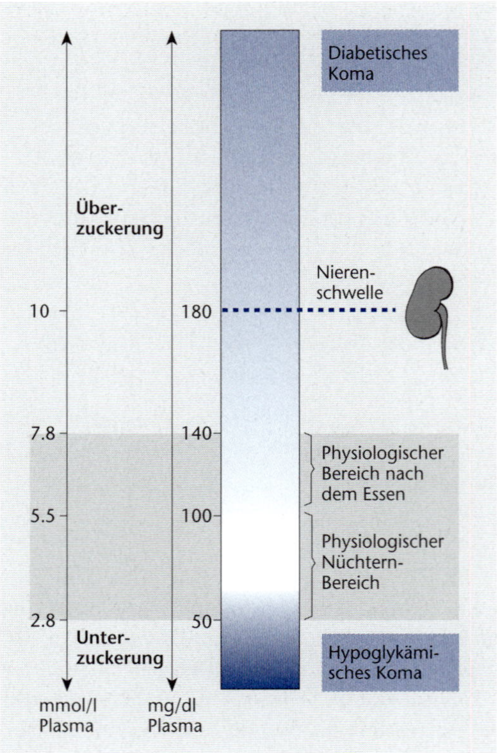

Abb. 1.8: Blutzuckerspiegel

Zwei Formen der Hyperglykämie: ketoazidotische Hyperglykämie und hyperosmolare Hyperglykämie

Es gibt zwei Formen der Hyperglykämie:

1. Ketoazidotische Hyperglykämie. Hier liegt ein absoluter Insulinmangel bei einem evtl. erhöhten Bedarf, z. B. einem Infekt, vor. Durch das fehlende Insulin kommt es zu einem verminderten Glukosetransport in die Zellen. Dadurch bedingt wird der Abbau von Fett in der Zelle (Lipolyse) nicht mehr ausreichend gehemmt. Die freigesetzten Fette werden unkontrolliert zu sauren Ketonkörpern verstoffwechselt, was zu einer metabolischen Azidose führt. Am häufigsten tritt diese Form der Hyperglykämie bei jugendlichen Diabetikern als Erstmanifestation oder bei Typ-I-Diabetikern auf. Auslöser für eine ketoazidotische Hyperglykämie ist oft der Verzicht auf Nahrung oder das Vergessen von Insulingaben, aber auch Infekte oder Gastroenteritis und Pankreatitis.

2. Hyperosmolare Hyperglykämie. Hier liegt ein relativer Insulinmangel oder eine Hyperosmolarität des Blutplasmas vor. Das heißt, die noch bestehende minimale Insulinaufnahme der Zellen hemmt in ausreichendem Maße eine Lipolyse im Fettgewebe und schützt somit vor der Bildung von Ketonkörpern. Es kommt aber zu einer hohen Glukosekonzentration im Blut, d. h. es handelt sich um Hyperglykämie ohne Ketoazidose. Diese Form der Hyperglykämie ist oft die Erstmanifestation des Typ-II-Diabetes. Auslöser für eine hyperosmolare Hyperglykämie sind Diätfehler, Steigerung des Insulinbedarfs bei Infektionen oder auch die zu geringe Dosierung oraler Antidiabetika.

Bei der präklinischen Versorgung der Hyperglykämie ist eine Insulintherapie nicht das geeignete Mittel, da hier die Gefahr der unkontrollierten und damit zu starken Blutzuckersenkung besteht. Außerdem kann es dadurch auch zur Ausbildung eines

Hirnödems kommen. Gleiches gilt auch für die präklinische Korrektur der Azidose. Aufgrund der Gefahr der Überkorrektur ist Natriumbikarbonat bei der präklinischen Hyperglykämie kontraindiziert.

1.9 Herzrhythmusstörungen I (Tachyarrhythmia absoluta bei Vorhofflimern)

Einsatzmeldung/Anfahrt

Während der Rückfahrt zur Wache erhält der RTW 40-41 einen Folgeeinsatz über Funk: „Einsatz RTW. Unfall leicht. Kopfplatzwunde nach Sturz bei einer älteren Dame." Nach fünfminütiger Anfahrt trifft das Rettungsteam die erste einsatztaktische Entscheidung.

➡ **Welches Material wird in die Wohnung in der vierten Etage mitgeführt?**

Aufgrund der ungünstigen Entfernung zum Einsatzort in der vierten Etage wählen die beiden Rettungsassistenten ihr mitzuführendes Material großzügig aus, weil die nachträgliche Beschaffung ein Besatzungsmitglied unnötig binden würde. Zu versorgen ist möglicherweise nicht nur die offenkundige Sturzfolge (die Kopfplatzwunde!), sondern evtl. ebenfalls die Sturzursache (z. B. Synkope) sowie weitere Verletzungen (z. B. HWS-Trauma). Die Rettungsassistenten nehmen also diesen Abwägungen folgend den Notfallkoffer, das EKG und einen variabel einstellbaren HWS-Immobilisationskragen zum Einsatzort mit.

Material: Notfallkoffer, EKG, HWS-Immobilisationskragen

Situation am Notfallort/Erstbefund

Der Sohn der Patientin öffnet die Tür und führt das Rettungsteam in das Wohnzimmer. Auf einem Stuhl sitzt eine ca. 80-jährige, ansprechbare, auffallend blasse und kaltschweißige Frau. An der rechten Schläfe klafft eine ca. vier Zentimeter lange Platzwunde, die allerdings nicht mehr blutet. Der Puls am Handgelenk ist unregelmäßig und tachykard. Die Pulsqualität variiert stark zwischen den einzelnen Pulswellen. Auf Nachfrage berichtet die Patientin, ihr sei „kurzfristig schwarz vor Augen geworden", was sie auf das Wetter zurückführt. Dann sei sie gestürzt. Mittlerweile gehe es ihr wieder etwas besser. Als Hauptbeschwerden werden ein Schwindelgefühl und Kurzatmigkeit angegeben. Brustschmerzen liegen nicht vor. Sie könne sich uneingeschränkt und schmerzfrei bewegen – neben der Kopfplatzwunde liegen also keine Anhaltspunkte für weitere Sturzverletzungen vor. Sie möchte nicht in ein Krankenhaus eingewiesen werden. Der Sohn ist anderer Meinung und berichtet, dass sich seine Mutter bereits seit dem frühen Morgen schlecht fühle und schon dreimal kollabiert sei. Zuletzt sei sie sogar für zwei Minuten nicht mehr ansprechbar gewesen. Es liegen eine bekannte koronare Herzkrankheit (KHK) und ein arterieller Hypertonus vor. Seine Mutter verweigere aber die vom Hausarzt vorgeschlagene Medikamenteneinnahme und schwöre stattdessen auf ein „tägliches Schnäpschen". Der Hausarzt sei tags zuvor zu einer Kontrolluntersuchung aufgesucht worden. Abgesehen von den bereits bekannten Befunden habe die Untersuchung, die u. a. ein EKG umfasste, jedoch keine Auffälligkeiten ergeben.

80-jährige Frau mit Platzwunde, ansprechbar, blass, kaltschweißig, Puls unregelmäßig und tachykard, Schwindel, mehrmals kollabiert, bekannte KHK

⇒ **Welche Informationen sollten neben (Fremd-)Anamnese und Auffindesituation noch gewonnen werden?**

Es liegen keine Ödeme vor, die Lunge ist auskultatorisch frei. Die Körpertemperatur ist normal. Der Blutdruck beträgt 90/50 mmHg. Das EKG zeigt eine Herzfrequenz von 140/min – die vom Pulsoxymeter ermittelte Pulsfrequenz liegt jedoch nur bei 80/min (peripheres Pulsdefizit), die Sauerstoffsättigung bei 93 %. Der Blutzuckerwert liegt bei 130 mg/dl. Auf dem ausgedruckten EKG-Streifen zeigen sich neben der hohen Frequenz weitere Auffälligkeiten: Statt P-Wellen sind hochfrequente und völlig unkoordinierte Vorhofaktionen zu sehen. Die schmalen QRS-Komplexe sind absolut arrhythmisch verteilt.

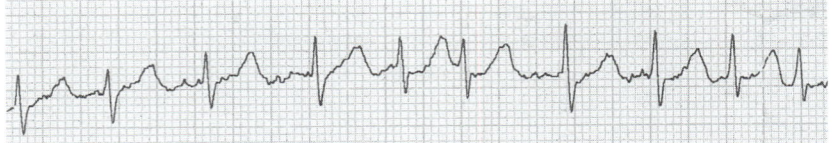

Abb. 1.9: EKG

Verdachtsdiagnose

Um zielgerichtet handeln zu können, muss eine Verdachtsdiagnose benannt werden, die als Grundlage für die therapeutische Vorgehensweise dient. Das Rettungsteam muss also ein Krankheitsbild bestimmen, welches die Symptome der Patientin erklärt.

⇒ **Wie ist der Zustand der Patientin zu erklären?**

Die RTW-Besatzung geht von einem „Sturz aus innerer Ursache" aus. Das EKG zeigt eine Tachyarrhythmia absoluta bei Vorhofflimmern. Diese Herzrhythmusstörung erklärt den Zustand der Patientin: Es liegt eine Mangelversorgung des Gehirns mit Blut und Sauerstoff vor, die aus einem Abfall des Herzminutenvolumens resultiert. Das Herzminutenvolumen (normal: ca. 5 l/min) ist das Produkt aus Herzfrequenz (normal: ca. 70/min) und Herzschlagvolumen (normal: ca. 70 ml). Eine Bradykardie (Herzfrequenz < 60/min) führt demnach durch die verringerte Herzfrequenz zu einem Abfall des Herzminutenvolumens. Eine Tachykardie hingegen kann trotz erhöhter Herzfrequenz über den Abfall des Herzschlagvolumens zu einem sinkenden Herzminutenvolumen führen. Der Abfall des Herzschlagvolumens erklärt sich durch die sinkende diastolische Füllungszeit zwischen den hochfrequenten Erregungen – die Kammern sind zum Zeitpunkt der Kontraktion noch nicht ausreichend gefüllt. Diese unzureichende diastolische Kammerfüllungszeit wird beim Vorhofflimmern dadurch verschärft, dass die Vorhöfe das in ihnen enthaltene Blut nicht mehr aktiv in die Kammern pumpen, sondern diese sich nur noch durch den Sog der erschlaffenden Kammern füllen. Im Normalfall werden 15–20 % der diastolischen Herzkammerfüllung durch eine vorgeschaltete Vorhofkontraktion ermöglicht: Die P-Welle im EKG repräsentiert die vom Sinusknoten ausgehende elektrische Vorhoferregung. Der AV-Knoten nimmt diese Vorhoferregung auf und verzögert die Weiterleitung des Impulses in die Kammern (im EKG repräsentiert durch die Nulllinie zwischen P-Welle und Q-Zacke). Diese Verzögerung erlaubt es den Vorhöfen, vor den Kammern zu kontrahieren und diese somit optimal zu füllen. Beim Vorhofflimmern findet jedoch keine koordinierte elektrische Reizung und somit auch keine einheitliche Kontraktion der Vorhöfe mehr statt. Daraus resultiert insgesamt ein beträchtlicher Abfall des Herzminutenvolumens, der zu den beschriebenen Symptomen führt.

➡️ **Mit welchen Komplikationen müssen Sie rechnen?**

Der Abfall des Herzminutenvolumens mit einer Sauerstoffmangelversorgung des Gehirns kann frequenzabhängig voranschreiten. Das ist am heutigen Tag wahrscheinlich bereits mehrere Male geschehen, denn die Patientin ist mehrfach kollabiert und war phasenweise sogar bewusstlos. Zudem droht durch die Tachykardie bei vorbestehender koronarer Herzkrankheit die Entwicklung einer Herzinsuffizienz. Langfristig kann es zu Thrombenbildungen in den pumpinaktiven Vorhöfen kommen, die Embolien, z. B. im Gehirn (Apoplex), verursachen können.

Durchgeführte Maßnahmen

➡️ **Welche Maßnahmen sind geeignet, um das Gefahrenpotenzial zu reduzieren?**

Die Patientin wird auf ein im gleichen Raum stehendes breites Sofa umgelagert, damit ein neuerliches Sturzgeschehen ausgeschlossen und die Oberkörperlage den Blutdruckverhältnissen angepasst werden kann. Der Notarzt wird nachgefordert, da die Patientin als therapiebedürftig kreislaufinstabil eingeschätzt werden muss. Die weitere Therapie besteht in der Sauerstoffgabe (6 l/min) und der Anlage eines i. v. Zugangs, sodass im Folgenden die Möglichkeit einer medikamentösen Intervention durch den Notarzt besteht. Neben der wachsamen Beobachtung des Patientenzustandes wird das Monitoring (EKG, RR, SpO_2) fortgeführt, um Veränderungen der Kreislaufparameter sofort zu erkennen. Die Kopfplatzwunde wird mit einem Verband versorgt.

> RA: Wundversorgung, Oberkörperhochlage, Alarmierung NA, O_2 (6 l/min), i. v. Zugang, Monitoring

➡️ **Welche Maßnahmen ergreift der Notarzt?**

Da sich der Zustand der Patientin kurz vor dem Eintreffen des Notarztes weiter verschlechtert und sie bei einem Blutdruck von 70/40 mmHg und einer Herzfrequenz von 155/min nur noch bedingt ansprechbar ist, muss von einer kritischen Mangelperfusion des Gehirns ausgegangen werden. Der Notarzt entscheidet sich zur sofortigen Kardioversion, die nach der Gabe von Heparin und einer Analgosedierung mit Fentanyl und Dormicum® mit 100 Joule durchgeführt wird. Der gewünschte Erfolg bleibt aus. Erst nach zwei weiteren Kardioversionen (200, 360 Joule) stellt sich ein Sinusrhythmus mit einer Frequenz von 90/min ein. Der Blutdruck liegt bei 130/80 mmHg. Eine noch vorhandene Schläfrigkeit wird auf die Analgosedierung zurückgeführt; die Schutzreflexe (Husten, Schlucken) sind vorhanden.

> NA: dreimalige Kardioversion (100, 200, 360 Joule) nach Analgosedierung

Transport und Übergabe

Der Transport zum RTW erfolgt im Tragetuch. Monitoring und Sauerstoffgabe werden fortgeführt. Zur akustischen Überwachung wird der QRS-Ton am EKG eingestellt. Es erfolgt eine Voranmeldung in der Zielklinik. Für den Transport zur Klinik werden keine Sondersignale genutzt. Die Patientin bleibt kreislaufstabil und zeigt auch nach völligem Aufklaren aus der Sedierung keine neurologischen Auffälligkeiten, die auf eine durch die Kardioversion ausgelöste Hirnembolie schließen lassen könnten. Der Sinusrhythmus bleibt bestehen.

Klinischer Verlauf

In der Klinik erfolgt während eines stationären Aufenthaltes eine kardiologische Diagnostik, die eine KHK und einen Hypertonus bestätigt. Diese Grunderkrankungen werden für die Entstehung des Vorhofflimmerns verantwortlich gemacht. Nach dem akuten Erlebnis verbessert sich die „Compliance" (Bereitschaft zur Mitarbeit bei therapeutischen Maßnahmen) der Patientin, sodass sie zukünftig ihre Medikation (Thrombozytenaggregationshemmung, Blutdruckeinstellung, Antiarrhytmika) nicht mehr verweigert. Ein neuerliches Vorhofflimmern kann nicht beobachtet werden.

Kommentar

Das Erscheinungsbild der Patientin und das Meldebild aus der Alarmierung wichen stark voneinander ab. Die vom Ersthelfer möglicherweise als spektakulär empfundene Platzwunde war lediglich der deutlich sichtbare Ausdruck einer internen Störung, die zu einem Sturz geführt hat. Es ist eine wichtige Aufgabe des Rettungsteams, derartige Ursachen durch eine sorgfältige Untersuchung aufzudecken und zu dokumentieren, denn zuweilen sorgen sie nur vorübergehend für Probleme. Der die Herzrhythmusstörung dokumentierende EKG-Streifen, die Werte von Puls, Blutdruck und Blutzucker zum Zeitpunkt des Geschehens und eine detaillierte Darstellung des Eindrucks vor Ort erleichtern die diagnostische und therapeutische „Weichenstellung" im Krankenhaus.

Im vorliegenden Fall konnte durch die Untersuchung das erhebliche Gefahrenpotenzial aufgedeckt werden, dem die Patientin ausgesetzt war, sodass umgehend alle weiteren Maßnahmen (Lagewechsel zur Vermeidung von Zusatzschäden, Notarztnachforderung, i. v. Zugang etc.) eingeleitet werden konnten.

Der instabile Zustand der Patientin (Herzfrequenz > 150 / min, Blutdruck 70/40 mmHg mit deutlichen Zeichen der zerebralen Minderperfusion) machte die sofortige Kardioversion durch den Notarzt erforderlich. Die Hauptgefahr der Kardioversion – nämlich die Lösung vorbestehender Vorhofthromben mit nachfolgender Embolie (z. B. Apoplex) – tritt angesichts der akuten Gefährdung durch die Rhythmusstörung in den Hintergrund. In diesem Fall war zudem relativ sicher davon auszugehen, dass das Vorhofflimmern innerhalb der letzten 24 Stunden aufgetreten war (Symptomatik seit dem Morgen, Arztbesuch ohne EKG-Befund am Vortag), sodass sich wahrscheinlich noch keine Vorhofthromben gebildet hatten. Wenn die Kardioversion nicht zum Erfolg geführt hätte, wäre eine Cordarex®-Infusion die nächste Therapieoption gewesen. Bei weniger ausgeprägter, aber dennoch behandlungsbedürftiger Symptomatik (z. B. Kurzatmigkeit, Brustenge) können zur Frequenzkontrolle bei weiter bestehendem Vorhofflimmern z. B. Betablocker (z. B. Metoprolol (Beloc®, Lopresor®)) eingesetzt werden.

Das ist insbesondere dann sinnvoll, wenn nicht sicher ausgeschlossen werden kann, dass das Vorhofflimmern schon länger als 24 Stunden besteht und sich somit bereits Thromben im linken Vorhofohr gebildet haben könnten. Ansonsten kann auch im Rahmen einer pharmakologischen Kardioversion Amiodaron (Cordarex®) einge-

Kardioversion ohne Erfolg: Cordarex®, Symptomatik weniger ausgeprägt, hämodynamisch stabil: Betablocker

setzt werden, welches nicht (wie z.B. Verapamil) herzkraftsenkend (Blutdruckabfall!) wirkt.

Ein Vorhofflimmern als „Zufallsbefund" ohne kritische Auswirkungen auf die Kreislaufverhältnisse muss präklinisch nicht therapiert werden. Die antiarrhythmische Therapie birgt Gefahren, wie z.B. die Auslösung weiterer Rhythmusstörungen oder Blutdruckabfälle, und muss daher sorgfältig abgewogen werden. Das entscheidende Kriterium ist der Zustand des Patienten.

1.10 Herzrhythmusstörungen II (AV-Block III. Grades)

Einsatzmeldung/Anfahrt

Von einem Hausarzt wird ein Rettungswagen zum Transport eines Patienten in ein nahe gelegenes Krankenhaus angefordert. Die Anfahrt erfolgt mit Sonderrechten. In der Einfahrt des Einfamilienhauses wird das Rettungsteam vom Hausarzt empfangen. Der Patient sei bradykard, habe daher zwei Ampullen Atropin erhalten und müsse nun sofort in die Klinik transportiert werden. Nach Aushändigung von Einweisung und Transportschein verabschiedet sich der Hausarzt.

Übergabe Hausarzt: Patient mit Bradykardie, Atropin (zwei Ampullen) durch HA

➡ **Welches Material wird zum Patienten mitgeführt?**

In Erwartung eines nach Atropin-Gabe kreislaufstabilen und transportfähigen Patienten bereitet die RTW-Besatzung den Transport vor und begibt sich dann ohne weiteres Equipment in die Wohnung.

Situation am Notfallort/Erstbefund

Von der Ehefrau und Tochter des Patienten in das Wohnzimmer geleitet, finden die Rettungsassistenten einen ca. 50-jährigen, kaltschweißigen Mann auf einem Sofa liegend vor. Er wirkt schläfrig und klagt über Schwäche, Übelkeit und Schwindel. Er sei mit seiner Frau zu Besuch bei seiner Tochter. Auf dem Weg vom Auto ins Haus sei er vor ca. einer Stunde kollabiert und nach Angaben der Ehefrau für kurze Zeit bewusstlos gewesen. Er habe nach Wiederaufklaren darauf bestanden, dass nicht der Rettungsdienst, sondern sein Hausarzt, zu dem er schon seit 30 Jahren gehe, verständigt wird. Der Hausarzt habe Puls, Blutdruck und Blutzucker überprüft und dann eine Krankenhauseinweisung angeraten, weil das Herz zu langsam schlage.

➡ **Welche Informationen sollten neben (Fremd-)Anamnese und Auffindesituation noch gewonnen werden?**

Sofort nach der Begrüßung des Patienten wird der Puls an der A. radialis getastet und gezählt. Der Puls ist regelmäßig und relativ kräftig mit einer Frequenz von 20/min tastbar. Diese Frequenz wird durch Tasten zentraler Pulse an der A. carotis bestätigt. Eine weiterführende Notfalldiagnostik erscheint trotz der Weisung des Hausarztes, den Patienten sofort zu transportieren unumgänglich, sodass einer der Kollegen Notfallkoffer und EKG holt und bereits jetzt – im Vorgriff auf die weiteren Befunde – den Notarzt mit dem Stichwort „ausgeprägte Bradykardie" nach-

Pulsfrequenz: 20/min, RR: 130/70 mmHg, SpO$_2$: 94 %, Blutzucker: 178 mg/dl, EKG: verbreiterte, deformierte QRS-Komplexe; Dauermedikation nicht bekannt

fordert. Der Blutdruck beträgt 130/70 mmHg, die Auskultation der Lungen ergibt beidseits freie Atemgeräusche. Unter Raumluft kann eine Sauerstoffsättigung von 94 % gemessen werden. Der Blutzuckerwert liegt bei 178 mg/dl. Zu seinen Vorerkrankungen kann der Patient nur begrenzt verwertbare Angaben machen – das Herz sei „wohl etwas schwach", die genauen Ursachen kenne ja sein Hausarzt. Er fühle sich nicht sonderlich eingeschränkt. Die Medikation ist nicht bekannt und kann aktuell auch nicht eruiert werden, da der Patient zu Besuch bei seiner Tochter ist und „die Pillen ja schließlich nicht überallhin mitschleppt".

Das EKG zeigt P-Wellen und verbreiterte sowie deformierte QRS-Komplexe, die in keinem Verhältnis zueinander stehen. Die Frequenz liegt bei 21/min. Auf Nachfrage berichtet der Patient, dass die Atropin-Gabe durch den Hausarzt keine Besserung bewirkt habe.

Verdachtsdiagnose

AV-Block III. Grades

➡ Wie ist der Zustand des Patienten zu erklären?

Im EKG zeigen sich sowohl regelmäßige, normofrequente, vom Sinusknoten ausgehende Vorhofaktionen (P-Wellen), als auch ebenfalls regelmäßige, jedoch bradykarde und breite, deformierte QRS-Komplexe, die von einem Ersatzschrittmacher (z. B. His-Bündel, Ventrikel) erzeugt werden. P-Wellen und QRS-Komplexe stehen in keinem Verhältnis zueinander, da sie aufgrund der völligen AV-Überleitungsblockade von Vorhofimpulsen in die Kammern voneinander unabhängig entstehen. Könnte das EKG Vorhofaktionen und Kammeraktionen getrennt voneinander erfassen und anzeigen, würden also im „Vorhof-EKG" 60–80 regelmäßige P-Wellen pro Minute und im „Kammer-EKG" 20 ebenfalls regelmäßige QRS-Komplexe angezeigt werden. Da das EKG jedoch sämtliche Herzströme aufzeichnet, überlagern sich P-Wellen und QRS-Komplexe, sodass einige P-Wellen von QRS-Komplexen maskiert werden.

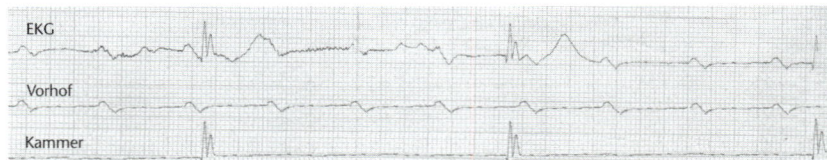

Abb. 1.10: Vorhof- und Kammeraktionen sowie Zusammenfassung aller Herzströme im EKG

Die Bradykardie kann trotz des normalen Blutdrucks zu einem erheblichen Abfall des Herzminutenvolumens (Produkt aus Herzfrequenz und Herzschlagvolumen) führen, sodass das Gehirn nur noch unzureichend mit sauerstoffbeladenem Blut versorgt wird. Das hat unter körperlicher Belastung zu einer Synkope geführt und verursacht auch in Ruhe Schwindel, Übelkeit und Schwäche.

➡ Mit welchen Komplikationen müssen Sie rechnen?

Komplikationen: Asystolie, Schock, evtl. Lungenödem

Die niedrige Kammerfrequenz und die breiten, deformierten QRS-Komplexe legen nahe, dass der Ersatzrhythmus aus einem tiefen Abschnitt des His-Bündels oder der Kammer kommt. Derartige Ersatzrhythmen bergen ein hohes Asystolierisiko in sich. Die unzureichende Durchblutung kann zu einem Schockzustand führen, der ein den ganzen Körper betreffendes Missverhältnis zwischen erforderlicher und antransportierter Sauerstoffmenge auslöst.

Zudem muss daran gedacht werden, dass der AV-Block eine Komplikation einer ernsthaften und voranschreitenden Erkrankung sein kann. So treten hochgradige AV-Blockierungen häufig im Rahmen eines Hinterwandinfarktes auf. In diesem Fall drohen weitere Komplikationen, wie z.B. die Entwicklung eines kardialen Lungenödems (☞ Kap. 1.4). Die Tatsache, dass der Patient keine infarkttypischen Schmerzen hat, schließt den „stummen" Infarkt (ohne Schmerzsymptomatik), der sich häufig bei Diabetikern aufgrund einer Polyneuropathie ereignet, nicht aus. Die breiten, deformierten QRS-Komplexe können eine präklinische Infarktdiagnostik über das EKG unmöglich machen.

Durchgeführte Maßnahmen

Nach Analyse des Gefahrenpotenzials werden im nächsten Schritt Maßnahmen zu dessen Bekämpfung eingeleitet.

➡ **Welche Maßnahmen sind geeignet, um das Gefahrenpotenzial zu reduzieren?**

Die Lage des Patienten auf dem breiten Sofa wird als stabil eingeschätzt, sodass kein neuerliches Sturzgeschehen droht. Der Patient erhält umgehend Sauerstoff (6 l/min via Nasensonde) und einen i. v. Zugang am Handrücken. Das EKG- und SpO$_2$-Monitoring wird fortgeführt. Der Blutdruck wird engmaschig kontrolliert. Zur Dokumentation des Befundes werden ein Ruhe-EKG und ein längerer EKG-Streifen ausgedruckt.

Welche Maßnahmen ergreift der Notarzt?

Aufgrund der erheblichen Gefährdung entscheidet sich der Notarzt zum Einsatz eines transthorakalen Herzschrittmachers. Aufgrund des zu erwartenden Unwohlseins, das diese Maßnahme beim Patienten aufgrund der Stromimpulse und Muskelzuckungen auslösen wird, erhält der Patient vorab Dormicum® zur Sedierung und Fentanyl zur Analgesie. Die Pacing-Elektroden werden in anterior-lateraler Position angebracht. Dazu wird eine Elektrode unter das rechte Schüsselbein und die andere in der linken mittleren Axillarlinie in Höhe der Brustwarze aufgeklebt. Die Schrittmacherfrequenz wird auf 80/min eingestellt. Mit zunächst niedriger und dann ansteigender Energie wird nun das Pacing im Demand-Modus begonnen. Bei einer Stromstärke von 50 mA wird im EKG jeder spitze Schrittmacherimpuls („Spike") von einem breiten, deformierten QRS-Komplex beantwortet. Jeder QRS-Komplex führt zu einem peripher tastbaren Puls. Der Blutdruck liegt bei 140/80 mmHg. Der Patient ist nach der Analgosedierung sehr schläfrig, aber ansprechbar. Er erhält bei noch nicht ausgeschlossenem Herzinfarkt als Ursache für den AV-Block Aspirin® i. v. und Heparin-Natrium.

NA: transthorakaler Schrittmacher, Analgosedierung, Aspirin® i. v. und Heparin-Natrium

Transport und Übergabe

Da das Wohnzimmer, in dem der Patient aufgefunden wurde, über die Terrasse erreichbar ist, kann der Patient direkt vom Sofa auf die Trage umgelagert werden. Anschließend werden alle „Zugänge" zum Patienten (i. v., Pacing-Elektroden,

Nasensonde) nochmals kontrolliert. Der Transport erfolgt unter Nutzung von Sonderrechten komplikationslos. Die Voranmeldung für die Intensivstation beinhaltet neben Verdachtsdiagnose und Alter des Patienten die Information, dass der Patient zur Therapie bereits an den Schrittmacher angeschlossen wurde, sodass das erforderliche Equipment im Krankenhaus bereitgestellt werden kann.

Klinischer Verlauf

Ausschluss Herzinfarkt, Digitalis-Antidot BM®, Abbruch Schrittmachertherapie

Nach eingehender kardiologischer Diagnostik kann ein Herzinfarkt ausgeschlossen werden. Dafür ist der Digitoxin-Spiegel des Patienten mit 52,2 ng/ml (therapeutischer Dosisbereich: 7,5–25,0 ng/ml) exzessiv erhöht. Zur Behandlung seiner Herzinsuffizienz war dem Patienten von seinem Hausarzt ein Digitalispräparat (Digimerck®) verordnet worden, welches vom Patienten versehentlich überdosiert wurde. Nach Therapie mit Digitalis-Antidot BM® bildet sich die komplette AV-Blockade zurück, sodass auf eine fortwährende Schrittmachertherapie verzichtet werden kann.

Kommentar

Da die Durchführungsverantwortung für den vom Hausarzt angeordneten Transport in die Klinik bei den Rettungsassistenten lag, war es angesichts des analysierten Gefahrenpotenzials angebracht, den Notarzt nachzufordern. Der Patient erwies sich als sofort therapiebedürftig. Grundsätzlich stehen für die rettungsdienstliche Therapie einer Bradykardie wesentlich weniger Therapieoptionen zur Verfügung als bei Tachykardien. Das vom Hausarzt applizierte Atropin® ist ein Parasympathikolytikum – es dämpft also die Wirkung des Parasympathikus und ermöglicht somit eine überwiegende Wirkung des frequenzbeschleunigenden Sympathikus. Es war im vorliegenden Fall vermutlich unwirksam für die Frequenz des Ersatzrhythmus, weil dieser im distalen His-Bündel produziert wurde. Eine parasympathische Einflussnahme ist jedoch nur in den Vorhöfen und im AV-Knoten möglich, sodass weder eine Dämpfung noch eine Stimulation des Parasympathikus einen in der Kammer produzierten Rhythmus verlangsamen oder beschleunigen können. Kammerrhythmen lassen sich auf medikamentösem Weg nur durch den Sympathikus aktivierende Medikamente beschleunigen. Zur Verfügung steht beispielsweise Suprarenin®, welches allerdings zu gefährlichen Komplikationen wie z. B. Kammerflimmern führen kann.

Bei der vom Notarzt durchgeführten Schrittmachertherapie sollte – wie geschehen – der Betriebsmodus „Demand" gewählt werden. Das Gerät erkennt in dieser Einstellung Eigenaktionen des Patienten und verhindert die Impulsabgabe in die vulnerable Phase des Erregungszyklus. Andernfalls könnte ein vom Schrittmacher abgegebener „Störstrom" ein Kammerflimmern auslösen. Da die Schrittmacherimpulse schmerzhaft sind und unangenehme Muskelkontraktionen hervorrufen, ist eine Analgosedierung des Patienten angebracht. Wie so häufig konnte die auslösende Ursache (Digitalis-Intoxikation) des Krankheitsbildes nicht sicher ausgemacht werden, die Verdachtsdiagnose „Herzinfarkt" erwies sich als unzutreffend. Es wurden keine Maßnahmen mit hohem Komplikationsrisiko (präklinische Lyse) durchgeführt, da die Verdachtsdiagnose aufgrund fehlender diagnostischer Möglichkeiten nicht gesichert werden konnte. Die symptomatische Therapie – also die Anhebung der Kammerfrequenz durch den Schrittmacher – hat für eine ausreichende Abwehr des Gefahrenpotenzials im Rahmen der präklinischen Möglichkeiten gesorgt.

1.11 Herzrhythmusstörungen III (WPW-Syndrom)

Einsatzmeldung/Anfahrt

Um 12.14 Uhr wird ein mit zwei Rettungsassistenten besetzter RTW mit dem Einsatzstichwort „junger Mann mit Kreislaufproblemen" alarmiert. Der Einsatzort ist eine Schule, die nach sechsminütiger Anfahrt erreicht wird. An der Einfahrt zum Schulgelände erwartet der Hausmeister den RTW. Der Patient befinde sich in einem Klassenzimmer im zweiten Stock des Schulgebäudes. Man habe ihn gebeten, den Rettungsdienst dorthin zu geleiten. Da er den Patienten selbst noch nicht gesehen habe, könne er keine Angaben zum Geschehen machen.

➡ **Welches Material wird zur Einsatzstelle mitgeführt?**

Das Rettungsteam entscheidet sich, aufgrund des Alarmierungsstichwortes „Kreislauf" den Notfallkoffer (inkl. Sauerstoffeinheit) und das EKG zur Einsatzstelle mitzunehmen.

Material: Notfallkoffer inkl. Sauerstoffeinheit, EKG

Situation am Notfallort/Erstbefund

Vor dem Klassenzimmer wird das Rettungsteam von der Lehrerin des 18-jährigen Patienten in Empfang genommen, die sich nach „augenscheinlicher Stabilisierung des Gesundheitszustandes" ihres Schülers nunmehr Sorgen macht, ob sie mit der Alarmierung des Rettungsdienstes nicht „überreagiert" habe. Aber als er vor zehn Minuten kollabiert sei und ca. zwei Minuten lang nicht ansprechbar gewesen sei, habe sie in der Annahme eines Kreislaufkollapses den Notruf abgesetzt.

18-jähriger Patient, vor zehn Minuten kollabiert, ca. zwei Minuten bewusstlos – jetzt beschwerdefrei

Im Klassenzimmer sitzt in Begleitung eines Klassenkameraden ein wacher und derzeit beschwerdefreier 18-jähriger Mann. Momentan gehe es ihm gut – an das, was vorhin vorgefallen sei, könne er sich nicht erinnern. Ansonsten ist er orientiert. Die Atmung ist normal schnell und tief; der Patient verspürt weder Luftnot noch ein Kribbeln in den Fingern oder am Mund, wie es für eine Hyperventilationstetanie typisch wäre. Die Haut ist warm und rosig, der Puls lässt sich gut tasten, ist normofrequent und rhythmisch. Die Lehrerin war während der Episode anwesend und hat keine Krampfbewegungen ausmachen können. Es liegt weder ein Zungenbiss vor noch hat der Patient eingenässt. Auf Nachfrage gibt der Patient an, keine Kopfschmerzen zu haben. Er habe keinen Alkohol oder sonstige Drogen konsumiert. Auch ein kurzer Body-Check führt zu keinen weiteren Erkenntnissen. Der Patient nimmt keine Medikamente ein; Vorerkrankungen seien ihm nicht bekannt. Nach kurzem Nachdenken fügt er allerdings hinzu, dass in seiner Kindheit „etwas am Herzen" nicht ganz in Ordnung gewesen sei. Mittlerweile sei das aber wohl „herausgewachsen".

➡ **Welche Informationen sollten neben (Fremd-)Anamnese, Auffindesituation und körperlicher Untersuchung noch gewonnen werden?**

Das Pulsoxymeter zeigt eine Sauerstoffsättigung von 98 % und eine Pulsfrequenz von 60/min an. Ein Blutzuckerschnelltest ergibt einen Wert von 86 mg/dl. Aufgrund der kardialen Anamnese leiten die Rettungsassistenten ein EKG ab.

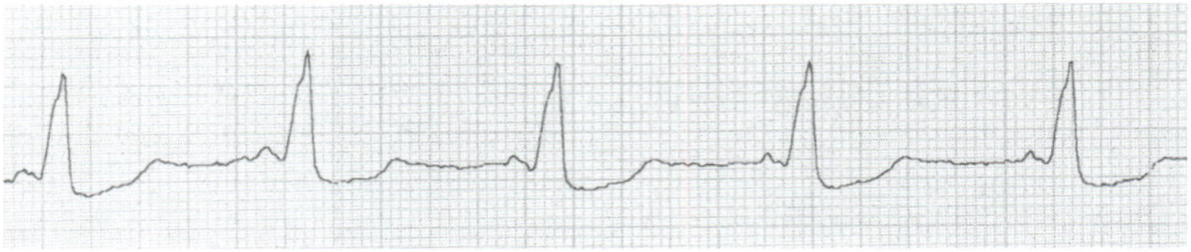

Abb. 1.11: EKG des Patienten

Verdachtsdiagnose

Da sowohl der Zustand des Patienten als auch die erhobenen Parameter aktuell unauffällig sind, bleibt zur weiteren Klärung des Geschehens nur die Beschreibung des Hergangs durch die Anwesenden. Gesichert scheint also zu sein, dass der Patient eine Synkope mit ca. zweiminütiger Bewusstlosigkeit erlitten hat. Dafür können zahlreiche Ursachen vorliegen: Blutdruckabfall infolge Kreislaufregulationsstörungen, Hypoglykämie vor dem Einsetzen einer körpereigenen Gegenregulation, Krampfanfall etc. Um der Synkope ein konkretes Krankheitsbild zuordnen zu können, wäre eine Befundaufnahme während bestehender Symptomatik sehr viel aussagekräftiger als die nachträgliche Rekonstruktion vermeintlicher Ereignisse.

Verkürzte PQ-Zeit, Delta-Welle

Nach eingehender Betrachtung des ausgedruckten EKG-Streifens fallen einem der beiden Rettungsassistenten Abweichungen von der physiologischen elektrischen Aktivität des Herzens auf. Die PQ-Zeit ist deutlich verkürzt. Die aufsteigende R-Zacke wirkt plump und verbreitert. Dies kann bei näherer Betrachtung als Delta-Welle identifiziert werden. Auf Nachfrage, ob die seit der Kindheit bekannte Herzerkrankung ein WPW-Syndrom sei, erinnert sich der Patient und bejaht. Es habe früher Episoden anfallsartiger Tachykardien gegeben, die aber schon seit Jahren nicht mehr aufgetreten seien. Die Synkope könnte also auf eine kurz andauernde Tachykardie mit Abfall des Herzminutenvolumens bei bekanntem WPW-Syndrom zurückzuführen sein.

Durchgeführte Maßnahmen

Zurzeit besteht kein Grund zu übertriebenem Aktionismus, da der Patient stabil ist. Aber es hat eine Synkope stattgefunden, die möglicherweise auf eine potenziell gefährliche Herzrhythmusstörung zurückzuführen ist. Daher geht der Patient unter EKG-Monitoring und Begleitung durch beide RA zur am Eingang abgestellten Trage und wird zum RTW gebracht.

Transport und Übergabe

Patient: Herzrasen, Schwindel, Tachykardie (230/min), RR-Abfall auf 85/60 mmHg; RA: Transportabbruch, Alarmierung NA, O$_2$ (4 l/min), i. v. Zugang mit kristalloider Infusion

Kurz nach Beginn des um 12.42 Uhr begonnenen Transports im RTW verspürt der Patient plötzlich Herzrasen und leichten Schwindel. Der Puls am Handgelenk ist nur noch schwach tastbar, das EKG zeigt eine Tachykardie mit schmalem QRS-Komplex. Die Herzfrequenz beträgt 230/min. Der RA bittet seinen Kollegen sofort anzuhalten, den Notarzt nachzufordern und ihn anschließend bei der weiteren Versorgung zu unterstützen. Der Blutdruck liegt bei 85/60 mmHg. Unter beruhigendem Zuspruch erhält der Patient 4 l/min Sauerstoff über eine Nasensonde und einen i. v. Zugang am Handrücken, der mit einer kristalloiden Infusionslösung offen gehalten wird.

Der Notarzt trifft vier Minuten nach seiner Alarmierung beim RTW ein und erhält eine Übergabe durch den RA, die neben der aktuellen Symptomatik die bereits in der Schule erhobenen Informationen enthält. Diesen Informationen werden ein EKG-Streifen der Tachykardie und der EKG-Streifen, der im Klassenraum an ein WPW-Syndrom denken ließ, beigefügt. Bei einem zwar symptomatisch, jedoch aktuell nicht lebensbedrohlich zerebral minderperfundierten Patienten entschließt sich der Notarzt gegen eine elektrische Kardioversion und appliziert dem Patienten langsam (über mehrere Minuten!) 50 mg Ajmalin (Gilurytmal®). Unter dieser Therapie kann die Tachykardie terminiert werden, sodass der Patient nach kurzer Zeit beschwerdefrei ist. Es erfolgt eine Voranmeldung für die Intensivstation, da der Patient als überwachungspflichtig eingeschätzt wird. Der weitere Transport gestaltet sich komplikationsfrei, sodass der Patient um 13.04 Uhr in der aufnehmenden Klinik übergeben werden kann.

NA: Ajmalin (Gilurytmal®) (50 mg langsam i. v.)

➡️ **Welche Therapieoptionen hätten noch zur Verfügung gestanden?**

Da es sich bei der vorliegenden Tachykardie um eine supraventrikuläre Tachykardie handelt, kann versucht werden, einen Vagusreiz auszulösen, indem beispielsweise der Carotis-Sinus massiert wird oder der Patient eiskaltes Wasser trinkt. Die medikamentöse Therapie einer Tachykardie bei bekanntem WPW-Syndrom ist nicht unproblematisch. Da verschiedene Medikamente blockierende Wirkung am AV-Knoten haben, kann es zu einer schnellen Überleitung über die zusätzliche Leitungsbahn kommen, was insbesondere beim Vorliegen von Vorhofflimmern, das bei 10–30 % der WPW-Patienten auftritt, gefährliche Auswirkungen (Kammerflimmern) haben kann. So sollte Zurückhaltung bei Medikamenten wie Isoptin® (Verapamil), Adrekar® (Adenosin) und Digitalis geübt werden. Die elektrische Kardioversion stellt zwar eine sichere Therapieoption dar, welche jedoch extrem selten ergriffen werden muss.

Klinischer Verlauf

Die Diagnose „WPW-Syndrom" kann bestätigt werden. Zur endgültigen Therapie wird der Patient nach weiteren Untersuchungen und sorgfältiger Abwägung in ein Herzzentrum verlegt, wo eine Katheterablation der akzessorischen Bahnen durchgeführt wird. Nachdem die zusätzliche Leitungsbahn zwischen Vorhöfen und Kammern auf diese Weise erfolgreich „deaktiviert" worden ist, stellen sich keine Herzrhythmusstörungen mehr ein. Das Ruhe-EKG weist im weiteren Verlauf keine Delta-Welle mehr auf.

Kommentar

Beim WPW-Syndrom handelt es sich um ein sog. Präexzitations-Syndrom, welches aufgrund zusätzlicher Leitungsbahnen zwischen Vorhof und Kammer zu Herzrhythmusstörungen führen kann. Die über den AV-Knoten in die Kammer gelangte Erregung kann über eine zusätzliche Leitungsbahn in den wieder erregbaren Vorhof zurückgeleitet werden, von wo sie erneut über den AV-Knoten in die Kammer eintritt. Auf diese Weise können sich supraventrikuläre Tachykardien mit enormen Frequenzen entwickeln, die aufgrund verminderter Kammerfüllung zwischen den hochfrequenten Kontraktionen zu einem Abfall des Herzminutenvolumens mit nachfolgend eingeschränkter zerebraler Durchblutung führen können. Auch Vorhofflattern und Vorhofflimmern können bei Patienten mit WPW-Syndrom auftreten. Die Überleitung der bei diesen Rhythmusstörungen vorliegenden schnellen bzw. chaotischen Impulse über die zusätzlichen Leitungsbahnen in die Kammer kann zu Kammerflimmern führen.

Der Fall zeigt anschaulich die rettungsdienstlichen Diagnostikprobleme bei Patienten mit intermittierender Symptomatik. Da der Patient bei Eintreffen der Rettungsassistenten beschwerdefrei war, konnten zunächst auch keine auffälligen Parameter gemessen werden. Dass trotzdem eine – wie sich im weiteren Verlauf erwies – korrekte Verdachtsdiagnose erstellt werden konnte, war der konsequenten Nutzung aller dem Rettungsdienst zur Verfügung stehenden Informationsquellen zu verdanken. Eine Synkope ließ sich aufgrund der Schilderungen der Zeugen zum Ereignishergang annehmen. Die rhythmogene Ursache konnte zwar nicht sicher zugeschrieben werden, wurde jedoch aufgrund der Anamnese (bekanntes WPW-Syndrom) und des auffälligen EKG-Bildes als nicht unwahrscheinlich in Betracht gezogen. Wenn diese Verdachtsdiagnose nicht bereits während der Beschwerdefreiheit getroffen worden wäre, wäre der Patient später, als er erneut tachykard wurde, möglicherweise „falsch" behandelt worden. Bei Frequenzen von über 200/min, dem Stress der Situation und einem Patienten, der das Geschehen nicht selbstständig mit der Vorerkrankung WPW-Syndrom in Verbindung bringt, hätten durchaus Medikamente wie Adrekar® oder Isoptin® eingesetzt werden können, die bei diesem Krankheitsbild als nicht unproblematisch angesehen werden müssen. Die suffiziente Übergabe an den Notarzt und der vorab dokumentierte EKG-Streifen führten zur Auswahl der korrekten Therapieentscheidung.

1.12 Herz-Kreislauf-Stillstand (Reanimation)

Einsatzmeldung/Anfahrt

Die Rettungswagenbesatzung wird um 11.20 Uhr über Funkmeldeempfänger alarmiert. Als Einsatzstichwort für den RTW weist die Notfalldepesche „Kreislaufprobleme einer älteren Dame in einem Supermarkt" aus. Da der Supermarkt nur 500 Meter von der Rettungswache entfernt liegt, trifft der RTW nach weniger als zwei Minuten ein. Am Eingang macht sich niemand bemerkbar.

➡ **Welches Material wird zum Patienten mitgeführt?**

Material: Notfallkoffer inkl. Sauerstoffeinheit, EKG/Defibrillator, Absaugeinheit, Handy

Das aus RA und RS bestehende Team nimmt Notfallkoffer inkl. Sauerstoffeinheit, EKG/Defibrillator, Absauger und das für die Kommunikation mit der Leitstelle vorgesehene Handy mit in den Supermarkt.

Situation am Notfallort/Erstbefund

Ältere Patientin in Supermarkttoilette, nicht ansprechbar (GCS 3), keine Atmung, kein Puls, weite, lichtstarre Pupillen

An der Käsetheke wird das Rettungsteam schließlich fündig: Eine Supermarktangestellte leitet die Kollegen zur Damentoilette. Dort habe sich eine ältere Dame in einer WC-Kabine eingeschlossen. Eine zufällig in der Nähe befindliche Reinigungskraft habe stöhnende Geräusche gehört, woraufhin sie zu der Toilette gegangen sei um zu fragen, ob sie helfen könne. Die Dame habe jedoch nicht geantwortet, sondern nur „schnarchend" geatmet. Sie habe dann den Notruf veranlasst und sei zurückgekehrt. Vor ca. zwei Minuten seien auch die Atemgeräusche nicht mehr zu hören gewesen. Das Rettungsteam findet eine verschlossene WC-Kabinentür vor. Die unter dem Türspalt sichtbaren Füße einer älteren Dame sind seltsam verdreht. Auf lautes Klopfen und Rufen erfolgt keine Reaktion. Während einer der Kollegen bereits jetzt über das Handy den Notarzt mit dem Stichwort „bewusstlose Person" nachalarmiert, steigt der Teampartner auf die Türklinke und klettert von dort in die Kabine. Die Patientin ist blass, nicht ansprechbar und zeigt keine Regung. Die Tür kann nun von innen geöffnet werden. Da es nicht nur in der Kabine, sondern auch in dem Raum davor sehr eng ist, entscheiden sich die Kollegen, alle weiteren diagnostischen und therapeutischen Maßnahmen im geräumigeren Vorraum durchzuführen. Dorthin wird die Patientin mit dem Rautek-Rettungsgriff umgehend gebracht und flach auf den Rücken gelegt. Der RA kniet hinter der Patientin und stellt eine tiefe Bewusstlosigkeit (GCS 3) fest, Atmung und Kreislauf sind nicht vorhanden. Die Pupillen sind weit und lichtstarr. Sichere Todeszeichen an sofort zugänglichen Körperstellen wie Leichenstarre (Kiefergelenk) und Totenflecke (rückwärtige Schulterpartie) sind nicht feststellbar.

Verdachtsdiagnose

Eine zuvor mobile Patientin hat einen Herz-Kreislauf-Stillstand unklarer Genese erlitten. Das Rettungsteam geht von einem plötzlichen Herztod aus. Die therapiefreie Zeit wird aufgrund der Angaben der Reinigungskraft auf ca. fünf bis sechs Minuten geschätzt. Aufgrund der vorübergehend anhaltenden Atemgeräusche wird jedoch angenommen, dass nach Eintritt der Bewusstlosigkeit noch für kurze Zeit ein Minimalkreislauf vorhanden war, sodass die Erfolgsaussichten einer sofort eingeleiteten Reanimation aufgrund kurzer Hypoxiezeit des Gehirns noch als relativ gut eingeschätzt werden können.

Durchgeführte Maßnahmen

Der RS entfernt die Kleidung der Patientin und beginnt sofort mit der Herzdruckmassage. Unterdessen legt der RA einen Guedel-Tubus ein und schließt ein Demandventil an den Beatmungsbeutel an. So kann die O_2-Konzentration im Beutel nahezu 100 % erreichen. Nach 30 Thoraxkompressionen führt der RA zwei Beatmungen mit einem Beatmungsvolumen von 500 ml durch. Durch das moderate Beatmungsvolumen soll eine Mageninsufflation vermieden werden.
Das Verhältnis von 30 Thoraxkompressionen zu zwei Beatmungen wird beibehalten. Bei einer Kompressionsfrequenz von 100/min bietet sich dem RA jeweils ein Zeitraum von knapp 20 sec um das EKG anzulegen und weitere Materialien (z.B. zur Intubation) vorzubereiten. Nach fünf Zyklen Herzdruckmassage und Beatmung werden die Maßnahmen zur Rhythmusanalyse unterbrochen. Auf dem EKG-Monitor erscheint ein Kammerflimmern. Der RA lädt den monophasischen Defibrillator auf 360 Joule auf und trägt Defibrillationsgel an den Paddle-Aufsatzpunkten auf dem Thorax auf. Mit der Warnung „Achtung Defibrillation!" und einem überprüfenden Blick von Kopf bis Fuß des Patienten wird sichergestellt, dass kein Anwesender potenziell leitenden Patientenkontakt hat. Nach der Schockauslösug beginnt der RS unmittelbar und ohne vorherige Kreislaufkontrolle erneut mit der Thoraxkompression. Der RA sichert die Paddles des Defibrillators im Gerät und führt nach 30 Kompressionen wieder zwei Beatmungen durch. Anschließend unternimmt der

RA einen Intubationsversuch, während der RS weiter komprimiert und dabei zur zeitlichen Orientierug laut mitzählt.

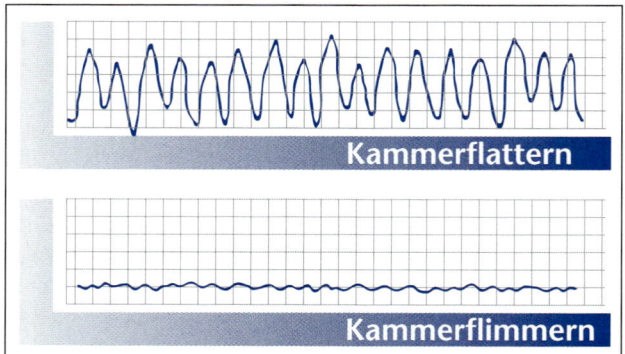

Abb. 1.12.1: Kammerflimmern

Der unter Sicht eingeführte Tubus wird geblockt. Die Herzdruckmassage wird zur Lagekontrolle kurz unterbrochen. Vor der ersten Beatmung wird mit einem Tube-Check® Luft aspiriert – ein weiteres positives Lagekontrollkriterium. Bei der ersten Beatmung wird über dem Magen auskultiert. Hier sind keine Geräusche zu hören. Die jeweils beidseitige Auskultation von Lungenbasis und Lungenspitze ergibt seitengleiche Atemgeräusche. Ein auf den Tubus aufgesetzter CO_2-Detektor (Easy Cap® II) bringt die abschließende Gewissheit, dass der Tubus in der Trachea platziert ist, und zudem die Erkenntnis, dass die Basismaßnahmen suffizient sind, denn die Verfärbung der Farbskala weist auf exspiratorische CO_2-Werte von ca. 2–5 % $EtCO_2$ hin.

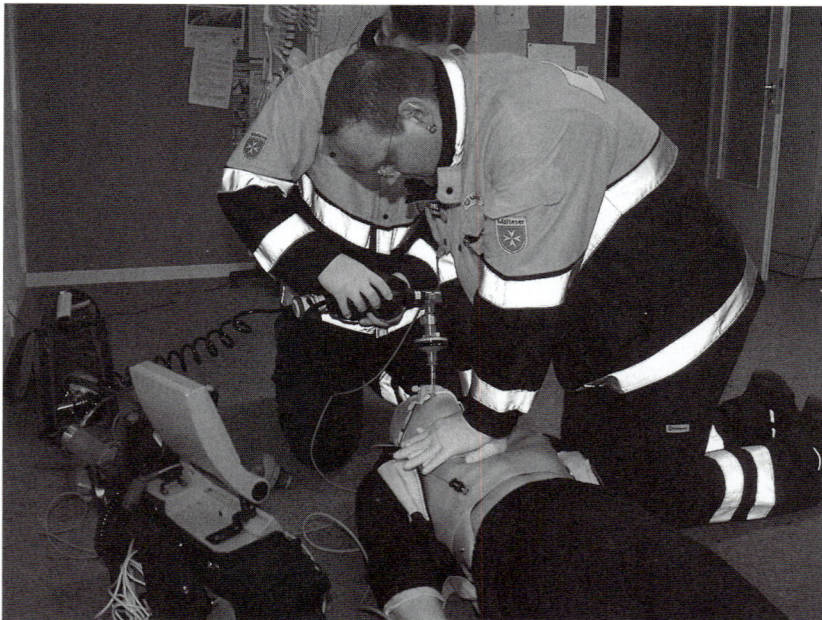

Abb. 1.12.2: Mega Code Reanimation

Zwei Minuten nach der ersten Defibrillation werden die Basismaßnahmen kurz unterbrochen, um eine neuerliche EKG-Analyse vorzunehmen. Es besteht nach wie vor ein Kammerflimmern, welches erneut mit 360 Joule defibrilliert wird. Herzdruckmassage und Beatmung werden sofort wieder aufgenommen. Adrenalin wird aufgezogen, um es unmittelbar vor der dritten Defibrillation zu applizieren. Das ist hier nicht mehr nötig, da nach der Unterbrechung der Basismaßnahmen nach zwei Minuten im EKG ein Sinusrhythmus mit einer Frequenz von 110/min erkennbar wird, der zu einem Auswurf mit Puls (A. carotis) führt. Während der RA weiter beatmet, misst der RS sofort den Blutdruck, der bei 100/50 mmHg liegt, und legt einen i. v. Zugang auf dem Handrücken der Patientin. Der Blutzucker wird gemessen (160 mg/dl). Das Pulsoxymeter zeigt eine Sauerstoffsättigung von 96 % an. Da zu erwarten ist, dass eine Sedierung durch den Notarzt erforderlich werden könnte, zieht der RS vorbereitend Dormicum® auf. In diesem Moment trifft der Notarzt ein. Das Ruhe-EKG zeigt einen Linksschenkelblock, sodass die ST-Strecke hinsichtlich infarkttypischer Veränderungen nicht beurteilt werden kann. Die Pupillen der Patientin reagieren wieder auf Licht, sie beginnt gegen die Beatmung anzuatmen. Der NA injiziert zur Analgosedierung 2,5 mg Dormicum® und 0,1 mg Fentanyl und ordnet den Transport auf die Intensivstation des nahe gelegenen Krankenhauses an.

Transport und Übergabe

Vor und nach jeder Umlagerung der Patientin wird die Tubuslage erneut auskultatorisch kontrolliert. Ein Beatmungsgerät wird angeschlossen (AF: 12/min, AMV: 8,5 l). Der engmaschig kontrollierte systolische Blutdruck liegt zwischen 110 und 130 mmHg, das EKG zeigt weiterhin einen leicht tachykarden Sinusrhythmus mit Blockbild sowie vereinzelt einfallenden monotopen ventrikulären Extrasystolen. Nach kurzem Transport kann die vorangemeldete Patientin kreislaufstabil im Krankenhaus übergeben werden.

Kontrolle der Tubuslage, Kontrolle Vitalparameter, Anschluss Beatmungsgerät

Klinischer Verlauf

Im Blut der Patientin werden Enzyme (Troponin, CK-MB) nachgewiesen, die auf einen Untergang von Herzmuskelgewebe schließen lassen, sodass ein Myokardinfarkt als ursächlich für den Kreislaufstillstand angenommen wird. Während der daraufhin sofort durchgeführten Herzkatheteruntersuchung kann das hochgradig verengte Herzkranzgefäß lokalisiert und mittels Ballondilatation aufgedehnt und mit einem Stent versorgt werden. Nach Abschluss weiterer diagnostischer Maßnahmen und Stabilisierung des Therapieerfolgs lässt man die Patientin aus der Narkose erwachen. Es bleiben – vermutlich allein aufgrund der kurzen therapiefreien Zeit – keine neurologischen Schäden zurück.

Kommentar

Das Vorgehen der RTW-Besatzung zeigt die Vorzüge eines wohlverstanden angewendeten Algorithmus. Initial ließ die Lage der Patientin keine unverzügliche Reanimation zu, sodass vor Beginn der Reanimation ein Lagewechsel als Voraussetzung für eine suffiziente Reanimation vorgenommen werden musste. Nach Einrichtung des Arbeitsplatzes in einem geräumigeren Umfeld mit sinnvoller Positionierung des für beide Teammitglieder erreichbaren Materials wurde die Diagnose unter Einbezie-

RA: klares abgestimmtes Vorgehen anhand eines Algorithmus, BLS, Defibrillation, Intubation, Medikamentenapplikation (Suprarenin®)

hung der wesentlichen Informationen gestellt (Bewusstlosigkeit, Atemstillstand, zentrale Pulslosigkeit, aber noch keine sicheren Todeszeichen). Die daraufhin eingeleiteten Basismaßnahmen (Sauerstoffbeatmung und Herzdruckmassage) wurden nur nach strenger Kosten/Nutzen-Analyse und prioritätengeleitet unterbrochen: Die *Defibrillation* kann ein Kammerflimmern und damit den Kreislaufstillstand sofort beenden. Der herausragende Nutzen dieser Maßnahme ist demnach offensichtlich.

Die *Intubation* bedeutet einen sicheren Aspirationsschutz und bietet einen Zugang für die endobronchiale Adrenalinapplikation. Eine bei der Maskenbeatmung mögliche Magenüberblähung findet nach der Intubation nicht (mehr) statt. Die Zahl der Beatmungen und Herzdruckmassagen nimmt effektiv zu, da beide Basismaßnahmen nach der Intubation zeitgleich durchgeführt werden können. Zudem verbessert sich der Blutfluss aufgrund der Kontinuität der Druckmassage. Neben diesen bedeutenden Vorteilen weist die Intubation auch Nachteile auf. Der größte liegt in der Endgültigkeit einer unerkannten Fehlintubation, die tödlich enden wird. Eine einseitige Intubation kann zur Hypoxie führen. Weitere mögliche Komplikationen sind Verletzungen der Schleimhäute und Zähne. Und: Der Intubationsvorgang kostet Zeit! Zeit, innerhalb derer keine Beatmung stattfinden kann.

Die Vorteile einer Intubation überwiegen klar gegenüber den daraus resultierenden Nachteilen – allerdings nur dann, wenn zwei Voraussetzungen erfüllt sind:

- Der Intubationsversuch dauert weniger als 30 Sekunden und wird im Fall des Nichtgelingens abgebrochen, damit keine Hypoxie entsteht.
- Die korrekte Tubuslage kann über verschiedene Kriterien (Tubus in der Stimmritze sichtbar, Easy Cap® II, CO_2-Detektor bzw. Kapnometrie, Auskultation) sicher verifiziert werden.

Adrenalin muss als Notfallmedikament der Wahl beim Kreislaufstillstand ebenfalls einer Effektivitätsanalyse unterzogen werden. Eine vorteilhafte Wirkung liegt insbesondere in der peripheren Vasokonstriktion, sodass dem Blutfluss unter Herzdruckmassage ein erhöhter peripherer Widerstand entgegengesetzt wird und dadurch ein deutlich verbesserter koronarer und zerebraler Blutfluss erreicht werden kann. Im Fall einer Asystolie oder einer bradykarden, pulslosen elektrischen Aktivität (PEA) ist auch die herzfrequenz- und herzkraftstimulierende Wirkkomponente erfreulich. Weniger erfreulich ist die Tatsache, dass der Sauerstoffbedarf des Herzmuskels ansteigt. Dadurch können Herzrhythmusstörungen ausgelöst werden. In der Reanimationssituation ist dies sicherlich tolerabel. Adrenalin kann aber im Fall der Wiederkehr eines Spontankreislaufs nachwirkend für neuerliche Rhythmusstörungen sorgen. Trotzdem überwiegt auch in diesem Fall der Nutzen, sodass eine Adrenalinapplikation durch den Rettungsassistenten gerechtfertigt ist.

2 Traumatologische Notfälle

2.1 Schädel-Hirn-Trauma (SHT)

Einsatzmeldung / Anfahrt

Am 11. August um 16.20 Uhr werden NEF und RTW über Funkmeldeempfänger mit dem Stichwort „schwerer Motorradunfall" alarmiert. Der Einsatzort liegt in einer ca. 6,5 Kilometer entfernten Ortschaft. Näheres über die Verletzungen und den Unfallhergang kann von der Leitstelle noch nicht gesagt werden. Es ist ein schöner, sonniger, ca. +25 °C warmer Sommertag. Während der RTW auf direktem Weg zum Einsatzort fahren kann, muss das NEF noch einen Umweg fahren, um den Notarzt am Krankenhaus aufzunehmen.

Situation am Notfallort / Erstbefund

Der RTW trifft als erstes Fahrzeug um 16.26 Uhr am Einsatzort ein. Den beiden Rettungsassistenten bietet sich aus dem RTW heraus folgendes Bild: Die Unfallstelle wurde bereits von der Polizei gesichert und der fließende Verkehr gestoppt. Mitten auf einer Kreuzung steht ein frontal deutlich deformierter PKW. Direkt vor dem Auto liegt ein großes Motorrad, welches komplett verzogen ist und dessen Verkleidung abgerissen wurde.

Ersteindruck: abgesicherte Unfallstelle, frontal deformierter PKW, komplett zerstörtes Motorrad

➡ **Worauf sollten Sie vor dem Verlassen des Fahrzeuges unbedingt achten?**

Bei schweren Verkehrsunfällen werden häufig nicht nur ein oder zwei Rettungsmittel, sondern auch die Polizei, die Feuerwehr und ggf. weitere Rettungsmittel an der Einsatzstelle benötigt. Zur Sicherstellung eines ordentlichen An- und Abfahrens der Fahrzeuge von bzw. zu der Unfallstelle sollte möglichst eine schräge, parallele und hintereinander liegende Parkformation aufgebaut werden. Außerdem sollten aus Gründen des Eigenschutzes die Fahrzeuge möglichst hinter der Unfallstelle geparkt werden.

➡ **Welche Materialien sollten Sie unbedingt schon jetzt mit an den Einsatzort nehmen?**

Egal um welche Notfallmeldung es sich handelt, wenn Sie zum Einsatzort gehen, müssen der Notfallrucksack, das EKG sowie die Sauerstoffeinheit mitgenommen werden. Ebenfalls mitgeführt werden sollten die Trage und die Schaufeltrage. So erspart man sich unnötige Wegstrecken. Außerdem können Sie Ihr gesamtes Equipment einfach auf die Trage legen. Bei dieser Einsatzmeldung und dem bisherigen Eindruck vom Notfallort sollten Sie die Vakuummatratze und die HWS-Immobilisationskragen ebenfalls mitnehmen. Falls vorhanden, ist es sinnvoll auch ein Handfunkgerät mit zur Einsatzstelle zu nehmen.

Material: Notfallrucksack, EKG, Sauerstoffeinheit, ggf. Fahrtrage, Vakuummatratze, HWS-Immobilisationskragen

➡ **Worauf sollten Sie beim Betreten der Einsatzstelle bei einem Verkehrsunfall unbedingt immer achten?**

Gerade bei einem Verkehrsunfall kommt dem Verletzungsmechanismus besondere Bedeutung zu, da sich daraus spezifische Verletzungsfolgen, insbesondere auch sich erst entwickelnde oder verborgene ableiten lassen. Deshalb sollte durch das ersteintreffende Rettungsteam immer eine Sichtung der Unfallfahrzeuge sowie eine Erfragung des Unfallherganges vorgenommen werden.

Beim Betreten der Einsatzstelle inspiziert das Rettungsteam im Vorbeigehen daher den PKW und das Motorrad. Dabei fällt auf, dass die Windschutzscheibe des PKW an einer Stelle mit einem Durchmesser von ca. 30 Zentimetern regelrecht eingedrückt und die Verbundscheibe dort völlig zerborsten ist. Einer der Polizisten teilt den Rettungsassistenten mit, dass der PKW beim Abbiegen dem geradeaus fahrenden Motorradfahrer die Vorfahrt genommen habe und dieser ungebremst und frontal mit dem PKW kollidiert sei.

28-jähriger Motorradfahrer, ca. 80 Kilogramm schwer, nur mit Werkstattkombi bekleidet, bedingt ansprechbar, kaum orientiert, Kopfschmerzen, wahrscheinlich ca. fünf Minuten bewusstlos

Am Straßenrand, ca. zehn Meter neben dem PKW, finden sie einen 28 Jahre alten und ca. 80 Kilogramm schweren Motorradfahrer in Rückenlage. Der Kopf des Patienten liegt rechtsseitig direkt am Bordstein, der seinen Sturz vermutlich bremste. Offensichtlich aufgrund der warmen Witterung ist der Kradfahrer nur mit einem leichten Werkstattkombi bekleidet. Der Helm ist bereits von anwesenden Ersthelfern entfernt worden und weist einen deutlichen Sprung im frontalen Kunststoff auf. Der Patient ist nur bedingt ansprechbar, kaum orientiert und kann sich an den Unfallhergang nicht erinnern. Nach Aussagen der Ersthelfer war er mehr als fünf Minuten bewusstlos und klagt über starke Kopfschmerzen.

➡ **Welche wichtigen Maßnahmen sollten Sie und Ihr Team jetzt möglichst zeitgleich durchführen?**

Am Anfang der Versorgung eines Notfallpatienten wird zuerst das BAK-Schema, bestehend aus Kontrolle des Bewusstseins, der Atmung und des Kreislaufs, durchgeführt. Je nach Befund wird dann mit der Sicherung der Vitalfunktionen begonnen. Das BAK-Schema und der zeitgleich durchgeführte Basischeck von Kopf bis Fuß ergeben folgendes Bild:

- Die Öffnung der Augen erfolgt nur auf Schmerzreize
- Die Antworten auf die klar formulierten Fragen ergeben einen „Wortsalat" und Hinweise auf stärkste Kopfschmerzen und Übelkeit
- Die motorischen Antworten entsprechen einer normalen Beugeabwehr
- Keine Pupillendifferenz
- Systolischer RR 150 mmHg
- Puls 80/min, rhythmisch und von guter Qualität
- Atmung auskultatorisch o. B.
- Keine sichtbaren Verletzungen oder Blutungen am Rumpf, Rücken oder an den Extremitäten.

Verdachtsdiagnose

Geschlossenes mittelschweres Schädel-Hirn-Trauma (SHT II. Grades).
Aufgrund der Gradeinteilung des SHT nach Tönnis, Loew und Hermann (☞ Tab. 2.1.1) und der Bewertung des SHT nach der Glasgow-Coma-Scale (☞ Tab. 2.1.2) sind teilweise zwei unterschiedliche Einstufungen möglich: z.B. einmal mittelschweres SHT II. Grades und einmal schweres SHT. Für die Einschätzung der Ver-

letzungsschwere sowie die Auswahl der geeigneten Maßnahmen ist immer die „schlechtere" Bewertung maßgeblich.

➡ **Mit welchen Komplikationen müssen Sie rechnen?**

Bei einer massiven Gewalteinwirkung auf den Schädelknochen mit einer Störung oder Schädigung des Gehirns besteht immer die Gefahr von sekundären Verletzungsfolgen, z.B. intrakranielle Blutungen, Hirnödem oder Hinschwellung mit nachfolgender Bewusstlosigkeit, Atem- und Kreislaufstörungen bis zum Herz-Kreislauf-Stillstand.

Intrakranielle Blutungen, Hirnödem bzw. -schwellung, Atem- und Kreislaufstörungen → Herz-Kreislauf-Stillstand

Durchgeführte Maßnahmen

Etwa sechs Minuten nach dem RTW ist auch das NEF eingetroffen. Dem Arzt werden die ermittelten Parameter mitgeteilt und man beginnt gemeinsam mit der Versorgung.

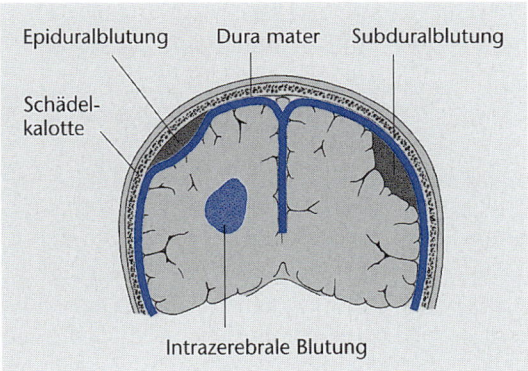

Abb. 2.1: Blutungsräume im Schädel

Die Sicherung der einzelnen Vitalfunktionen steht im Vordergrund. Als Erstes werden dem Patienten 8 l Sauerstoff über eine O_2-Maske appliziert und zur ggf. erforderlichen Atemwegssicherung wird ein Guedel-Tubus bereitgelegt. Zum Einstieg in ein kontinuierliches Monitoring wird der Blutdruck nochmals gemessen, ein Pulsoxymeter sowie ein EKG angeschlossen und ein großlumiger (16 G) venöser Zugang am rechten Unterarm gelegt. Es wird Laborblut entnommen, um frühzeitig im Krankenhaus Hämoglobin, Hämatokrit und Blutgruppe bestimmen zu können. Anschließend wird eine kristalloide Ringer-Lösung angeschlossen, die allerdings lediglich zum Offenhalten der Vene läuft, da keine explizite Schocksymptomatik vorliegt. Während ein Rettungsassistent den Kopf achsengerecht fixiert wird vom Teamkollegen ein HWS-Immobilisationskragen angelegt. Außerdem wird der Blutzucker bestimmt, da bei jeder Bewusstseinstrübung differentialdiagnostisch eine Hypoglykämie, z.B. auch als Unfallursache, ausgeschlossen werden muss.
Es folgt die vorsichtige Rettung und Umlagerung des Patienten mit Schaufeltrage auf die Vakuummatratze. Da der Patient nicht mehr bewusstlos ist und der systolische Blutdruck über 130 mmHg liegt, erfolgt zur Verbesserung des venösen Rückflusses aus dem intrakraniellen Stromgebiet zur Entlastung eines evtl. vorliegenden Hirndrucks eine Oberkörperhochlagerung von 30° und Kopflagerung in Mittelstellung.

➡ **Welche Maßnahmen sind bei der weiteren Behandlung zu treffen?**

NA: Narkose mit
Etomidat (16 mg),
Midazolam (5 mg),
Fentanyl (0,1 mg); Selfta-
ming mit Suxamethonium
(16 mg); Beatmung mit
AMV von 9600 ml

Es wird mit der Fortführung der Sicherung der Vitalfunktionen begonnen. Da Schmerzen und Stress eine Erhöhung des Sauerstoffverbrauchs verursachen und damit zur Steigerung der Hypoxämie beitragen, wird durch den Notarzt 0,1 mg Fentanyl i. v. appliziert. Aufgrund der weiterhin bestehenden Bewusstseinsstörung entschließt sich das Team zur Intubation und Beatmung. Die Narkoseeinleitung erfolgt mit 16 mg Etomidat und 5 mg Midazolam und weiteren 0,1 mg Fentanyl i. v. Zur Relaxierung und damit zum Schutz vor Husten und Pressen während der Intubation werden 80 mg Suxamethonium (= 1 mg/kg KG) aufgezogen. Da Suxamethonium als depolarisierendes Relaxans anfänglich starke Muskelkontraktionen, die zu Hirndruckanstiegen führen können, bewirkt, werden zunächst nur 20 % der Gesamtdosis, d. h. 16 mg, vorab injiziert. Der Patient wird mit einem 8,0-mm-Magill-Tubus und einem MacIntosh-Spatel Nr. 4 endotracheal intubiert. Die Beatmung erfolgt mit einem AMV von 9600 ml (= 120 ml/kg KG).

➡ **Worauf ist bei Patienten mit einem SHT hinsichtlich des Transportmittels und des Zielkrankenhauses besonders zu achten?**

Ziel muss eine schnellstmögliche Versorgung mit Transport in eine adäquate Zielklinik mit CT und Neurochirurgie mit einer Prähospitalzeit von weniger als einer Stunde sein.
Da sich der Unfallort in einem stark ländlich strukturierten Gebiet befindet und die nächste Neurochirurgie ca. 65 Kilometer entfernt ist, wird über die Leitstelle ein RTH angefordert. Die Ankunftszeit des RTH wird durch den Piloten mit ca. zehn Minuten angegeben. In dieser Zeit wird die Relaxierung des Patienten mit 8 mg Vecuronium i. v. (= 0,1 mg/kg KG) fortgeführt und die Vitalparameter des Patienten werden besonders engmaschig kontrolliert und überwacht. Sollte sich der Zustand verschlechtern, könnte umgehend reagiert werden.

Transport und Übergabe

Nach der Landung des RTH, einer umfassenden Übergabe und der sicheren Verbringung des Patienten in die Maschine des Typ EC 145 erfolgt ein 20-minütiger komplikationsloser Flug in die Neurochirurgie, wo der bereits vorangemeldete Patient 45 Minuten nach Alarmierung des RTW und NEF in einem den Umständen entsprechend stabilen Zustand klinisch aufgenommen und zielführend versorgt wird.

Klinischer Verlauf

Im Rahmen der sofort durchgeführten Computertomografie des Schädels zeigte sich eine ausgedehnte Kontusionsblutung fronto-parietal. Innerklinisch entwickelt sich bei dem Patienten in zunehmendem Maße eine Hirndrucksymptomatik mit Pupillendifferenz, Druckpuls, Bradykardie und Biot'scher Atmung. Diese wird durch ein umfassendes Basismonitoring (Blutdruck, Sauerstoffsättigung, Temperatur, Blutzucker, Elektrolyte, arterielle Blutdruckmessung, EKG, Körpertemperatur, Laboranalysen, die Registrierung des intrakraniellen Drucks (ICP) und des zerebralen Perfusionsdrucks (CPP)) überwacht. Mit Hilfe der intraventrikulären Messung des intrakraniellen Drucks über einen entsprechenden Katheter mit

Druckaufnehmer und einer simultanen Liquordrainage wird eine Drucksenkung ermöglicht. Eine kontinuierliche, kontrollierte Beatmung und eine Fortführung der Analgosedierung gewährleisten eine respiratorische Suffizienz. Die systematische intensivmedizinische Weiterbehandlung und eine differenzierte Therapie führen zur völligen Rückbildung insbesondere der neurologischen Störungen des Patienten innerhalb von 30 Tagen.

Kommentar

Bei der präklinischen Versorgung des SHT sind die Sicherung der Vitalfunktionen sowie die Verhinderung und Begrenzung der sekundären Schäden besonders wichtig. Das Hauptaugenmerk ist dabei auf die Vermeidung der Hypoxie sowie der Kreislaufhypotonie zu legen, da diese sich in jeder Phase des SHT nachteilig auf die sekundären Schäden auswirken und damit zu Spätfolgen führen können.

Vermeidung von Hypoxie und Hypotonie, Prähospitalzeit < eine Stunde

Dabei ist besonders der Faktor Zeit, d.h. eine rasche und effektive präklinische Erstversorgung mit einer Prähospitalzeit von unter einer Stunde bedeutsam, da das endgültige Ausmaß des zerebralen Traumas erst in der posttraumatischen Phase durch raumfordernde intrakranielle Blutungen (z.B. Epiduralhämatom, Kontusionsblutung), Hirnödeme (z.B. durch intrazelluläre Wassereinlagerung) oder Hinschwellungen (d.h. Blutfülle des Gehirns durch Ausfall der Autoregulation) sichtbar wird.

Bei der Beatmung wird bei normotonen Patienten eine Normoventilation angestrebt, bei kapnometrischer Überwachung entspricht dies einem endexspiratorischen CO_2-Partialdruck von ca. 35 mmHg. Eine kontrollierte Hyperventilation bei der Beatmung beim SHT wird heute im Gegensatz zu früher nicht mehr propagiert. Die prophylaktische Hyperventilation kann eine zerebrale Ischämie verstärken und ist in der Prähospitalphase zu vermeiden.

Das SHT spielt im Bereich der traumatologischen Notfälle eine bedeutende Rolle, da z.B. bei 70–90 % der polytraumatisierten Patienten immer auch ein schweres SHT vorliegt. Wie lebensbedrohlich ein SHT für viele Patienten sein kann, lässt sich daran erkennen, dass aufgrund der besonders hohen Vulnerabilität des traumatisierten Gehirns etwa 40 % aller Todesfälle nach Unfällen auf ein schweres SHT zurückgehen.

Im vorliegenden Fall konnte durch die konsequente präklinische Therapie inklusive der Intubation und Beatmung und insbesondere auch durch die Wahl eines geeigneten Transportmittels nebst Zielklinik das Outcome des Patienten sicher verbessert werden.

Gradeinteilung des SHT (nach Tönnis, Loew und Hermann)		
I. Grad	leichtes SHT	Bewusstlosigkeit < fünf Minuten; vollständige Rückbildung der Symptome innerhalb von fünf Tagen
II. Grad	mittelschweres SHT	Bewusstlosigkeit zwischen fünf bis 30 Minuten; völlige Rückbildung oder geringe verbleibende Störungen innerhalb von 30 Tagen
III. Grad	schweres SHT	Bewusstlosigkeit > 30 Minuten; bleibende Störungen
IV. Grad	schwerstes SHT	Bewusstlosigkeit > 30 Minuten; bleibende schwere neurologische Störungen mit dauerhafter Pflegeabhängigkeit

Tab. 2.1.1

Glasgow-Coma-Scale		
Öffnen der Augen	Spontan	4
	Auf Ansprache	3
	Auf Schmerzreize	2
	Keine Antwort.	1
Verbale Antwort	Orientiert	5
	Verwirrt	4
	„Wortsalat"	3
	Unspezifische Laute	2
	Keine Antwort.	1
Motorische Antwort	Befolgt Aufforderung	6
	Gezielte Schmerzabwehr	5
	Normale Beugeabwehr	4
	Beugesynergismen	3
	Strecksynergismen.	2
	Keine Antwort	1

Beurteilung der Gesamtpunktzahl des GCS
15–13 Punkte (leichtes SHT): keine spezifischen Maßnahmen erforderlich
12–9 Punkte (mittelschweres SHT): auffälliger Patient; engmaschige Überwachung der Vitalparameter, Notarztruf
8–3 Punkte (schweres SHT): akut gefährdeter Patient; stabile Seitenlage, engmaschige Überwachung der Vitalparameter, Vorbereitung der Intubation und Reanimationsbereitschaft, Transport mit Notarztbegleitung

Tab. 2.1.2

2.2 Oberschenkelhalsfraktur (Hausunfall)

Einsatzmeldung / Anfahrt

Die Besatzung des RTW 63-41 erhält um 9.45 Uhr den ersten Einsatz an diesem Tag. Noch in der Halle der Wache erhält die Mannschaft nähere Informationen zum Einsatz von der Leitstelle über Funk. Es sei eine 65 Jahre alte Frau gestürzt, sie liege in der Wohnung und sei bei Bewusstsein. Bei dem Haus handle es sich nach Angaben des meldenden Ehemanns um ein zurückgelegenes Grundstück. Die Anfahrt erfolgt unter Sonderrechten und ohne weitere besondere Vorkommnisse.

➡ **Welche Materialien werden mit zur Patientin genommen?**

Das Team kann mit dem RTW direkt bis zum Haus der Patientin fahren. Sie werden an der Haustür des Einfamilienhauses vom Ehemann empfangen. Aufgrund der Einsatzmeldung beschließen die beiden Rettungsassistenten, zunächst den Einsatzkoffer und das EKG zur Patientin mitzunehmen.

Situation am Notfallort/Erstbefund

Der Ehemann führt die beiden ins Schlafzimmer, welches sich im ersten Stock des Hauses befindet. Die Patientin liegt auf dem Fußboden, vor dem Fußende des Doppelbettes. Sie hat sich auf beide Ellenbogen aufgestützt, das linke Bein der Patientin ist angewinkelt, das rechte liegt parallel dazu flach auf dem Fußboden. Die Frau ist voll ansprechbar und orientiert. Nachdem die beiden Männer sich vorgestellt haben, beschreibt die Frau auf Nachfrage den Unfallhergang und ihre Schmerzen. Demnach war sie dabei, die Gardinen zum Waschen abzunehmen, bei der Überkopfarbeit sei ihr schwindelig geworden, sie sei dann von der Leiter auf die rechte Seite gefallen und habe jetzt Schmerzen in der rechten Hüfte. Auf die Nachfrage, ob sie bewusstlos gewesen sei, gibt sie an, sich nicht richtig erinnern zu können, aber sie glaube nicht. Der Ehemann wirft daraufhin ein, dass er unten im Wohnzimmer gewesen sei und sofort, nachdem er den Sturz gehört habe, ins Schlafzimmer geeilt sei. Seine Frau sei direkt nach dem Sturz und dann bis zum Eintreffen des RTW die ganze Zeit ansprechbar gewesen.

65-jährige Patientin, auf dem Boden liegend, ansprechbar und orientiert, Schmerzen rechte Hüfte

➡ **Welche weiteren Schritte werden nun eingeleitet?**

Bevor die beiden Rettungsassistenten nach den Folgen des Sturzes schauen, beschließen sie, zunächst den Kreislauf der Frau genauer zu untersuchen. Während der eine der Frau ein EKG klebt, befragt der andere sie zu Person, Zeit und Ort. Parallel dazu misst er den Blutdruck der Frau. Die Frau kann alle Fragen richtig, sicher und schnell beantworten, sie ist also vollkommen orientiert. Das EKG zeigt einen Sinusrhythmus mit einer Herzfrequenz von 83/min, der Blutdruck liegt bei 150/80 mmHg. Die Frau gibt an, dass dies gut für ihre Verhältnisse sei, sonst habe sie oftmals einen Druck von 160 mmHg oder mehr. Auf Nachfrage bestätigt sie, dass sie auch Medikamente „gegen" den hohen Blutdruck bekomme, heute morgen habe sie diese ganz normal genommen.

Anschließend inspiziert das Team das andere Bein der Patientin. Ein Rettungsassistent bittet die Frau, auch das linke Bein auszustrecken. Nachdem er der Frau die Schuhe vorsichtig ausgezogen hat und beide Beine nebeneinander liegen, fällt auf, dass das rechte Bein deutlich kürzer ist als das linke. Des Weiteren ist es nach außen rotiert. Daraufhin bemerkt die Frau, dass sie es auch nicht komplett ausstrecken könne. Der Rettungsassistent drückt nun von unten gegen die Ferse, und bereits bei leichtem Druck spürt die Frau ein unangenehmes Ziehen in der Hüfte. Ihre Zehen kann die Frau nach Aufforderung bewegen, ebenso spürt sie die Hand des Assistenten auf ihrem Fußrücken.

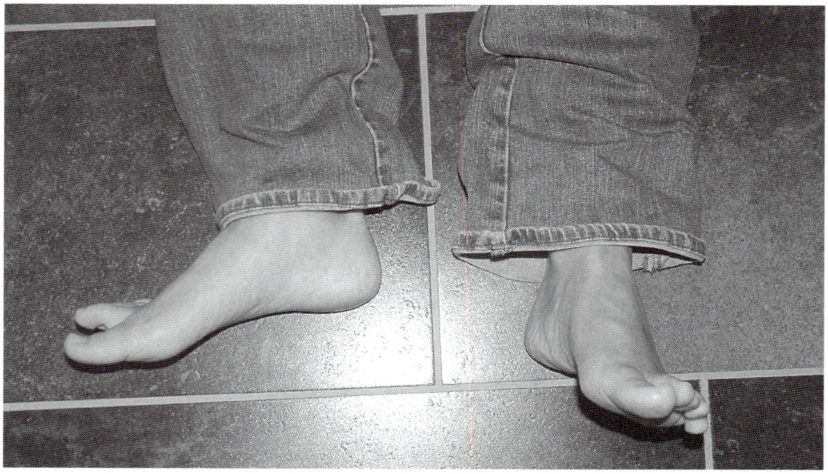

Abb. 2.2: Typisches Bild einer Beinverkürzung

Rechtes Bein verkürzt, nach außen rotiert

Fragen nach weiteren Schmerzen verneint die Frau. Sie kann auch alle anderen Extremitäten und den Kopf problemlos bewegen.

Verdachtsdiagnose

Bei diesen wenigen, aber doch recht eindeutigen Hinweisen gehen die beiden Rettungsassistenten zunächst von einer Oberschenkelhalsfraktur aus.

➡ **Welches sind die typischen Leitsymptome?**

Bei sehr vielen Frakturen des Oberschenkelhalses kann man häufig zwei typische Frakturzeichen sehen. Zum einen ist dies eine Außenrotation des Oberschenkels, welche der Patient nicht korrigieren kann, bzw. beim Versuch sie zu korrigieren hat er starke Schmerzen. Des Weiteren kann man eine Verkürzung des Beines beobachten. Die meisten Patienten verspüren bei einer entsprechenden Fraktur einen Schmerz in der Hüfte bei Druck auf die Ferse bzw. bei Druck direkt in der Hüftregion.

➡ **Mit welchen Komplikationen müssen Sie rechnen?**

Komplikationen: Verletzung der Nerven und Gefäße, Blutung → Volumenmangelschock

Wie bei jeder Fraktur besteht auch in diesem Fall die Gefahr der Weichteilverletzung durch Knochenteile, im Besonderen sind hier Nerven und Gefäße zu nennen. Selbst bei einer geschlossenen Fraktur können im Fall einer Gefäßverletzung im Oberschenkel bis zu 2 l Blut verloren gehen, ein lebensbedrohlicher Volumenmangelschock kann die Folge sein.

Durchgeführte Maßnahmen

Aufgrund der engen Situation am Fußende des Doppelbettes und der Schmerzen der Patientin bereits in Ruhelage bzw. bei leichtester Berührung, beschließen die beiden Rettungsassistenten, das NEF 60-31 zur Analgesie nachzufordern.

➡ **Welche Maßnahmen müssen durch das Rettungsfachpersonal ergriffen werden?**

Während der eine der beiden Rettungsassistenten bei der Patientin bleibt, fordert der zweite über Funk das NEF bei der Leitstelle nach und trifft die nötigen Vorkehrungen für den Transport. Zunächst bereitet er im Erdgeschoss die Trage vor und nimmt dann Schaufeltrage, Vakuummatratze, Absaugpumpe und eine Sauerstoffinhalationseinheit mit Beatmungsgerät mit zur Patientin. Unterdessen legt sein Kollege, nachdem er die Frau über die weiteren Schritte aufgeklärt hat, am linken Unterarm einen i. v. Zugang (1,6 mm). Eine weitere Blutdruckmessung ergibt, palpatorisch gemessen, einen stabilen systolischen Wert von 150 mmHg. Die angeschlossene kristalloide Infusionslösung wird daher nur auf geringe Tropfgeschwindigkeit (Offenhalten der Vene) eingestellt. Die Patientin wird nach der ersten Versorgung mit einer Decke vom Bett der Eheleute zugedeckt.

Daraufhin bereiten die beiden Rettungsassistenten die Schaufeltrage und die Vakuummatratze neben der Frau vor und erklären ihr dabei die weiteren Schritte. In derselben Zeit bereitet der Ehemann eine kleine Tasche fürs Krankenhaus vor, in die er auch den Medikamentenplan und die Krankenkassenkarte seiner Frau steckt.

➡ **Welche Maßnahmen werden durch die Notärztin ergriffen?**

Als alle Vorbereitungen zum Transport abgeschlossen sind, trifft auch die Notärztin ein. Einer der beiden Rettungsassistenten erläutert in einer kurzen Übergabe den derzeitigen Zustand der Patientin und zählt die bisher durchgeführten Schritte auf. Auf Nachfrage der Ärztin erzählt die Frau, dass sie im Moment kaum mehr Schmerzen verspüre, aber diese sofort wieder da seien, sobald sie sich nur ein wenig bewege. Die Notärztin erklärt ihr, dass sie ein starkes Schmerzmittel und ein Mittel gegen evtl. auftretende Übelkeit bekomme und wenn diese wirken würden, man sie dann umlagern werde. Den Rettungsassistenten des NEF bittet sie, 0,2 mg Fentanyl und eine Ampulle Paspertin® (10 mg Metoclopramid) aufzuziehen, ein Rettungsassistent des RTW legt der Frau gleichzeitig noch die Pulsoxymetrie an. Die damit gemessene Sättigung ergibt einen Wert von 97 %. Unterdessen überprüft die Ärztin nochmals bei der Patientin die Durchblutung, Motorik und Sensibilität am Fuß des verletzten Beines. Bei der Motorik sind leichte Einschränkungen, aber keine Ausfälle festzustellen.

Nach Gabe von 0,1 mg Fentanyl verspürt die Patientin immer noch Schmerzen, sodass die Notärztin einige Minuten später die gleiche Menge nachinjiziert. Danach sistieren die Schmerzen. Die Patientin erklärt, ihr sei jetzt etwas komisch und schwindelig, woraufhin sie über die Medikamentenwirkung aufgeklärt wird.

NA: Analgesie und Antiemetika, Überprüfung DMS (Durchblutung, Motorik, Sensibilität)

Transport und Übergabe

Die Patientin wird nun mit Hilfe der Schaufeltrage auf die Vakuummatratze umgelagert. Diese wird nach dem Entfernen der Schaufeltrage abgesaugt und besonders um den verletzten Bereich modelliert. Während des ganzen Umlagerungsprozesses hält einer der Rettungsassistenten das Bein unter einer leichten Extension. Nachdem die Frau gut fixiert worden ist, überprüft die Notärztin erneut Durchblutung, Motorik und Sensibilität des Fußes. Da das Treppenhaus sehr eng ist, wird die Patientin auf der Vakuummatratze ins Erdgeschoss getragen und dort auf die Trage gelegt. Während des gesamten Transports verbleibt die Frau auf der Trage, ebenfalls bleiben während der gesamten Zeit EKG und Pulsoxymetrie angeschlossen. Vom RTW aus wird die Frau mit der Verdachtsdiagnose „Oberschenkelhalsfraktur" über die Leitstelle in der nächsten Klinik angemeldet. Die Fahrt ins Krankenhaus erfolgt ohne Sonderrechte und ohne weitere besondere Vorkommnisse. Als der RTW nach 15-minütiger Fahrt in der Klinik eintrifft, liegt die Sättigung bei 97 %, das EKG zeigt eine Herzfrequenz von 75 / min. Der Blutdruck ist auf 140/70 mmHg gesunken. Die Frau ist orientiert und ansprechbar. Sie hatte fünf Minuten vor dem Eintreffen in der Klinik über wieder stärker werdende Schmerzen in der Hüfte geklagt, sodass erneut 0,1 mg Fentanyl nachdosiert wurden. Zum Zeitpunkt der Aufnahme ist sie nach eigenen Angaben annähernd schmerzfrei.

Klinischer Verlauf

Röntgen, operative Versorgung, Rehabilitation

Im Krankenhaus wird die Frau auf eine Untersuchungstrage umgelagert und nach einer kurzen Eingangsuntersuchung zum Röntgen gebracht. Dort bestätigt sich die Verdachtsdiagnose: Die Frau hatte sich durch den Sturz tatsächlich eine Fraktur des Oberschenkelhalses zugezogen. Sie wird noch am gleichen Tag operativ versorgt. Nach 16 Tagen im Krankenhaus kann die Frau direkt in eine fünfwöchige Rehabilitation entlassen werden.

Kommentar

Verletzungen des Oberschenkelhalses sind bei älteren Menschen nicht selten und stehen oftmals im Zusammenhang mit einem Sturzgeschehen. Etwa 80 % der schweren Verletzungen im höheren Alter sind auf ein Sturzgeschehen zurückzuführen. Die Sturzhäufigkeit im Alter steigt mit jedem Lebensjahrzehnt um ca. 10 % an. Aufgrund des früher und stärker verlaufenden osteoporotischen Knochenabbaus sind Frauen häufiger als Männer betroffen. Das am häufigsten vorkommende Verletzungsbild sind proximale Femurfrakturen, zu denen die Schenkelhalsfraktur und die pertrochantäre Fraktur zählen.

Speziell bei der Versorgung einer Oberschenkelhalsfraktur sollte beachtet werden, dass eine adäquate Ruhigstellung des Beines für den Transport in den meisten Fällen nur mit einer Vakuummatratze durchzuführen ist. Zur Rettung des Patienten ist, wenn möglich, auf eine Schaufeltrage oder ein Spineboard zurückzugreifen. Zudem sollte in jedem Fall, auch bei zunächst stabilen Kreislaufparametern, ein möglichst großlumiger Zugang gelegt werden, damit eine evtl. später auftretende Blutung im Oberschenkel durch eine Infusionstherapie möglichst gut abgefangen werden kann.

Schwer wiegende Folge einer Oberschenkelhalsfraktur kann eine Hüftkopfnekrose sein, welche dann eine Implantation einer Endoprothese nötig macht.

2.3 Polytrauma

Einsatzmeldung/Anfahrt

Am 14. Mai um 14.50 Uhr werden NEF und RTW über Funkmeldeempfänger mit dem Stichwort „Verkehrsunfall – Fußgänger angefahren" alarmiert. Der Einsatzort liegt in einer ca. zwölf Kilometer entfernten Ortschaft. Nach dem Ausrücken teilt die Leitstelle den beiden Fahrzeugteams mit, dass eine Fußgängerin beim Überqueren einer viel befahrenen Straße von einem Auto angefahren worden und nach Auskunft des Anrufers bewusstlos sei. Es ist ein bewölkter, ca. +15 °C warmer Frühlingstag.

Situation am Notfallort/Erstbefund

Die beiden Rettungsmittel treffen zeitgleich neun Minuten nach der Alarmierung an der Unfallstelle ein.

➡️ **Worauf sollten Sie vor dem Verlassen des Fahrzeuges und dem Betreten der Unfallstelle unbedingt achten?**

Um bei Verkehrsunfällen ein ordentliches An- und Abfahren der Fahrzeuge von der Unfallstelle zu ermöglichen – insbesondere wenn mehrere Einsatzfahrzeuge notwendig sind – sollte möglichst eine schräge, parallele und hintereinander liegende Parkformation aufgebaut werden. Aus Gründen des Eigenschutzes der Fahrzeuge sind die Einsatzfahrzeuge möglichst hinter der Unfallstelle zu parken. Bevor die Unfallstelle betreten wird, ist unbedingt darauf zu achten, ob die Unfallstelle bereits durch Passanten oder die Polizei ordentlich abgesichert ist.

Das Rettungsteam parkt den Rettungswagen und das NEF ca. 50 Meter hinter der Unfallstelle auf dem gut ausgebauten Seitenstreifen der Straße. Als das Team die Fahrzeuge verlässt, trifft die Polizei ein, die umgehend mit der Absicherung der Unfallstelle beginnt.

Schräge, parallele Parkposition hinter der Unfallstelle

➡️ **Welche Materialien sollten Sie unbedingt schon jetzt mit an den Einsatzort nehmen?**

Unabhängig von der Notfallmeldung sollten immer der Notfallkoffer, das EKG sowie die Sauerstoffeinheit direkt mit zur Einsatzstelle genommen werden. Bei der Einsatzmeldung „Verkehrsunfall – Fußgänger angefahren" empfiehlt es sich auch, die Trage, die Schaufeltrage, die Vakuummatratze und die HWS-Immobilisationskragen sofort mitzunehmen. Dadurch werden unnötige Wege vermieden und das Material kann gut auf der Trage transportiert werden.

Material: Notfallkoffer, EKG, Sauerstoffeinheit, Trage, Schaufeltrage, Vakuummatratze, HWS-Immobilisationskragen

➡️ **Worauf sollten Sie beim Betreten der Einsatzstelle bei einem Verkehrsunfall unbedingt immer achten?**

Bei einem Verkehrsunfall kommt dem Verletzungsmechanismus und dem Unfallhergang besondere Bedeutung zu, da sich daraus spezifische Verletzungsfolgen, insbesondere auch sich erst entwickelnde oder verborgene ableiten lassen. Deshalb sollte durch das ersteintreffende Rettungsteam immer eine Erfragung des Unfallgeschehens und eine Sichtung des oder der Unfallfahrzeuge(s) erfolgen. Wenn – wie in diesem konkreten Fall – eine RTW- und eine NEF-Besatzung zeitgleich für einen Patienten zur Verfügung stehen, können eine Erkundung des Unfallherganges und -mechanismus sowie die Erstversorgung des Patienten gut parallel erfolgen.

Der erste Blick auf die Unfallstelle zeigt einen Oberklassewagen, der bis auf wenige Kratzer auf der Motorhaube und eine leichte Deformation im Bereich des Kühlergrills unbeschädigt erscheint. Die Patientin liegt umringt von Passanten entgegen der Fahrtrichtung des Unfallfahrzeuges ca. 15 Meter weiter hinten im Straßengra-

Erster Blick: Kfz mit Deformation im Frontbereich, Patientin im Graben liegend

ben. Auf die Frage eines Rettungsassistenten an die Passanten, ob jemand den Unfall beobachtet habe, erzählt ein Mann mittleren Alters, er sei mit seinem Hund an der Straße spazieren gegangen und habe nur wahrgenommen, wie die ältere Frau plötzlich auf die Straße gelaufen, dort dann direkt von dem PKW erfasst und in hohem Bogen durch die Luft bis in den Straßengraben geschleudert worden sei. Im Straßengraben liegt eine ca. 70 Jahre alte und knapp 50 Kilogramm schwere Patientin. Die Patientin ist nicht ansprechbar.

➡ ## Welche wichtigen Maßnahmen sollten Sie und Ihr Team jetzt möglichst zeitgleich durchführen?

Am Anfang der Versorgung eines Notfallpatienten wird zuerst das BAK-Schema, bestehend aus Kontrolle des Bewusstseins, der Atmung und des Kreislaufs, durchgeführt. Je nach Befund wird dann mit der Sicherung der Vitalfunktionen begonnen. Das BAK-Schema und der zeitgleich durchgeführte Basischeck von Kopf bis Fuß ergibt folgendes Bild:
- Aufgrund einer ca. acht Zentimeter großen frontotemporalen Risswunde und der Bewusstlosigkeit ergibt sich der Verdacht auf ein Schädel-Hirn-Trauma
- III° offene radioulnare Trümmerfraktur links
- geschlossene Humerusfraktur links
- III° offene Kniegelenksfraktur mit Abriss des Streckapparates, links
- II° offene Unterschenkelfraktur mit großer Weichteilverletzung, links
- Sensibilitätsstörungen in den Fingern der rechten Hand
- Systolischer RR 110 mmHg
- Puls 120/min, rhythmisch und von guter Qualität
- Pupillen seitengleich, keine Pupillendifferenz
- Atmung auskultatorisch o. B.

Verdachtsdiagnose

Polytrauma, bestehend aus mehreren, teils komplexen Extremitätenverletzungen und einem Schädel-Hirn-Trauma

➡ ## Mit welchen Komplikationen müssen Sie rechnen?

Bei einem Polytrauma, d.h. der gleichzeitigen Traumatisierung mehrerer Körperregionen oder Organsysteme, wobei wenigstens eine Verletzung oder die Kombination lebensbedrohlich ist, steht meist das Schockgeschehen aufgrund schwerer Blutungen, z.B. im Bereich von Frakturen, Hämatothorax oder Abdominaltraumen, im Vordergrund. Darüber hinaus wirken sich zudem Atembehinderungen, z.B. bei einem Thoraxtrauma, oder auch die starken Schmerzen schockverstärkend aus.

Durchgeführte Maßnahmen

Die Patientin wird weiterhin durch das versorgende Rettungsteam flach gelagert, um frühzeitig entstehenden Schocksymptomatiken entgegenzuwirken. Die Atemwege werden dabei ständig beobachtet und gesichert und 8 l/min Sauerstoff über eine O_2-Maske appliziert, um Hypoxämien zu vermeiden und die Oxygenation zu verbessern.
Das Monitoring der Patientin wird über eine kontinuierlich wiederholte Blutdruckmessung, den Anschluss eines Pulsoxymeters und eines EKG sichergestellt.

Dadurch können die Vitalfunktionen und insbesondere die Oxygenierung überwacht sowie Hypotonien frühzeitig erkannt und vermieden werden.
Folgende Werte werden gemessen:

- Puls 150/min
- Systolischer Blutdruck 100 mmHg
- Sauerstoffsättigung von 80 %.

Trotz der mit +15 °C angenehmen Temperatur wird durch das Rettungsteam
umgehend auch eine Wärmeerhaltung der Patientin mit Hilfe einer Decke eingeleitet. Dies ist deshalb besonders wichtig, weil durch die Zentralisation im Rahmen
des Schockgeschehens die Hautdurchblutung abnimmt. Die Gegenregulation des
Körpers erfolgt durch intensives Kältezittern, was wiederum einen erhöhten Stoff-
wechsel sowie Sauerstoffverbrauch und damit eine Schockverstärkung bedeutet.

Der Notarzt und ein Rettungsassistent legen insgesamt zwei großlumige (16 G)
venöse Zugänge an den beiden Unterarmen der Patientin, um gezielt auf Hypotonien reagieren zu können. An einem der beiden Zugänge erfolgt eine Laborblutentnahme zur frühzeitigen Bestimmung von Hämoglobin, Hämatokrit und
Blutgruppe. **Zwei großlumige Zugänge → 1500 ml kristalloide Infusions-lösung**

Aufgrund der festgestellten Schocksymptomatik erhält die Patientin insgesamt
1500 ml einer kristalloiden Ringer-Lösung als Druckinfusion. Da anfänglich auch
größere Volumenverluste durch Erhöhung des Herzzeitvolumens kompensiert
werden, ist der frühzeitige Beginn einer solchen Volumentherapie wichtig, wobei
insgesamt Blutdruckwerte von 80–110 mmHg systolisch anzustreben sind.

Schließlich wird durch den Notarzt mit Hilfe der GCS und der Prüfung auf etwaige
Seiten- und Querschnittszeichen noch der neurologische Status erhoben. Die Patientin wird immobilisiert und unter achsengerechter Fixierung des Kopfes legt ein
Teamkollege einen HWS-Immobilisationskragen an. Es folgt die vorsichtige Rettung und Umlagerung der Patientin mit der Schaufeltrage auf die Vakuummatratze.

➡ Woran ist bei dieser Verdachtsdiagnose frühzeitig zu denken?

Präklinisch kann das Polytrauma unter Umständen kurzfristig von den Vitalfunktionen her stabilisiert werden, eine langfristig stabilisierende Versorgung kann
jedoch nur in einer Klinik der Maximalversorgung erfolgen. Hierzu ist unbedingte
Eile geboten. Ziel ist eine Prähospitalzeit von (deutlich) weniger als einer Stunde.
Um dies zu realisieren, ist frühzeitig der Einsatz eines RTH in Betracht zu ziehen. **Golden Hour → Prähospitalzeit < 1 h**

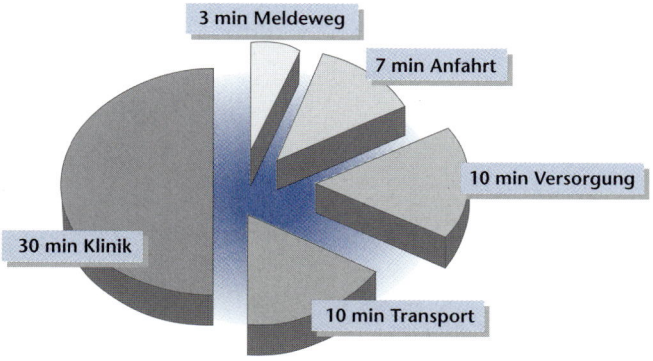

Abb. 2.3.1: Golden-Hour-Grafik

Nach Rücksprache mit dem Team fordert ein Rettungsassistent über die Leistelle einen RTH mit dem Einsatzstichwort „Polytrauma" an.

➡ ### Welche Maßnahmen sind bei der weiteren Behandlung zu treffen?

Die weiteren Maßnahmen zum Management des Polytraumas richten sich nach den jeweils vorliegenden Kombinationsverletzungen. Läge beispielsweise ein Thoraxtrauma vor, welches eine Druckentlastung erforderlich machen würde, wäre eine Thoraxpunktion bzw. Thoraxdrainage notwendig.

NA: Narkoseeinleitung und Beatmung

Da bei der Diagnose „Polytrauma" grundsätzlich eine Intubation und Beatmung empfehlenswert ist, erfolgt durch den Notarzt die intravenöse Einleitung der Narkose mittels 50 mg Ketamin S i. v., 3 mg Midazolam i. v., 0,2 mg Fentanyl i. v. sowie 50 mg Suxamethonium i. v. Die anschließende Intubation gestaltet sich im ersten Anlauf schwierig. Der zweite Versuch gelingt mit einem 8,5-mm-Tubus und eingelegtem Führungsstab jedoch problemlos. Die Patientin wird an das voreingestellte Beatmungsgerät konnektiert. Die Beatmung erfolgt mit einem AMV von 6000 ml (= 120 ml/kg KG). Mit Repetitionsdosen von insgesamt 0,6 mg Fentanyl wird die Narkose bis zur Übergabe an den Rettungshubschrauber aufrechterhalten. Außerdem wird die Volumentherapie mit insgesamt 200 ml der kolloidalen Lösung HyperHAES fortgeführt, da kolloidale Lösungen stärkere Volumeneffekte und längere intravenöse Verweildauern haben als kristalloide Lösungen.

Anschließend werden die Frakturstellen und die Rissquetschwunde am Kopf durch die Rettungsassistenten mit sterilen Kompressen versorgt. Nach Reposition und Extension der linksseitigen Frakturen erfolgt die Stabilisierung mittels pneumatischer Arm- und Beinschienen.

Zwischenzeitlich ist der RTH eingetroffen und nach einer umfassenden Übergabe folgt unter Einbeziehung aller Einsatzkräfte die Rettung unter achsengerechter Ausrichtung mittels Schaufeltrage und anschließender Lagerung auf der Vakuummatratze, obwohl kein Verdacht auf eine Beteiligung der Wirbelsäule besteht.

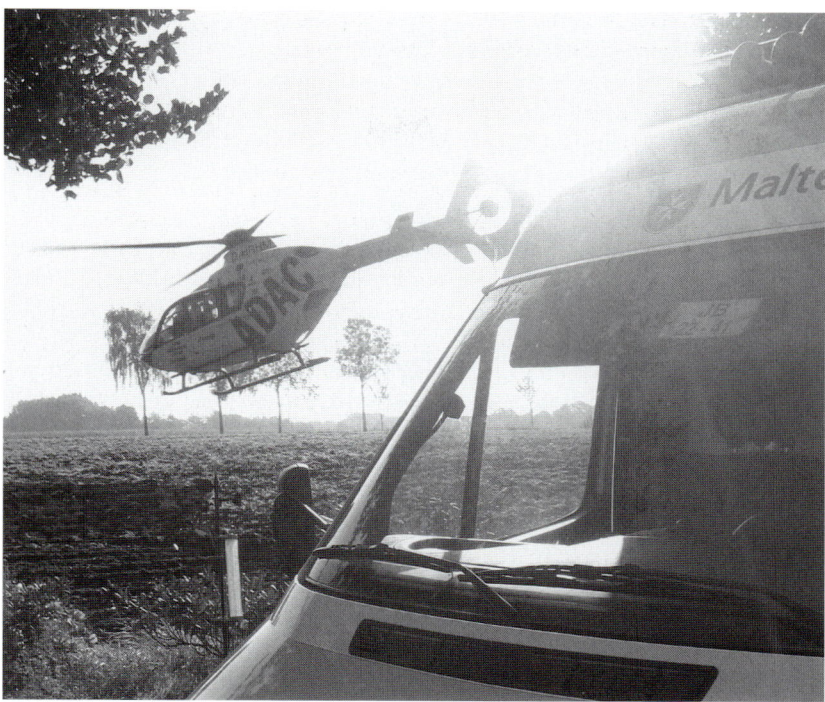

Abb. 2.3.2: RTH

Transport und Übergabe

Da der Hubschrauber auf einer ca. 200 Meter entfernten Wiese landen musste, wird die Patientin zunächst in den RTW verbracht, mit dem sie dann zum Landeplatz transportiert wird. Der Transport erfolgt mit Voranmeldung in eine Klinik der Maximalversorgung, wo die Patientin nach einem 15-minütigen komplikationslosen Flug, 50 Minuten nach Alarmierung des RTW und NEF, in einem den Umständen entsprechend stabilen Zustand klinisch aufgenommen wird.

15-minütiger komplikationsloser RTH-Transport

Klinischer Verlauf

In der durchgeführten Computertomografie des Schädels zeigte sich ein gering ausgedehntes Epiduralhämatom, welches nach Ansicht der Neurochirurgen keiner akuten Intervention bedurfte. Nach der weiteren Primärdiagnostik erfolgte in einer mehrere Stunden dauernden Operation die unfallchirurgische Versorgung. Folgende klinische Diagnosen wurden gestellt:

- III° offene Unterarmfraktur links
- Endgliedfraktur 2. und 5. Finger links
- Erhebliche stumpfe Weichteiltraumen des linken Oberschenkels und des linken Oberarmes
- III° offene artikuläre Fraktur des distalen Femurs sowie Patellafraktur links
- Malleolarfraktur links
- Metatarsale-III-Fraktur links
- Schwere Kontusionsverletzung des linken Fußes.

Die operative Therapie umfasste:
- Wundversorgung der schweren Weichteilverletzungen
- Spickdrahtosteosynthese der distalen Femurtrümmerfraktur
- Fasziotomien des linken Unterschenkels und Fußes
- Stabilisierung des linken Ober- und Unterschenkels durch Fixateur externe
- Spickdrahtosteosynthese der Carpometacarpalluxationsfraktur
- Fasziotomie des linken Armes und der linken Hand.

Der intraoperative Verlauf war komplikationslos, und bis zur Aufnahme auf die Station für operative Intensivmedizin wurden 2000 ml Kolloide, 4500 ml Kristalloide, sechs Erythrozytenkonzentrate (EK) und zwei „Fresh Frozen Plasma" (FFP) gegeben.

Es ergab sich folgender Aufnahmebefund: Patientin restnarkotisiert, reagiert auf Schmerzreize und tracheale Absaugung, Muskeleigenreflexe nicht auslösbar, Pupillomotorik o. B., oral intubiert und kontrolliert beatmet, Lungen seitengleich belüftet, vesikuläres Atemgeräusch, rhythmische Herzaktionen, Herzfrequenz 120/min, Herztöne rein, RR 120/50 mmHg unter Dopamin-Perfusor, Abdomen weich, keine Resistenzen, keine Hernien, keine Darmgeräusche, Extremitäten kalt. Die Patientin wurde bei ausreichenden respiratorischen und Kreislaufverhältnissen wenige Stunden nach Aufnahme auf die operative Intensivstation extubiert. Kreislauf und Lungenfunktion waren stabil, der Gasaustausch nicht eingeschränkt. Nach sieben Tagen auf der Intensivstation wurde die Patientin im wachen, kooperativen Zustand und bei minimalem Analgetikabedarf auf die unfallchirurgische Station verlegt.

Kommentar

Polytraumatisierte Fußgängerinnen sind im Rettungsdienst keine Seltenheit. Häufig entstehen die schweren Verletzungen durch das „ungleiche" Kräfteverhältnis von menschlichem Körper und PKW sowie das Fehlen jeglicher Schutzkleidung und „Knautschzone" der Fußgänger.

Gerade Verletzungen des Kniegelenkes bedürfen einer hochpotenten analgetischen Therapie, in diesem Fall 1,4 mg Fentanyl in ca. zwei Stunden, was aufgrund der Atemdepression eine Intubation unumgänglich macht. Erschwerend hinzu kommt hier das Verletzungsmuster. Die Frakturversorgung erfolgte idealerweise mit pneumatischen Schienen. Eine Anwendung von Extensionsschienen (KTD-System) ist aufgrund der Kniegelenksverletzungen mit Beteiligung der Patella kontraindiziert. Das Übersehen der Fingerendgliedfrakturen war für die Patientin ohne Relevanz und aufgrund der überaus schwierigen Versorgung der anderen Begleitverletzungen zu verschmerzen.

Der nahezu ideale Verlauf der präklinischen und auch der klinischen Versorgung hat zur guten Wiederherstellung der Patientin beigetragen. Sicherlich haben hierzu auch das Ineinandergreifen und der reibungslose Ablauf in der Zusammenarbeit zwischen RTH-, RTW- und NEF-Besatzung beigetragen.

Zur Klassifizierung von Verletzungen oder akut lebensbedrohlichen Zuständen haben sich Trauma-Scores bewährt. Anhand von summierten Punktwerten sind damit Aussagen möglich über:
- Den Schweregrad der Verletzung
- Die Kategorisierung, zur Gewährleistung, dass der richtige Patient in das richtige Krankenhaus kommt
- Die Prognose der Überlebenswahrscheinlichkeit

- Die Vergleichbarkeit klinischer Studien
- Kosten/Nutzen-Analysen, d.h. insbesondere in Hinblick auf die Effizienz der Therapie in Relation zu den Kosten.

2.4 Thoraxtrauma

Einsatzmeldung/Anfahrt

Samstagnacht um 3.40 Uhr erfolgt die Alarmierung für RTW und NEF mit dem Einsatzstichwort „bewusstlose Person nach Kneipenschlägerei". Der mit einem Rettungsassistenten und einem Rettungssanitäter besetzte RTW war in dieser Nacht in ähnlicher Mission bereits in diversen Kneipen und befindet sich soeben auf der Rückfahrt vom letzten Einsatz, sodass er die nahe gelegene Diskothek nach nur drei Minuten erreicht. Das NEF wird weitere fünf Minuten benötigen. Schon während der Anfahrt vergewissert sich die RTW-Besatzung über Funk, ob die Polizei parallel alarmiert wurde, um etwaige Streitigkeiten unter den Diskobesuchern zu schlichten.

Als der RTW den Einsatzort erreicht, ist die Polizei bereits mit mehreren Streifenwagen vor Ort. Vor der Disko spielen sich tumultartige Szenen ab. Zwei Personen wurden bereits verhaftet und gefesselt. Ein Polizist nimmt die RTW-Besatzung in Empfang und gibt zu verstehen, dass die Lage in der Disko unter Kontrolle ist. Es habe Streitigkeiten zwischen zwei rivalisierenden Gangs gegeben, in deren Verlauf es zu einer Messerstecherei gekommen sei. Eine stark am Hals blutende Person befinde sich in der Disko und sei kaum noch ansprechbar, eine weitere Person sei, obwohl am Bein verletzt, zurzeit noch flüchtig.

➡ **Welche Kräfte werden nachgefordert und welches Material wird in die Diskothek mitgeführt?**

Aufgrund der ungewissen Lageentwicklung wird ein zweiter RTW nachgefordert, um vor der Disko in Bereitstellung zu gehen. Die Schilderung des Polizisten lässt schwere Verletzungen vermuten, sodass der Notfallkoffer nebst Sauerstoffeinheit, ein Absauggerät, das EKG und ein variabel einstellbarer Stifneck® zum Patienten mitgeführt werden.

Bewusstlose Person nach Kneipenschlägerei → Polizei bei Eintreffen vor Ort, Messerstecherei, mehrere Beteiligte

Situation am Notfallort/Erstbefund

Von Ersthelfer versorgter 25-jähriger Mann, ca. zwei Zentimeter lange Stichwunde am Hals, pulsierende Blutung, ca. drei Zentimeter lange Wunde am Hals mit Sickerblutung, nicht konversationsfähig, Reaktion auf Schmerzreize, blass, schweißig, Lippenzyanose, Puls tachykard und schwer tastbar

In einem schlecht beleuchteten Nebenraum der Diskothek wird ein flach auf dem Boden liegender, ca. 25-jähriger, schwarz gekleideter Mann aufgefunden. Hinter ihm kniet ein weiterer Mann, der zwei blutverschmierte Handtücher beidseitig gegen den Hals des Patienten drückt. Auf Aufforderung des RA entfernt er kurz die Handtücher, damit die Verletzungen beurteilt werden können. Rechts neben dem Kehlkopf erscheint eine ca. zwei Zentimeter lange Stichwunde, aus der in einem feinen Strahl Blut pulsiert. Links neben dem Kehlkopf befindet sich eine ca. drei Zentimeter lange Wunde, aus der Blut sickert. Der Ersthelfer, der sich als Sanitätshelfer vorstellt, wird gebeten, wieder Druck auf die Wunden auszuüben, dabei aber keine zirkuläre Einschnürung um den Hals herum herbeizuführen. Diese Maßnahme wird suffizient ausgeführt. Der Patient hat geöffnete Augen, ist jedoch nicht konversationsfähig. Es erfolgt eine gezielte Reaktion auf Schmerzreize. Die Haut ist extrem blass und schweißig, die Lippen sind zyanotisch. Der Radialispuls ist tachykard und nur sehr schwach tastbar. Auffällig ist, dass keine sonderlich große Blutlache zu sehen ist. Auf Nachfrage gibt der Ersthelfer an, dass der Mann nicht von einem anderen Ort hierher verbracht worden sei, sondern an dieser Stelle mit einem Messer angegriffen worden sei. Anschließend sei er dann kollabiert.

➡️ **Welche Informationen sollten neben Fremdanamnese und Auffindesituation noch gewonnen werden?**

Während der RS mit der Versorgung des Patienten beginnt, führt der RA eine Notfalluntersuchung durch. Der Blutdruck beträgt 60/30 mmHg, die Sauerstoffsättigung kann nicht gemessen werden. Das EKG zeigt einen Sinusrhythmus mit einer Frequenz von 140/min. Auf der Suche nach bisher unerkannten Verletzungen wird die Kleidung aufgeschnitten und eine Kopf-bis-Fuß-Inspektion vorgenommen. Dabei wird ein nur geringfügig blutender Einstich im rechten Thorax sichtbar, der aufgrund der schwarzen Kleidung bislang nicht aufgefallen war. Die Auskultation der Lungenflügel ergibt ein rechtsseitig aufgehobenes Atemgeräusch. Die Zipfel der vom Ersthelfer auf die Halswunden gedrückten Handtücher werden angehoben, sodass gestaute Halsvenen sichtbar werden, die bei der ersten, orientierenden Untersuchung nicht aufgefallen waren.

Verdachtsdiagnose

Am wahrscheinlichsten erscheint zu diesem Zeitpunkt nicht der im ersten Moment angenommene Verdacht auf einen Volumenmangelschock, sondern ein durch die Thoraxwunde hervorgerufener Spannungspneumothorax.

➡️ **Wie ist der Zustand des Patienten zu erklären?**

Lokalisation, schlechte Kreislaufverhältnisse, Auskultationsbefund, gestaute Halsvenen, Lippenzyanose

Dafür sprechen neben der Verletzungslokalisation sowohl der Auskultationsbefund als auch die miserablen Kreislaufverhältnisse bei gestauten Halsvenen sowie die Lippenzyanose. Die durch diesen Zustand ohnehin beeinträchtigte zerebrale Perfusion wird durch die arterielle Blutung am Hals zusätzlich beeinträchtigt.

➡️ **Mit welchen Komplikationen müssen Sie rechnen?**

Der Zustand ist lebensbedrohlich und ohne sofortige zielgerichtete Therapie infaust verlaufend. Durch die Wunde ist Luft in den Pleuraspalt eingedrungen und hat den hier normalerweise vorherrschenden und für die Atemmechanik (Übertragung der Atemmuskelbewegung auf das Lungengewebe) wichtigen Unterdruck aufgehoben. Der Lungenflügel ist daraufhin kollabiert und nimmt nicht mehr an einer regelrechten Sauerstoffversorgung des Blutes teil. Zusätzlich findet – wahrscheinlich hervorgerufen durch einen Ventilmechanismus, der bei der Inspiration Luft in den Pleuraspalt eintreten, aber bei der Ausatmung nicht entweichen lässt – eine Druckzunahme im Thorax statt, welche die Ausdehnung sogar der gesunden Lungenhälfte einschränkt und Gefäße sowie das Herz komprimiert bzw. „abknicken" lässt. Die Folge ist neben der Hypoxie eine dramatische Kreislaufinsuffizienz.

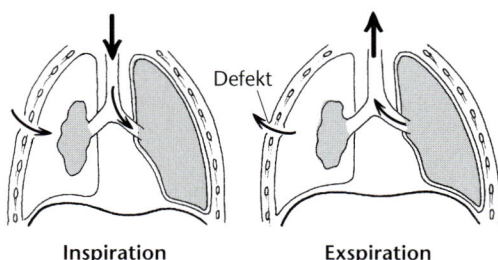

Inspiration   Exspiration

Abb. 2.4.1: Thoraxverletzungen

Durchgeführte Maßnahmen

Bereits während der diagnostischen Maßnahmen durch den RA legt der RS dem Patienten eine Sauerstoffmaske an und appliziert Sauerstoff mit einem Flow von 10 l/min. Während am Unterarm eine großlumige Venenverweilkanüle (16 G) angelegt wird, trifft der Notarzt an der Einsatzstelle ein und erhält eine Übergabe durch den RA.

Der Notarzt fordert den NEF-Fahrer auf, sofort das Thoraxdrainageset und das Beatmungsgerät nachzuholen. Um die Zwischenzeit zu überbrücken, nimmt er eine Schnellentlastung über die größte verfügbare Venenverweilkanüle (14 G) aus dem Notfallkoffer vor. Dazu sticht er die Kanüle nach Entfernung der Tropfkammer am Ende des Stahlmandrins in der Medioclavicularlinie über der dritten Rippe ein und führt sie über den oberen Rippenrand durch den zweiten Zwischenrippenraum. Als der Pleuraspalt erreicht wird, entweicht zischend Luft.

Im Anschluss an die Maßnahme zeigt eine neuerliche Kreislaufkontrolle mit einem systolischen RR von 100 mmHg und einer Herzfrequenz von 110/min deutlich verbesserte Werte. Das Pulsoxymeter zeigt nunmehr eine Sauerstoffsättigung von 93 % an. Der Notarzt ordnet die Vorbereitung einer Narkose an und lässt den Erst- helfer bei der Kompression der Blutungen am Hals durch den RS ablösen, der in Schulterhöhe seitlich neben dem Patienten kniet. Der Notarzt nimmt die Position des Ersthelfers hinter dem Kopf des Patienten ein und der RA übernimmt die Medikamentenapplikation über den i. v. Zugang am rechten Unterarm. Die Nar- kose wird bei dem ca. 70 Kilogramm schweren Patienten mit 0,5 mg Fentanyl, 20 mg Etomidate und 100 mg Succinylcholin eingeleitet. Nach problemloser Intu- bation kann ein rechtsseitig abgeschwächtes Atemgeräusch auskultiert werden. Aufgrund der unsicheren Entlastungssituation durch die Venenverweilkanüle ent-

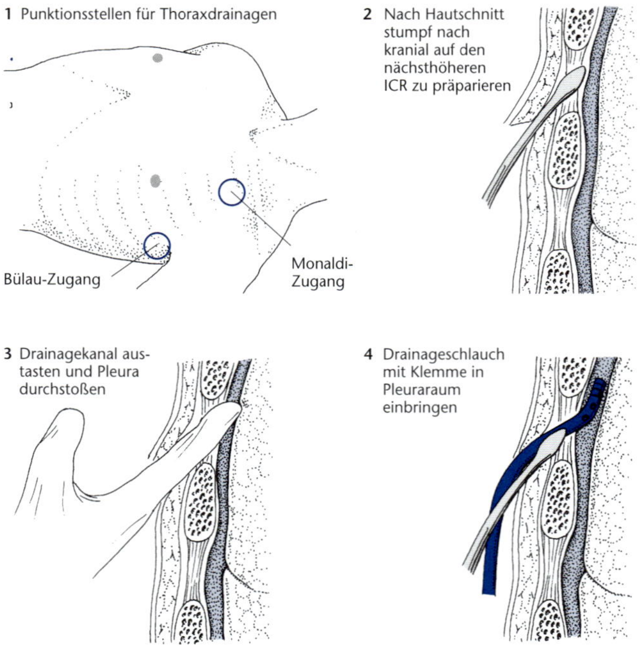

1 Punktionsstellen für Thoraxdrainagen

Bülau-Zugang

Monaldi-Zugang

2 Nach Hautschnitt stumpf nach kranial auf den nächsthöheren ICR zu präparieren

3 Drainagekanal austasten und Pleura durchstoßen

4 Drainageschlauch mit Klemme in Pleuraraum einbringen

Abb. 2.4.2: Durchführung der Thoraxdrainage

schließt sich der Notarzt trotz aktuell zufrieden stellender Werte zur Anlage der mittlerweile verfügbaren Thoraxdrainage. Der Rettungsassistent assistiert, der NEF-Fahrer (RA) legt einen zweiten Zugang (16 G) am linken Unterarm und fixiert anschließend die Thoraxentlastungskanüle mit zwei Venenverweilkanülen-fixierpflastern. Um die zweite Öffnung zum Pleuraspalt zu verschließen, wird ein Spritzenstopfen aufgesetzt.

Thoraxdrainage rechts im 4. ICR, mittlere Axillarlinie, Anschluss Heimlich-Ventil → Stabilisierung der Vitalparameter

Die Thoraxdrainage kann erfolgreich im 4. ICR rechts in der mittleren Axillarlinie platziert werden, es entleert sich noch einmal Luft und Blut. Ein Heimlich-Ventil verhindert den Rückstrom von Luft in die Thoraxhöhle. Die Vitalparameter stabilisieren sich: RR: 110/70, HF: 97/min, SpO_2: 95 %.

Transport und Übergabe

Während der RS weiterhin eine manuelle Kompression der Halswunden ausübt, wird der Patient mittels Tragetuch zum RTW gebracht. Die Narkose wird während des Transports mit Fentanyl und Dormicum® aufrechterhalten. Es erfolgt eine Voranmeldung für den Schockraum des nächstgelegenen Krankenhauses, wo der Patient nach vierminütiger Fahrt kreislaufstabil übergeben werden kann.

Klinischer Verlauf

Chirurgische Versorgung der A. carotis re. und V. jugularis externa li. sowie der Stichwunde am Thorax

Nach gefäßchirurgischer Versorgung eines durchtrennten Astes der A. carotis re. und der V. jugularis externa li. sowie throraxchirurgischer Versorgung der Stichwunde am Brustkorb wird der Patient intensivmedizinisch überwacht. Der Hb beträgt 9,8 g/dl. Es sind keine Bluttransfusionen erforderlich. Nach einigen Tagen steht fest, dass keine neurologischen Schäden zurückbleiben werden.

Kommentar

Dank der suffizienten Ersten Hilfe konnte der Blutverlust durch die Halswunden schnell kontrolliert werden. Die Einbindung des Ersthelfers mit einer einfachen Maßnahme („Da, wo es blutet, draufdrücken!") in die weitere Versorgung verschaffte dem Team den Freiraum für weiterführende Tätigkeiten. Eine Effektivitätskontrolle der delegierten Leistungen ist natürlich unabdingbar. Trotz des beeindruckenden Verletzungsbildes am Hals wurde die Untersuchung des Patienten konsequent fortgesetzt, wobei das „eigentliche" Problem – nämlich der Spannungspneumothorax – erkannt werden konnte. Nur dessen sofortige und dauerhafte Entlastung konnte die lebensbedrohliche Kreislaufinsuffizienz abwenden.

2.5 Extremitätentrauma (Arm)

Einsatzmeldung/Anfahrt

An einem Samstagmorgen werden die Besatzungen des NEF 21-30 und des RTW 21-32 alarmiert. Über Funk erhalten die beiden Teams eine Anfahrtsbeschreibung und die genaue Einsatzmeldung. Dabei erfahren sie, dass es sich um einen Reitunfall handelt, bei dem eine ca. 19 Jahre junge Frau vom Pferd gestürzt und jetzt bewusstlos sei. Nach 13-minütiger Anfahrt erreichen die beiden Fahrzeuge im Verband den angegebenen Reiterhof. Dort werden sie bereits von einer Frau erwartet, die den weiteren Weg beschreibt. Um an den Notfallort zu gelangen, müssen die Fahrzeuge noch einen etwa 1,5 Kilometer langen Feldweg befahren, bis sie an dem Feld halten, auf dem die junge Frau und weitere Reiter mit Pferden zu sehen sind.

➡ **Wie sollten Sie sich der Unfallstelle unter den gegebenen Umständen nähern?**

Da es in den letzten Tagen stark geregnet hat und die Wiese die Last der Fahrzeuge evtl. nicht tragen könnte, wird entschieden, die Fahrzeuge am Rand des Feldes abzustellen und die letzten ca. 300 Meter zur Patientin zu Fuß zurückzulegen. Aufgrund der weiten Fußstrecke und der beschriebenen Notfallsituation beschließt der Notarzt, möglichst alles nötige Material mit zur Patientin zu nehmen. Notarzt und Rettungsassistent gehen vor und nehmen Notfallrucksack, Sauerstoffeinheit, EKG und Handfunkgerät mit. Die beiden Rettungsassistenten des RTW folgen mit der Trage, nachdem sie auf dieser Schaufeltrage, Schienenmaterial, Vakuummatratze und Absaugpumpe bereitgelegt haben.

Material: Notfallrucksack, Sauerstoffeinheit, EKG, Handfunkgerät, Fahrtrage, Schaufeltrage, Schienenmaterial, Vakuummatratze, Absaugpumpe

Situation am Notfallort/Erstbefund

Als das Rettungsteam an der Unfallstelle eintrifft, finden sie eine junge Frau auf dem Rücken liegend vor. Die Frau hat offensichtlich Schmerzen, ist sehr blass und auf dem Bauch hält sie ihren linken Unterarm mit der rechten Hand gestützt. Auf Nachfragen des Notarztes gibt die Patientin an, dass ihr der linke Arm besonders starke Schmerzen bereite, ebenfalls ihre linke Gesäßhälfte.
Daraufhin beschreibt eine anwesende Reiterin den Unfallhergang. Demnach hat das Mädchen versucht, einen quer auf dem Boden liegenden Baumstamm mit dem Pferd zu überwinden, das Pferd habe gescheut und sie sei schräg nach vorne vom

Junge Frau, blass, starke Schmerzen im linken Unterarm, ansprechbar, orientiert, weitere Verletzungen nicht diagnostizierbar, Motorik und Sensibilität eingeschränkt

Pferd gegen den Baum gefallen. Sie sei sofort zu ihr geeilt um zu helfen. Auf Nachfragen erläutert sie, dass sie die ganze Zeit über ansprechbar gewesen sei und über starke Schmerzen im Arm geklagt habe. Sie sei direkt an dieser Stelle, neben dem Stamm, liegen geblieben. Sie wurde nicht mehr bewegt, nur mit einer Decke bis kurz über die Hüfte zugedeckt. Dann habe man den Rettungsdienst vom Reiterhof aus verständigt. Der Unfall sei ca. eine halbe Stunde her. Der Notarzt fragt nochmals nach der Bewusstlosigkeit bzw. Ansprechbarkeit der Patientin, worauf einhellig entgegnet wird, dass die Patientin, entgegen der Einsatzmeldung, zu keiner Zeit bewusstlos gewesen sei.

Nach dieser Eigen- und Fremdanamnese beginnt der Notarzt mit der kranio-kaudalen Untersuchung. Zunächst nehmen er und der Rettungsassistent ihr den Reiterhelm ab und lagern den Kopf vorsichtig auf einer Jacke. Äußerlich sind keine Verletzungen zu erkennen oder zu tasten. Auch Ohren und Augen der Patientin zeigen keine Auffälligkeiten. Die Pupillen sind isokor und reagieren auf Lichteinfall seitengleich. Auf Nachfrage gibt die Patientin an, keine Schmerzen am Kopf zu verspüren. Während der Untersuchung legt der Rettungsassistent Blutdruckmanschette und Pulsoxymetrie bereit. Diese kann er aufgrund der Schonhaltung der Reiterin noch nicht anlegen. Ebenso bereitet er eine kristalloide Infusion vor.

Zur weiteren Untersuchung bittet der Notarzt die Patientin, die rechte Hand vom linken Unterarm zu lösen. Der Rettungsassistent hält dabei stützend den linken Oberarm. Dabei fällt durch den Pullover hindurch sofort eine Fehlstellung im linken Unterarm auf.

Unterdessen sind auch die beiden Rettungsassistenten des RTW bei der Patientin eingetroffen. Während der Fahrer des NEF weiter den Arm hält, misst ein Rettungsassistent am rechten Arm der jungen Frau einen Blutdruck von 70/40 mmHg. Bevor der Arzt den Arm näher betrachtet, führt er den Body-Check zügig weiter an Brustkorb, Abdomen und den unteren Extremitäten durch. Weitere Verletzungen sind dabei nicht zu erkennen.

Mit einer Rettungsschere wird nun die Kleidung am linken Unterarm vorsichtig aufgeschnitten. Es ist eine deutliche Fehlstellung im mittleren Unterarmbereich zu erkennen. Der Notarzt überprüft nun Durchblutung, Motorik und Sensibilität proximal der Frakturstelle. Der Puls ist an der Arteria radialis tastbar, Motorik und Sensibilität werden als stark eingeschränkt eingestuft.

Verdachtsdiagnose

Aufgrund der eindeutigen Fehlstellung des Unterarmes ist von einer Fraktur von Radius und Ulna auszugehen. Da das Becken nach Druck auf die Beckenkämme stabil wirkt, die Beweglichkeit beider Beine nicht eingeschränkt ist und auch keine Längendifferenz bzw. Außenrotation der Beine vorliegt, wird davon ausgegangen, dass die erwähnten Schmerzen im Gesäßbereich Zeichen einer Prellung und nicht einer Fraktur sind.

➡ Mit welchen weiteren Verletzungen ist zu rechnen?

Kopf- und Wirbelsäulenverletzungen

Bei einem Unfallgeschehen wie diesem sollte das Augenmerk verstärkt auf Kopf und Wirbelsäule gerichtet sein. Anzeichen einer Verletzung könnten eine Bewusstlosigkeit, Blutungen oder Hämatome in den entsprechenden Regionen oder Sensibilitäts- und Motorikausfall in den Extremitäten sein. Liegen diese Symptome nicht vor, ist dennoch vorsichtig vorzugehen, bis derlei Verletzungen sicher auszuschließen sind.

➡ ### Welche Komplikationen können noch eintreten?

Bei Frakturen besteht ein erhöhtes Verletzungsrisiko für Nerven und Gefäße. Es sollte daher, wenn möglich, reponiert und anschließend die verletzte Region gut fixiert werden. Auch bei einer geschlossenen Fraktur des Unterarmes, wie in diesem Fall, kann es zu einer Einblutung ins Gewebe kommen, bei welcher der Patient bis zu 500 ml Blut verliert. Als weitere Komplikation ist in Betracht zu ziehen, dass es in anderen Körperregionen zu Verletzungen gekommen ist, die während des Body-Checks unbemerkt blieben und die sich durch eine unzureichende Fixierung während des Transports verschlechtern.

Durchgeführte Maßnahmen

Um die drohenden Gefahren einer Fraktur im Unterarm zu minimieren, beschließt der Notarzt die Fraktur vor Ort zu reponieren. Dafür möchte er die Patientin ausreichend analgesieren und anschließend den Arm adäquat fixieren.

➡ ### Welche Vorbereitungen sind für die Analgesie zu treffen?

Nachdem der Rettungsassistent den Blutdruck am rechten Arm gemessen hat, legt er an diesem Unterarm einen venösen Zugang (1,6 mm) und schließt eine kristalloide Infusionslösung an, welche schnell infundiert wird. Auf Anweisung des Notarztes werden eine 5-ml-Ampulle Ketanest-S® (5 mg Ketamin/ml) und eine 5-ml-Ampulle Dormicum® (1 mg Midazolam/ml) aufgezogen. Währenddessen klärt er die Patientin über die weiteren Schritte auf und fragt sie nach ihrem Gewicht. Diese gibt an, etwa 55 Kilogramm zu wiegen. Zeitgleich wird neben dem EKG auch die Pulsoxymetrie angeschlossen. Zusätzlich erhält die Frau eine Sauerstoffbrille mit einem Flow von 4 l/min. Die Pulsoxymetrie zeigt eine Sättigung von 96 % und das EKG einen Sinusrhythmus mit einer Frequenz von 90/min.

Venöser Zugang, Ketanest-S®, Dormicum®, EKG, Pulsoxymetrie

➡ ### Welches Material sollte nun vorbereitet werden?

Zunächst wird in die Nähe der Patientin die Vakuummatratze gelegt und abgepumpt. Zeitgleich werden links und rechts neben die Patientin die Hälften der Schaufeltrage gelegt und auf ihre Körpergröße angepasst. Außerdem wird die Vakuumschiene für den Arm bereitgelegt.
Die Patientin erhält nun 4 mg Dormicum® und 10 mg Ketanest-S®. Nach etwa zwei Minuten gibt die Frau an, dass ihr ein wenig „komisch" werde, die Schmerzen seien kaum noch zu spüren. Der Notarzt greift mit seiner linken Hand die linke Hand der Frau und umfasst mit seiner rechten das Ellenbogengelenk des frakturierten Unterarms. Unter leichter Extension reponiert er den Arm der Frau, während einer der Rettungsassistenten die pneumatische Schiene vorbereitet.

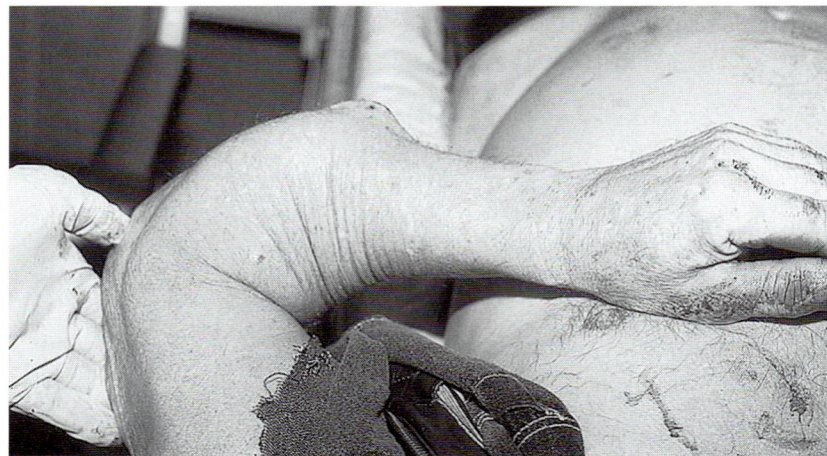

Abb. 2.5: Unterarmfraktur

Von der Frau ist während dieser Maßnahme nur ein leichtes Stöhnen zu verneh-
men, sie atmet dabei ruhig weiter und die Kreislaufparameter bleiben annähernd
unverändert. Eine Überprüfung der Durchblutung nach dieser Maßnahme zeigt
keine Verschlechterung; Sensibilität und Motorik können aufgrund des schläfrigen
Zustandes der Patientin nicht aussagekräftig mit der vorherigen Überprüfung ver-
glichen werden.

Transport und Übergabe

Lagerung auf Vakuum-
matratze, RR: 90/
50 mmHg, Pulsfrequenz:
82/min, Transport mit
Voranmeldung

Während einer der Rettungsassistenten den linken Arm der Patientin fixiert, wird
sie mit Hilfe der Schaufeltrage auf die Vakuummatratze umgelagert. Nach dem
Entfernen der Schaufeltrage wird das Ventil der Matratze geöffnet und Luft hinein-
gelassen. Nachdem die Patientin in die Matratze gesunken ist, wird diese anmodelliert und erneut die Luft abgepumpt.
Während dieser Maßnahmen und des Transports in den RTW ist die Frau schläfrig, reagiert aber auf Ansprache und atmet suffizient. Im RTW ergibt eine erneute
Blutdruckmessung einen Wert von 90/50 mmHg, die Herzfrequenz ist auf 82/min
gesunken und die Sättigung ist konstant.
Nach Voranmeldung erfolgt der Transport in die nächstgelegene Klinik mit unfall-
chirurgischer Abteilung. Dieser verläuft ohne besondere Vorkommnisse. 35 Minuten nach Umlagerung auf die Vakuummatratze wird das Krankenhaus erreicht.

Klinischer Verlauf

In der Notaufnahme ist die junge Frau wach und ansprechbar. Auf Nachfrage gibt
sie an, kaum noch Schmerzen im Arm zu spüren. Der Blutdruck ist mittlerweile,
nach der Infusion einer zweiten Ringer-Lösung (500 ml), auf 100/60 mmHg ange-
stiegen. Nach einer ersten Untersuchung durch den aufnehmenden Chirurgen
wird die Patientin geröntgt. Es sind keine Verletzungen an Kopf oder Wirbelsäule
feststellbar, am Unterarm wird eine Querfraktur von Radius und Ulna diagnostiziert. Die Patientin wird noch am gleichen Tag operiert und kann das Krankenhaus nach einer Woche verlassen. Für sie resultierten keine bleibenden Schäden
aus dem Unfall.

Kommentar

Frakturen können unter dem Gesichtspunkt der sicheren und unsicheren Frakturzeichen diagnostiziert werden (☞ Kap. 2.6). Des Weiteren wird zwischen geschlossenen und offenen Frakturen unterschieden. Wichtig ist, daran zu denken, dass auch bei einer geschlossenen Fraktur ein massiver Volumenverlust drohen kann. Bei der Inspektion muss die betroffene Körperregion immer frei sichtbar sein. Kleidungsstücke sind zu entfernen und die Frakturstelle ist möglichst nicht zu bewegen. Um die Gefahr der Gefäßverletzung bei einer Fraktur zu mindern, sollte bei einer Dislokation nach der Gabe von Analgetika reponiert werden. Anschließend hat die Ruhigstellung mit geeignetem Schienenmaterial zu erfolgen. Es ist immer darauf zu achten, das jeweils proximale und distale Gelenk zur Fraktur mit ruhig zu stellen. Beim Einsatz von Luftkammerschienen ist darauf zu achten, dass der Druck auf die Extremität nicht zu groß ist. Die Schienung von offenen Frakturen muss generell mit Material erfolgen, das auch nach Anlage eine Kontrolle der Frakturstelle erlaubt. Wenn möglich sollten, vor allem bei Frakturen im Handbereich und Unterarmfrakturen, noch an der Unfallstelle Ringe und Uhren abgenommen werden.

Da Sedativa nicht über eine analgesierende Wirkweise verfügen, muss zusätzlich immer ein potentes Analgetikum zum Einsatz kommen, ansonsten würde der Patient seinen Schmerz zwar nicht mehr artikulieren können, aber sehr wohl noch wahrnehmen.

Grundsätzlich ist nach einem Sturzgeschehen ein kompletter Body-Check durchzuführen, um weitere Verletzungen auszuschließen. Während des kranio-kaudalen Checks hat der Untersuchende immer mit der verletzten Person zu kommunizieren, um jede Art von Störung oder Verletzung wahrzunehmen.

2.6 Extremitätentrauma (Bein)

Einsatzmeldung/Anfahrt

Um 6.45 Uhr wird die Besatzung des RTW 1-83-1 über den Funkmeldeempfänger mit folgender Einsatzmeldung geweckt: „Sturz auf Baustelle, eine Person verletzt." Per Funk erhalten die beiden Rettungsassistenten eine genaue Anfahrtsbeschreibung in ein Neubaugebiet der Stadt. Es ist noch dämmerig und die Außentemperatur beträgt 5 °C. Nach einer Anfahrt von sieben Minuten erreicht der RTW die Einsatzstelle. Bei dem Notfallort handelt es sich um den Neubau eines Mehrfamilienhauses. Das Team wird von einem Bauarbeiter bereits erwartet und eingewiesen.

➡ **Welche Einsatzmaterialien werden an den Einsatzort mitgenommen?**

Da es sich um ein Sturzgeschehen handelt, beschließt das Team, zunächst nur den Notfallrucksack mitzunehmen. Sie setzen, bevor sie dem Bauarbeiter zur Unfallstelle folgen, noch ihre Schutzhelme auf und nehmen das Handfunkgerät mit.

Situation am Notfallort / Erstbefund

54-jähriger männlicher Patient, auf dem Boden liegend, blass, Atemfrequenz erhöht, rechtes Bein: Fehlstellung und Schmerzen, RR: 90 mmHg, Pulsfrequenz: 116/min

Das Team wird hinter den Rohbau des Hauses geführt und findet dort einen 54 Jahre alten Mann auf dem Boden liegend vor. Er ist mit zwei zusätzlichen Jacken zugedeckt. Neben dem Patienten steht ein weiterer Bauarbeiter. Außerdem liegen mehrere Stahlträger in der Nähe. Der Mann am Boden ist auffallend blass, die Atemfrequenz scheint leicht erhöht. Der Mann wirkt etwas benommen und klagt über Schmerzen im rechten Bein und über die herrschende Kälte. Zu Person, Zeit und Ort kann er richtige Angaben machen. Ein Rettungsassistent führt während der Anamnese eine Blutdruckmessung durch und misst palpatorisch einen Wert von 90 mmHg, der Puls ist bei 116/min. Der zweite Rettungsassistent inspiziert währenddessen das Bein des Patienten und erkennt eine deutliche Fehlstellung im medialen Bereich des Unterschenkels. Blutflecken sind auf der Hose zu erkennen. Einer der Kollegen des Patienten beschreibt auf Nachfrage den Unfallhergang. Danach ist er gestolpert, zwischen die Stahlträger geraten und dann gestürzt. Er sei nicht bewusstlos gewesen, habe aber in den ersten Minuten sehr laut geschrieen.

➡ **Welche weiteren Schritte sind nun einzuleiten?**

Aufgrund der starken Schmerzen des Mannes und der offensichtlichen Fehlstellung des Beines entschließen sich die beiden Rettungsassistenten, noch vor einer genaueren Untersuchung ein NEF mit den Einsatzstichworten „Analgesie/ Verdacht auf Unterschenkelfraktur" nachzufordern. Während ein Rettungsassistent die Alarmierung per Handfunkgerät durchführt, staut der zweite den linken Arm des Patienten und legt einen venösen Zugang am Unterarm (2,0 mm). Anschließend wird nach Aufklärung des Patienten über die weiteren Maßnahmen dessen rechtes Hosenbein aufgeschnitten und der Schuh ausgezogen, um die Wunde genauer zu inspizieren. Es sind nur Schürfwunden zu erkennen, die nur noch sehr leicht bluten.

Bevor der eine Rettungsdienstarbeiter das Bein genauer untersucht und weiter versorgt, führt er zunächst einen genauen Body-Check durch, um keine weiteren, evtl. schwer wiegenden Verletzungen zu übersehen. Am Kopf sind keine äußeren Verletzungen festzustellen, obere Extremitäten und das linke Bein können uneingeschränkt bewegt werden. Der Patient kann auch gegen eine Belastung schmerzfrei atmen, der Bauch zeigt keine Abwehrspannung und das Becken wird nach Belastung der Beckenkämme als stabil eingestuft. Anschließend bittet der Rettungsassistent den Patienten, die Zehen des rechten Fußes zu bewegen, was nicht gelingt. Auf dem rechten Fußrücken ist kein Puls tastbar, die Sensibilität unterhalb der Fraktur ist ebenfalls stark eingeschränkt. Der Mann beschreibt einen stechenden Schmerz im rechten Unterschenkel, der durch Bewegung verstärkt wird. Im Seitenvergleich wirkt die rechte Extremität gegenüber der linken angeschwollen, kann aber aufgrund der abnormen Lage nicht sicher beurteilt werden.

Einer der Bauarbeiter hilft, die fehlenden Hilfsmittel zu holen. Es werden EKG und Sauerstoffinhalationseinheit, Schaufeltrage, Vakuummatratze, Absaugpumpe und eine Decke mit zum Patienten genommen. Im RTW wird vorsorglich die Standheizung eingeschaltet.

Verdachtsdiagnose

Tibia- und Fibulafraktur des rechten Beines

➡️ **Mit welchen besonderen Komplikationen müssen Sie rechnen?**

Zusätzlich zur offensichtlichen Fraktur ist unter diesen Umständen auch an das Vorliegen eines Kompartmentsyndroms zu denken. Im Unterschenkel sind die unterschiedlichen Muskeln durch Faszien unterteilt und liegen gewissermaßen in unterschiedlichen Räumen. Diese einzelnen Logen grenzen zwar aneinander, sind aber nicht räumlich miteinander verbunden. Weichteilverletzungen, wie sie sehr oft mit Frakturen einhergehen, können nun aufgrund von Ödembildung dazu führen, dass in einer dieser Logen der Druck ansteigt. Im schlimmsten Fall droht die arterielle Minderdurchblutung, das Absterben der Muskulatur wäre die Folge. Als weitere Folge wären Sensibilitätsstörungen zu nennen.

Kompartmentsyndrom

Durchgeführte Maßnahmen

Nachdem das Material vom RTW an den Einsatzort geholt wurde, trifft auch das NEF ein. Der Patient wird an den Notarzt unter Mitteilung der bisherigen Erkenntnisse und durchgeführten Maßnahmen übergeben. Auf Anordnung des Notarztes wird ein zweiter, großlumiger Zugang am rechten Arm des Patienten angelegt. Unterdessen führt er eine Inspektion des frakturierten Beines mit Rekapillarisierungstest („Capillary Refill") an der Großzehe des Patienten durch: Die Rekapillarisation ist stark verzögert. Daraufhin entschließt sich der Notarzt, die Extremität umgehend zu reponieren.

➡️ **Welche Maßnahmen müssen durch das Rettungsfachpersonal ergriffen werden?**

Wie bereits an den ersten Zugang wird auch an den zweiten eine kristalloide Infusionslösung angeschlossen und rasch infundiert. Es wird ein EKG geschrieben, ein Pulsoxymeter angeschlossen und der Blutdruck erneut gemessen. Das EKG zeigt eine Sinustachykardie von 114/min, die Sauerstoffsättigung liegt bei 94 % und der Blutdruck beträgt 80/50 mmHg. Der Patient ist weiterhin bedingt ansprechbar und klagt darüber, dass ihm immer noch kalt sei. Die Decke wird nun zusätzlich über den Patienten gelegt, er erhält Sauerstoff über eine Sauerstoffbrille mit einem Flow von 4 l/min. Während dieser Maßnahmen wird zeitgleich die Vakuummatratze parallel zum Patienten in einem Abstand von zwei Metern aufgebaut. Die Schaufeltrage wird auf die Größe des Patienten eingestellt und jeweils direkt links und rechts neben dem Patienten positioniert.

RA: venöser Zugang, EKG, Pulsoxymeter, RR, P, O$_2$ (4 l/min), Vakuummatratze, Schaufeltrage

➡️ **Welche Maßnahmen werden durch den Notarzt ergriffen?**

Derweil befragt der Notarzt den Patienten, ob er heute bereits gegessen habe, ob allergische Reaktionen auf Medikamente oder sonstige Vorerkrankungen bekannt seien. Der Verletzte gibt an, heute morgen noch nichts gegessen zu haben, Allergien und andere chronische Erkrankungen seien ihm nicht bekannt. Auf die Frage nach seinem Gewicht, gibt er an, etwa 97 Kilogramm zu wiegen.
Der Notarzt entschließt sich zu einer Kombinationsanalgesie mit 25 mg Ketanest® S und 0,1 mg Fentanyl, zusätzlich soll der Patient zur Sedierung 2,5 mg Dormicum® erhalten. Er erklärt dem Patienten die weiteren Schritte, bevor er die Medikamente appliziert. Nach ca. zwei Minuten ist der Patient schläfrig, kann aber noch angeben, dass die Schmerzen im Bein fast nicht mehr zu spüren seien.

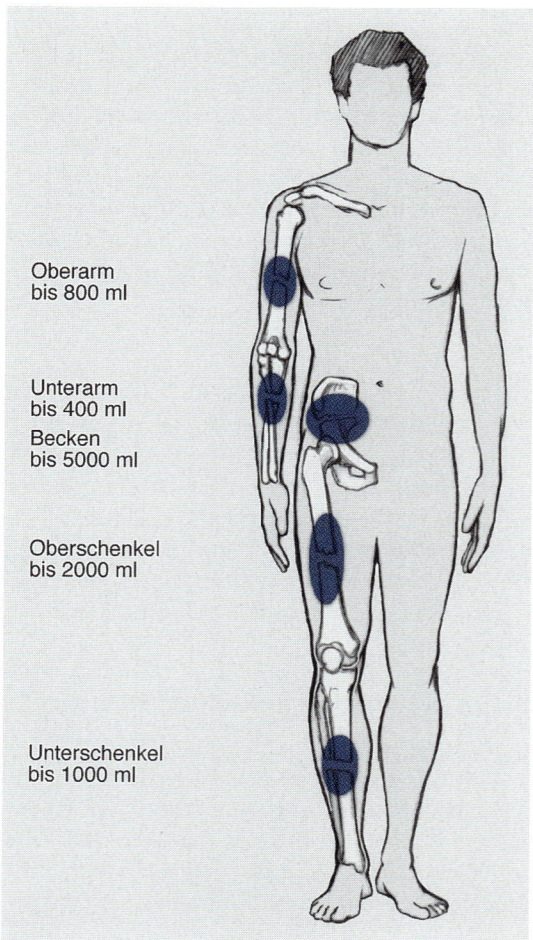

Abb. 2.6: Möglicher Blutverlust bei Frakturen

NA: Ketanest® S (25 mg), Fentanyl (0,1 mg), Dormicum® (2,5 mg) → Extension des Beines, Lagerung auf Vakuummatratze

Nun wird das Bein des Patienten extensiert und reponiert. Während das Bein weiterhin unter Extension gehalten wird, positionieren die Rettungsassistenten die Schaufeltrage unter dem Patienten, verschließen diese und tragen ihn hinüber auf die Vakuummatratze. Nach dem Entfernen der Schaufeltrage wird die Vakuummatratze abgepumpt und dabei anmodelliert, besonders wird hierbei auf die Region um den rechten Unterschenkel geachtet. Ziel ist es, das Bein in der jetzigen Lage zu fixieren ohne weiteren Druck auf das Gewebe auszuüben. Nach der Umlagerung erfolgt erneut eine Kontrolle der Durchblutung. Weiterhin kann kein Puls am Fußrücken festgestellt werden. Aufgrund der starken Beeinträchtigung des Patienten durch die Medikamente kann keine aussagekräftige Beurteilung von Motorik und Sensibilität erfolgen.

Transport und Übergabe

Der Patient wird in den vorgeheizten Rettungswagen verbracht. Das EKG zeigt eine Frequenz von 105/min, der Blutdruck ist unverändert und die Sauerstoffsättigung ist auf 97 % gestiegen. Die erste der beiden Infusionen ist zu diesem Zeitpunkt vollständig (500 ml) infundiert, da der Blutdruck des Patienten indes weiterhin niedrig ist, lässt der Notarzt die Infusion durch eine kolloidale Lösung ersetzen. Die Körpertemperatur, gemessen am Ohr, beträgt 33,6 °C.

Die Verkehrslage lässt es zu, dass der Patient ohne den Einsatz von Sonderrechten schonend ins Krankenhaus transportiert wird. Während der Anfahrt erfolgt eine Anmeldung durch die Leitstelle in einem Krankenhaus, welches auch über eine Gefäßchirurgie verfügt. Nach zwölfminütiger Fahrt wird das Krankenhaus erreicht, der Zustand des Patienten hat sich leicht verbessert, die Herzfrequenz beträgt 95/min, der Blutdruck ist auf 100/50 mmHg gestiegen.

Klinischer Verlauf

Noch in der Notaufnahme wird eine Ultraschalluntersuchung des Bauchraumes durchgeführt, um eine Verletzung der Bauchorgane sicher auszuschließen, außerdem erfolgt, da der Impfstatus unbekannt ist, eine aktive und passive Immunisierung gegen Tetanusbakterien. Anschließend wird der Patient geröntgt. Die Untersuchung ergibt eine Schräg- bzw. Querfraktur von Tibia und Fibula. Während der sofort darauf folgenden Operation werden massive Weichteilverletzungen im Unterschenkel des Patienten diagnostiziert, sowohl Arterien als auch Venen sind durch den Unfall verletzt worden, sodass es zu einer massiven Einblutung ins Gewebe gekommen ist. Eine Schädigung des Nervus tibialis anterior kann operativ nicht kompensiert werden, dies hat eine lebenslange Lähmung der Fußhebermuskulatur zur Folge. Die Folgen der Schädigung der Muskulatur können durch eine anschließende zweimonatige Rehabilitation weitestgehend abgefangen werden. Trotzdem bleibt der Mann gehbehindert und wird in den frühzeitigen Ruhestand entlassen.

Kommentar

Auf eine Fraktur können die unterschiedlichsten Symptome hinweisen, dabei wird zwischen unsicheren und sicheren Zeichen unterschieden. Zu den unsicheren Zeichen zählen:
- Schmerz
- Funktionsausfall bzw. -einschränkung
- Schonhaltung
- Hämatom
- Schwellung.

Als sichere Frakturzeichen wären zu nennen:
- Sichtbare Knochenfragmente
- Fehlstellungen
- Abnorme Beweglichkeit
- Sichtbarer oder tastbarer Bruchspalt
- Krepitation (Knochenreiben).

Des Weiteren wird bei Knochenbrüchen zwischen einer offenen und einer geschlossenen Fraktur unterschieden. Eine offene Fraktur liegt dann vor, wenn eine Verbindung zwischen der Bruchstelle und der nach außen offenen Weichteilverletzung besteht. Eine Schürfwunde über einer Fraktur gilt daher noch nicht als offene Fraktur. Eine offene Fraktur kann in vier Grade untergliedert werden:

I. Grad: geringer Weichteilschaden, leichte Durchspießung der Haut durch ein spitzes Knochenende

II. Grad: ausgeprägte Weichteilverletzung, Muskulaturverletzung, Knochen deutlich sichtbar

III. Grad: massive Weichteilverletzung, Knochen zertrümmert oder stark fragmentiert, Verletzung von Gefäßen

IV. Grad: totale bzw. subtotale Amputationsverletzung, peripherer Teil ischämisch.

In den Extremitäten kann es aufgrund von Ödembildung zur Bildung eines bereits oben beschriebenen Kompartmentsyndroms kommen, besonders bei geschlossenen Frakturen ist die Gefahr erhöht, vor allem wenn man bedenkt, dass Frakturen fast immer mit Weichteilschäden einhergehen. Die Anlage einer pneumatischen Schiene bei Verdacht auf ein Kompartmentsyndrom ist kontraindiziert. Durch den zusätzlichen Druck von außen würde sich der Druck innerhalb des Kompartments verstärken.

Zur Reponierung, anschließenden Fixierung und Lagerung ist zu sagen, dass diese Maßnahmen zur Abwendung weiterer Schäden an Gefäßen, Nerven und Gewebe dienen. Eine einmal vorgenommene Extension sollte daher bis in die Klinik nicht wieder aufgehoben werden. Ist es, wie auch in diesem Fall geschehen, bereits zu Gefäßschäden gekommen, kann der Blutverlust auch bei einer geschlossenen Fraktur sehr hoch sein. So können bei einem Erwachsenen in den Ober- bzw. Unterarm 800 ml bzw. 400 ml Blut einbluten, an der unteren Extremität sind Einblutungen von 1000 ml (Unterschenkel) bis 2000 ml (Oberschenkel) möglich. Es können also, ohne dass eine Blutung sichtbar ist, massive Schocksymptomatiken auftreten.

2.7 Patellaluxation

Einsatzmeldung/Anfahrt

Während der Rückfahrt von einem Einsatz bekommt der RTW 50-41 an einem Mittwochmorgen um ca. 10.45 Uhr einen Folgeeinsatz in einer in der Nähe befindlichen Schule. Laut Meldung des Disponenten handelt es sich um einen Sportunfall in der angeschlossenen Sporthalle. Es sei wohl irgendetwas mit dem Bein, Genaueres kann nicht gesagt werden. Nach ca. 1,5 Minuten Fahrzeit trifft der RTW ein. Er wird schon von einigen Schülern erwartet und vorbildlich zum Seiteneingang der Sporthalle gelotst.

➡ **Welches Material sollte mit in die Sporthalle genommen werden?**

Material: EKG, Sauerstoffeinheit, Notfallrucksack, Schienenmaterial, Fahrtrage, Vakuummatratze

Neben dem üblichen, immer mitzuführenden Material wie EKG, Sauerstoffeinheit und Notfallrucksack bietet es sich hier an, auch das Schienenmaterial umgehend mitzunehmen. Des Weiteren kann auch das sofortige Mitführen der Trage nebst Vakuummatratze hilfreich sein.

Situation am Notfallort/Erstbefund

Das Material wird auf die Trage gelegt und das Team folgt den einweisenden Schülern in die Sporthalle. Dort angekommen sehen sie die offensichtlich betroffene ca.

15 Jahre alte Patientin umringt von Mitschülern auf einer Gummimatte liegen. Die Patientin wird halb liegend von einer Mitschülerin gestützt und hat offensichtlich starke Schmerzen. Sie hält sich ihr linkes angewinkeltes Bein in Höhe des distalen Oberschenkels, kurz oberhalb des Knies. Dort fällt sofort die scheinbar luxierte Patella auf, welche an der Außenseite des Kniegelenkes liegt.

Verdachtsdiagnose

Patellaluxation

➡ **Welche Differentialdiagnosen gilt es zu beachten?**

Auszuschließen sind Frakturen oder auch Luxationen im Bereich des Kniegelenkes. In Frage kommen eine Patellafraktur, Kreuzbandruptur oder eine Läsion des Meniskus.

Durchgeführte Maßnahmen

➡ **RS / RA**

Während die Anamnese erhoben wird, unterpolstert ein RA mit einer Decke das Kniegelenk, um kurzfristig Entlastung für die Patientin zu schaffen. Die Wirkung dieser Maßnahme ist allerdings kaum spürbar. Da die Sporthalle immer noch voller Schüler ist, bitten die RA den Sportlehrer, dafür zu sorgen, dass die Mitschüler die Halle verlassen. Einzig zwei Freundinnen dürfen auf Bitte der Patientin in der Halle bleiben.

Während der Befragung werden ebenso die Vitalparameter erhoben. Der RR ist mit 160/90 mmHg für die Patientin ebenso relativ hoch wie der Puls mit ca. 110 Schlägen in der Minute. Die Werte können allerdings einfach durch die Schmerzen begründet werden.

Die mittlerweile erhobene Anamnese ergibt folgendes Bild: Die Patientin ist beim Springen über ein Hindernis falsch aufgekommen und hat sich dabei das Bein bzw. Knie verdreht. Ein ähnliches Erlebnis hatte sie vor ca. einem Jahr. Eine spontane Reposition hatte es nicht gegeben. Damals sei sie auch mit einem Rettungswagen in die Klinik transportiert worden. Allerdings wäre der Transport kaum auszuhalten gewesen, da das Rettungsteam sie mit luxierter Patella transportiert habe. In der Klinik hat man die Patella schnell reponieren können. Eine Operation sei nicht erfolgt. Der Grund für die Luxation sei eine Schwäche des Kapsel-Band-Apparates. Da einer der Rettungsassistenten in Repositionstechniken geübt ist, entschließen sie sich, die Patella umgehend zu reponieren. Zunächst wird der Patientin aber ein venöser Zugang mit einer Vollelektrolytlösung (500 ml NaCl 0,9 %) zum Offenhalten gelegt. Es wird Sauerstoff per Nasenbrille mit einem Flow von 6 l/min appliziert. Das angelegte Pulsoxymeter zeigt einen Wert von 98 %.

Der reponierende RA erklärt der Patientin die Maßnahme. Während sie aufmerksam zuhört, fasst dieser das Bein mit der rechten Hand in Höhe des Fußknöchels und mit der linken Hand greift er die Patella. Während er die Patella in der jetzigen Position stabilisiert, streckt er das Bein. Unter sehr leichtem Druck springt nun die Patella wieder in ihre ursprüngliche Position. Umgehend verspürt die Patientin Erleichterung und kaum noch Schmerzen.

Zur Stabilisierung des Beines während des Transports wird eine pneumatische Schiene angelegt und die Patientin auf die Trage gelegt und fixiert.

RA: Anamnese, RR: 160/90 mmHg, P: 110, SpO_2: 98 %, venöser Zugang, O_2 (6 l/min), Reposition der Patella

➡ **Warum müssen diese Maßnahmen durch das Rettungsfachpersonal ergriffen werden? Was ist dabei zu beachten?**

Um weitere Schädigungen durch die Luxation zu vermeiden ist die Reposition durchzuführen. Gegebenenfalls kann dazu ein Notarzt zur Analgesie und/oder Reposition nachgefordert werden. In keinem Fall ist ein Repositionsversuch durch den Ungeübten durchzuführen.

Transport und Übergabe

Der Transport in das ca. zwei Kilometer entfernte Krankenhaus gestaltet sich problemlos. Mit der angelegten Schiene ist die Patientin praktisch schmerzfrei. Der RR beträgt nun 140/80 mmHg und die Pulsfrequenz 90/min. Die Sauerstoffgabe wird bis in die Klinik fortgeführt. Die Patientin wird an den aufnehmenden Chirurgen übergeben, wobei ihm alle ermittelten Daten mündlich und per Protokoll mitgeteilt werden.

➡ **Was ist während des Transports besonders zu beachten?**

Die Patientin ist möglichst schonend, unter Beibehaltung der notwendigen Monitoringmaßnahmen zu transportieren. Eine pneumatische Schiene bei reponierter Patella und evtl. eine Vakuummatratze sorgen für einen schonenden Transport.

Klinischer Verlauf

Ausschluss weiterer Verletzungen, Antiphlogistika, Physiotherapie, Patellabandage

In der Klinik wurden weitere in Frage kommende Verletzungen wie Kreuzbandruptur und Frakturen ausgeschlossen. Ebenso waren keine ligamentären Verletzungen zu erkennen. Der Grund der rezidivierenden Patellaluxation lag in der Bandlaxität. Aufgrund des jugendlichen Alters und der bisher erst zum zweiten Mal vorgekommenen Luxation wurde auch jetzt von einer Operation abgesehen. Die Patientin bekam Antiphlogistika, die sie bei Bedarf nehmen sollte, und wurde nach drei Tagen Klinikaufenthalt entlassen. Anschließend wurde die medikamentöse Behandlung, begleitet durch eine Physiotherapie mit muskelkräftigenden Maßnahmen, fortgeführt. Zur Vorbeugung weiterer Luxationen wurde ihr eine Patellabandage verschrieben.

Kommentar

Bei der Patellaluxation handelt es sich meist um eine laterale Verrenkung der Kniescheibe. Dabei springt die Patella aufgrund eines Traumas, entwicklungsbedingter Störungen oder anderer Ursachen aus ihrem Gleitlager. In der Regel springt die Patella spontan in ihre eigentliche Lage zurück. Es kann aber, wie in diesem Fall, auch zum Verkanten kommen.

Die allein durch ein Trauma ausgelöste Luxation ist sehr selten. Meist bestehen (nicht erkannte) Fehlbildungen, die eine Luxation erst ermöglichen. Die Luxation selber ist natürlich nicht lebensbedrohlich, kann aber in der Folge zu Schäden im Bereich des Kniegelenks führen. Grundsätzlich sind solche Patienten, auch bei Reposition am Notfallort, in eine Klinik zu transportieren.

Die wichtigste Maßnahme ist die möglichst schnelle Reposition, um weitere Schäden zu verhindern. Dies sollte aber nur durch den Geübten erfolgen. Optimalerweise ist vorher eine Schmerztherapie, z. B. mit Ketanest® S in einer Dosierung von 0,125–0,25 mg/kg KG, einzuleiten.

3 Pädiatrische Notfälle

3.1 Meningokokkeninfektion

Einsatzmeldung / Anfahrt

Der RTW 40-51 erhält um ca. 16.00 Uhr einen Einsatz über Funkmeldeempfänger: „Einsatz RTW. Kind, Verdacht Meningitis." Auf Nachfrage bei der Leitstelle wird die Dringlichkeit des Einsatzes bestätigt, ein Kinderarzt sei vor Ort und habe die Rettungsmittel mit Sonderrechten angefordert. Das NEF ist parallel alarmiert und erreicht voraussichtlich zeitgleich mit dem RTW die Einsatzstelle. Nach zehnminütiger Anfahrt trifft das Rettungsteam am Einsatzort ein.

➡ **Welches Material wird in die Wohnung in der ersten Etage mitgeführt?**

Aufgrund der Einsatzmeldung und der Lage des Einsatzortes in einem Mehrfamilienhaus in der ersten Etage wählen die beiden Rettungsassistenten ihr mitzuführendes Material aus: Zu versorgen ist ein Kind, das Alter ist nicht genau bekannt. Die Rettungsassistenten nehmen also den Notfallkoffer für Erwachsene und den Kindernotfallrucksack, das EKG mit integrierter Pulsoxymetrie zum Einsatzort mit. Wegen der Dringlichkeit und der Tatsache, dass zunächst nicht davon ausgegangen wird, dass die Einsatzmeldung stimmt, verzichten die beiden RA auf das Anlegen weiterer Schutzkleidung.

Material: Notfallkoffer für Erwachsene, Kindernotfallrucksack, EKG mit Pulsoxymetrie

Situation am Notfallort / Erstbefund

Eine Frau, die Mutter des Kindes, öffnet die Haustür und bittet das Rettungsfachpersonal in die Wohnung. Der Kinderarzt ist noch vor Ort im Kinderzimmer, welches die Rettungsassistenten zusammen mit dem mittlerweile auch eingetroffenen Notarzt betreten. Im Bett liegt ein sichtbar krankes Kind, der Kinderarzt sitzt in ca. einem Meter Abstand vom Bett auf einem Stuhl und gibt nun dem Notarzt folgende Informationen: Er wurde zu dem Kind gerufen, da es seit gestern hohes Fieber hatte und über starke Halsschmerzen klagte. Beim Eintreffen fand er ein hochfiebriges und somnolentes Kind vor. Zeichen einer meningealen Reizung sind vorhanden, auf der Körperoberfläche sind punktförmige Einblutungen (Petechien) zu erkennen. Das Kind ist drei Jahre alt und vor drei Monaten in den Kindergarten gekommen.

Dreijähriges Kind, Fieber, Halsschmerzen, somnolent, Meningismuszeichen, Petechien

➡ **Welche Informationen sollten neben (Fremd-)Anamnese und Auffindesituation noch gewonnen werden?**

Ist in der letzten Zeit eine Person aus dem Umfeld an Meningitis erkrankt? Wer sind die direkten Kontaktpersonen?

Verdachtsdiagnose

Die fiebrige Erkrankung, verbunden mit Nackensteifigkeit, und die Haut- und Schleimhautblutungen sprechen für die Diagnose einer Meningitis (Hirnhautentzündung). Ursache für eine Meningitis sind häufig virale Infekte mit dem Epstein-Barr-Virus, dem Mumps- oder Masern-virus, jedoch treten auch bakterielle Infektionen, z. B. mit Meningokokken, Haemophilus influenzae oder Pneumokokken, auf.

➡ Was gilt es vordringlich zu beachten?

Es ist höchste Eile geboten, die Letalität der Erkrankung in diesem Stadium ist sehr hoch. Eine antibiotische Therapie muss schnellstmöglich eingeleitet werden. Bei V. a. eine Meningokokken-Meningitis müssen Kontaktpersonen wie Eltern und Kinder in der Wohngemeinschaft eine Antibiotika-Prophylaxe, z. B. bei Kindern mit Ceftriaxon® und bei Erwachsenen mit Ciprofloxacin®, erhalten.

Durchgeführte Maßnahmen

Venöser Zugang inkl. 0,9%iger NaCl-Lösung, Laborblutentnahme, RR, P, SpO_2, EKG-Monitoring, O_2 (4 l/min)

Zunächst organisiert ein Rettungsassistent aus dem RTW für die Rettungsdienstmitarbeiter einen Mundschutz. Parallel legt der Notarzt dem Kind einen venösen Zugang, über den zunächst Laborblut abgenommen wird. Anschließend wird eine isotone NaCl-Lösung mäßig schnell infundiert. Der Rettungsassistent des NEF misst derweil den Blutdruck (90/50 mmHg), die Pulsfrequenz (130/min), die Sauerstoffsättigung (92 %) und legt ein EKG zur kontinuierlichen Überwachung an. Außerdem erhält das Kind über eine Nasenbrille 4 l Sauerstoff.

➡ Welche Maßnahmen ergreift der Notarzt?

Im RTW wird ein fiebersenkendes Medikament, 250 mg Paracetamol® als Suppositorium, rektal verabreicht. Zur Überwachung wird der Blutdruck engmaschig kontrolliert. Da Patienten mit einer Meningitis häufig über Lichtempfindlichkeit klagen, wird das Licht im RTW abgeschaltet. Dann erfolgt der Transport mit Sonderrechten in die Klinik.

Transport und Übergabe

Während des Transports wird das Kind mit der Verdachtsdiagnose „Meningokokkensepsis" vorangemeldet. Beim Eintreffen wird der RTW bereits von einem Kinderarzt und Pflegepersonal in Schutzkleidung erwartet. Das Kind wird direkt in ein vorbereitetes Isolationszimmer auf der Intensivstation gebracht.

Klinischer Verlauf

Antibiotika, Beatmung → Tod durch septischen Schock

Das Kind entwickelt auf der Intensivstation trotz sofortiger Antibiotikagabe einen ausgeprägten septischen Schock und muss beatmet werden. Nach zwei Tagen auf der Intensivstation verstirbt das Kind an Multiorganversagen, welches ursächlich durch den septischen Schock bei einer durch Lumbalpunktion nachgewiesenen Infektion mit Meningokokken bedingt ist.

Kommentar

Die Meningokokkensepsis stellt eine hoch infektiöse, seltene Erkrankung dar. Typische Zeichen sind neben den klassischen Meningismuszeichen wie Nackensteifigkeit ein positives Brudzinski-Zeichen und die punktförmigen Einblutungen (Petechien) in der Haut.

Brudzinski-Zeichen

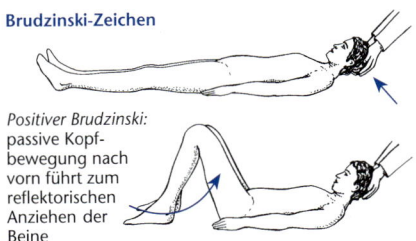

Positiver Brudzinski: passive Kopfbewegung nach vorn führt zum reflektorischen Anziehen der Beine

Kernig-Zeichen

Positiver Kernig: Hüft- und Kniegelenk um 90° gebeugt, Schmerzen und reflektorischer Widerstand beim Strecken des Kniegelenkes nach oben.

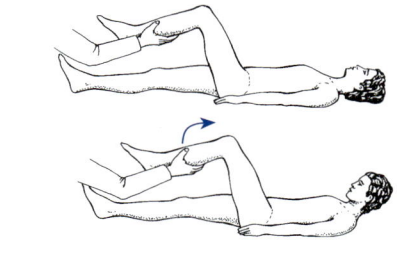

Lasègue-Zeichen

Positiver Lasègue: Pat. liegt flach, Anheben des gestreckten Beins führt zu reflektorischem Widerstand und Rückenschmerz (positiv bei Bandscheibenvorfall, Ischias-Sy., „Meningismus")

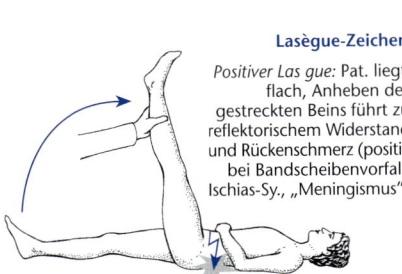

Abb. 3.1: Brudzinski-Zeichen

Die Letalität ist hoch, das Waterhouse-Friderichsen-Syndrom stellt die schwerste, aber auch seltenste Form dar, die häufig, wie auch in diesem Fall, in einen schweren septischen Schock mit einer Verbrauchskoagulopathie und Hauteinblutungen (Petechien) mündet, der auch klinisch schwer zu beherrschen ist. Die Letalität liegt bei ca. 90 %. Bei der Versorgung der Patienten ist auf ausreichenden Eigenschutz zu achten. Mindestens ein Mundschutz der ausreichenden Schutzklasse und Handschuhe sollten getragen werden. Der beste Schutz für das Rettungsfachpersonal ist jedoch ein Infektionsschutzanzug. Die Schutzkleidung muss vor Betreten der Wohnung des Patienten angelegt werden. Die Übertragung erfolgt über Tröpfchen, die Erreger sind relativ empfindlich, sodass zur Infektion ein engerer Kontakt zum Erkrankten notwendig ist (Familienangehörige, spielende Kinder). Bei ca. 10 % der Bevölkerung sind die Erreger nachweisbar, ohne dass klinische Symptome auftreten. Die Erkrankung selbst ist nach dem Infektionsschutzgesetz schon bei Verdacht meldepflichtig. Kontaktpersonen sollten prophylaktisch antibiotisch behandelt werden.

3.2 Pseudokrupp

Einsatzmeldung / Anfahrt

Während der Rückfahrt zur Rettungswache erhält der RTW 80-83 um ca. 21.00 Uhr einen Folgeeinsatz über Funk: „Einsatz RTW. Kind mit Atemnot." Auf Rückfrage erklärt die Leitstelle, dass der Anrufer sehr aufgeregt war und das Alter des Kindes nicht zu klären sei. Das NEF ist parallel alarmiert. Nach zehnminütiger Anfahrt trifft das Rettungsteam am Einsatzort ein.

➡ **Welches Material wird in die Wohnung in der zweiten Etage mitgeführt?**

Material: Notfallkoffer für Erwachsene und Kinder, EKG, Pulsoxymetrie

Aufgrund der Einsatzmeldung und der Lage des Einsatzortes in einem Mehrfamilienhaus in der zweiten Etage wählen die beiden Rettungsassistenten ihr mitzuführendes Material aus. Zu versorgen ist ein Kind mit Atemnot, das Alter ist nicht genau bekannt. Die Ursachen für eine Atemnot beim Kind sind breit gefächert, möglich sind u.a. ein Fieberkrampf, Pseudokrupp / Epiglottitis, Asthmaanfall oder Bolusgeschehen. Die Rettungsassistenten nehmen also den Notfallkoffer für Erwachsene und für Kinder und das EKG mit integrierter Pulsoxymetrie zum Einsatzort mit.

Situation am Notfallort / Erstbefund

Vierjähriges Kind, Lippenzyanose, Tachypnoe, inspiratorischer Stridor

Eine aufgeregte ältere Dame öffnet die Tür zur Wohnung. Beim Eintreten hören die Rettungsassistenten schon eine deutlich wahrnehmbare stridoröse Atmung, unterbrochen von einem bellenden Husten. Die ältere Dame teilt dem Rettungsfachpersonal mit, dass es sich bei dem Patienten um ihren vierjährigen Enkel handelt. Seit etwa einer Stunde leidet das Kind unter zunehmender Atemnot. Während dieser Informationen betreten die Rettungsassistenten das Zimmer, in dem sich das Kind aufhält, welches deutlich nach Luft ringt. Auf den ersten Blick ist eine leichte Lippenzyanose zu erkennen. Das Kind ist tachypnoeisch und ein inspiratorischer Stridor ist deutlich hörbar. Die Großmutter gibt an, dass das Kind wohl schon einmal einen ähnlichen Anfall bei den Eltern gehabt habe. Näheres ist ihr aber nicht bekannt.

➡ **Welche Informationen sollten neben (Fremd-)Anamnese und Auffindesituation noch gewonnen werden?**

Andere Ursachen müssen ausgeschlossen werden, insbesondere die Abgrenzung zur Epiglottitis ist obligat.

Verdachtsdiagnose

Die RTW-Besatzung geht von einem Krupp-Syndrom aus. Der bellende Husten, die Information der Großmutter, dass ein ähnliches Krankheitsbild schon einmal vorlag, und die scheinbar nicht erhöhte Körpertemperatur lassen eine Epiglottitis nahezu ausschließen. Auch Informationen über den Impfstatus helfen möglicherweise bei der Abgrenzung zur Epiglottitis (Kombinationsimpfungen gegen HIB). Die Lippenzyanose und der ausgeprägte Stridor sprechen für einen Pseudokrupp höheren Grades (III.–IV. Grad).

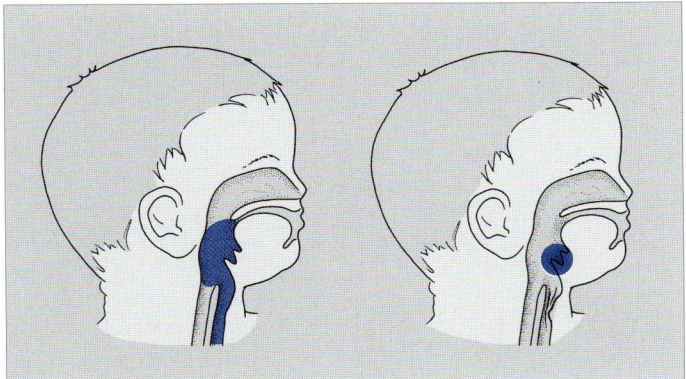

Abb. 3.2.1: Unterschied zwischen Krupp Syndrom und Epiglottitis

➡ **Mit welchen Komplikationen müssen Sie rechnen?**

Der Pseudokrupp ist in der Regel präklinisch gut zu beherrschen. In der Mehrzahl der Fälle handelt es sich um leichte Anfälle, Komplikationen sind selten zu erwarten. Möglich ist im IV. Grad eine Abnahme der Sauerstoffsättigung bis hin zu Bewusstseinsstörungen, sodass möglicherweise eine Intubation erforderlich sein könnte. Jede Art von Stress kann den Zustand des kleinen Patienten verschlechtern, deswegen gilt absolute Stressvermeidung, die Indikation an invasive Maßnahmen sollte eng gestellt werden.

Abfall SpO$_2$, Bewusstseinsstörungen → Stressvermeidung

Durchgeführte Maßnahmen

Die Rettungsassistenten öffnen zunächst das Fenster in dem Zimmer, um die Luft zu befeuchten. Diese Maßnahme wird von dem Kind als angenehm empfunden. Weiterhin wird Sauerstoff über eine Nasenbrille verabreicht, der Flow wird auf 4 l eingestellt, die Lippenzyanose verbessert sich augenblicklich. Als Monitoring wird die Pulsoxymetrie angeschlossen. Diese ergibt eine Pulsfrequenz von 140 min^{-1} und einen SpO$_2$-Wert von 91 %. Nachdem diese ersten Maßnahmen durchgeführt sind, trifft der Notarzt am Einsatzort ein.

➡ **Welche Maßnahmen ergreift der Notarzt?**

Der Zustand des Patienten erscheint stabil, die Sauerstoffsättigung verbessert sich jedoch trotz Sauerstoffgabe nicht signifikant. Aus diesem Grund bittet der Notarzt einen Rettungsassistenten, dem Kind ein Rectodelt®-Zäpfchen mit 100 mg Wirkstoff zu applizieren. Weiterhin wird die Vernebelung von Adrenalin vorbereitet.

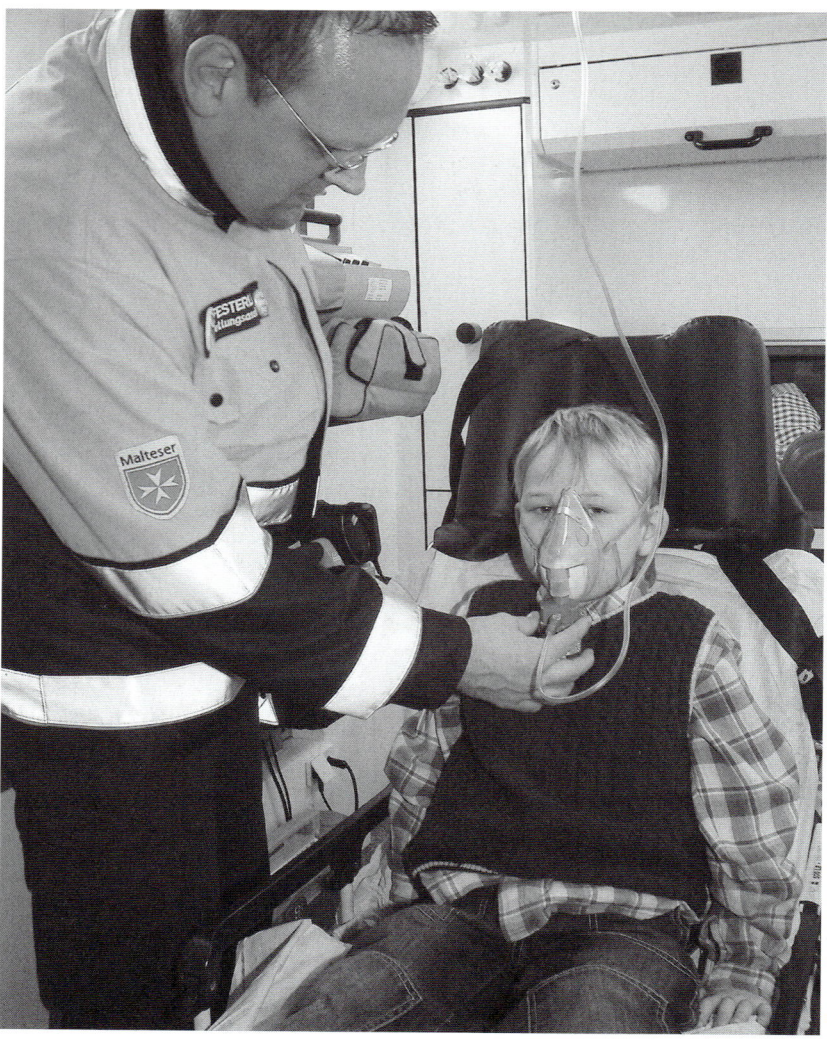

Abb. 3.2.2: Vernebelung beim Kind

Dazu werden 0,5 mg Adrenalin mit 5 ml Kochsalz verdünnt. Anschließend wird über eine Verneblermaske vernebelt.

NA: Rectodelt® (100 mg als Supp.), Adrenalin (0,5 mg per Vernebler)

Kurz darauf verbessert sich die Klinik des Patienten deutlich, der Stridor nimmt ab, ebenso die Atemnot. In der Pulsoxymetrie erhöht sich die Pulsfrequenz auf 160 min^{-1}, was durch die Vernebelung von Adrenalin auch zu erwarten war. Nach Besserung wird die Inhalation unterbrochen, die Pulsfrequenz sinkt zunehmend in den Normalbereich. Aufgrund der zunehmenden Stabilisierung des Patienten verzichtet der NA darauf, einen venösen Zugang zu legen, da dieser bei dem Kind vermutlich erhebliche Angst und Stress auslösen würde. Nach Rücksprache mit der Großmutter wird das Kind zur weiteren Überwachung in die Kinderklinik transportiert. Die Eltern des Kindes sind von der Großmutter bereits informiert worden und wollen direkt in die Kinderklinik fahren.

Transport und Übergabe

Der Transport zum RTW erfolgt auf dem Tragestuhl. Das Kind wird im RTW über ein Kinderrückhaltesystem gesichert. Der Notarzt begleitet den Transport, der ohne Komplikationen mit einer weiteren Stabilisierung des Patienten verläuft. Während des Transports bleibt die Pulsoxymetrie angeschlossen.

Klinischer Verlauf

In der Klinik ist das Kind nahezu beschwerdefrei. Es bleibt zur Beobachtung über Nacht auf der Normalstation und kann am nächsten Tag beschwerdefrei entlassen werden. Zusätzlich werden die Eltern über mögliche Ersthelfermaßnahmen im Falle einer Wiederholung des Pseudokrupps durch den Klinikarzt aufgeklärt.

Kommentar

Der Pseudokrupp ist ein häufiges pädiatrisches Notfallbild. Die Epiglottitis spielt im Zuge der Immunisierung nur noch eine sehr untergeordnete Rolle. Sie sollte differentialdiagnostisch bedacht werden, ist aber extrem selten. Die Wahrscheinlichkeit ist über das Abfragen des Impfstatus rasch eingegrenzt. Das Notfallbild Pseudokrupp ist präklinisch gut zu beherrschen, die Kinder sind selten vital bedroht. Die Einteilung des Pseudokrupps erfolgt in Schweregraden, der Patient wird ab dem III. Grad als kritisch eingestuft. Erweiterte Maßnahmen wie das Vernebeln von Infecto-Krupp® oder Adrenalin sind erforderlich. Auch bei höheren Schweregraden wird nach dem Vernebeln von Infecto-Krupp® oder alternativ Adrenalin (Vorsicht: Tachykardien) eine gute Besserung bei dem Patienten erreicht. Wichtig ist immer, Stress beim Kind zu vermeiden. Deswegen ist ruhiges Handeln oberstes Gebot. Es sind möglichst wenige Manipulationen am ängstlichen Kind durchzuführen. Eine Intubation und Beatmung sollte präklinisch dem erfahrenen Notarzt vorbehalten sein und bedarf einer strengen Indikation: niedrige Sauerstoffsättigung (< 90 %) verbunden mit Bewusstseinsstörungen (IV. Grad).

Klinischer Befund		Punktzahl
Hautfarbe	Normal	0
	Grau	1
	Zyanose in Raumluft	2
	Zyanose mit 40% O_2, Blässe	3
Luftaustausch in der Lunge	Normal	0
	Leicht vermindert	1
	Mittelmäßig vermindert	2
	Deutlich vermindert	3

Tab. 3.1: Krupp Score

Klinischer Befund		Punktzahl
Stridor	Kein	0
	Leicht	1
	Mittelmäßig	2
	Deutlich	3
Interkostale oder suprasternale Einziehungen	Keine	0
	Leichte	1
	Mittelmäßige	2
	Deutliche	3
Bewusstsein	Normal	0
	Unruhig	1
	Lethargie/Apathie	2
Diagnose	Milder Krupp	0–3
	Mittelschwerer Krupp	4–8
	Schwerer Krupp	9–14

Tab. 3.1: Krupp Score (Forts.)

3.3 Kindesmisshandlung

Einsatzmeldung/Anfahrt

Einsatzmeldung:
Sturz vom Wickeltisch

Während der Rückfahrt zur Wache erhält der RTW 41-54 um ca. 20 Uhr einen Folgeeinsatz über Funk: „Einsatz RTW. Verletztes Kind nach Sturz vom Wickeltisch." Da das Kind nach Aussage des Anrufers ansprechbar und nicht schwer verletzt sein soll, entsendet die Leitstelle zunächst nur den RTW.

➡ **Welches Material wird in ein Einfamilienhaus mitgeführt?**

Material: Kindernotfallkoffer, EKG, Pulsoxymetrie, Immobilisationskragen

Aufgrund der Einsatzmeldung und der Lage des Einsatzortes in einem Einfamilienhaus wählen die beiden Rettungsassistenten ihr mitzuführendes Material aus: Zu versorgen ist ein Kind, das Alter ist nicht genau bekannt, nach Sturz vom Wickeltisch. Die Rettungsassistenten nehmen also den Notfallkoffer für Kinder und das EKG mit integrierter Pulsoxymetrie und einen Stifneck®-Immobilisationskragen zum Einsatzort mit.

Situation am Notfallort/Erstbefund

Multiple Hämatome unterschiedlicher Färbung

Eine junge Frau, die Mutter des Kindes, öffnet die Tür. Das Haus macht einen sauberen und gepflegten Eindruck. Die Mutter führt die Rettungsassistenten in das Kinderzimmer. Im Bett liegt ein einjähriges, offensichtlich sehr ängstliches Kind. Auf Ansprache durch einen Rettungsassistenten reagiert das Kind und nimmt

Blickkontakt auf. Im Bereich der rechten Schläfe ist ein Hämatom zu erkennen. Die Mutter gibt an, dass das Kind beim Wickeln vom Wickeltisch gefallen sei, danach habe es heftig geweint. Mittlerweile habe sich die Lage beruhigt und eigentlich brauche man keine Hilfe mehr. Die Rettungsassistenten können die Mutter aber nach einigem Hin und Her überreden, das Kind zumindest untersuchen zu dürfen. Bei der nun durchgeführten ersten Inspektion fallen multiple Hämatome, insbesondere an den Oberarmen, Schultern und am Rücken auf. In Anbetracht der Färbung der Hämatome sind diese zu verschiedenen Zeitpunkten entstanden und können somit nicht vom jetzt beschriebenen Sturz sein. Während der Untersuchung verhält sich das Kind ruhig und schaut angstvoll zur Mutter.

➡ **Welche Informationen sollten neben (Fremd-)Anamnese und Auffindesituation noch gewonnen werden?**

Hier hat sich eine schwierige Situation entwickelt. Die Mutter bemerkt, dass die Rettungsassistenten stutzen. Daraufhin erklärt sie, dass das Kind ein richtiger „Wildfang" sei und sich immerzu irgendwo verletze.

Verdachtsdiagnose

Die RTW-Besatzung vermutet eine Misshandlung des Kindes. Das Verhalten von Mutter und Kind und die unterschiedlich alten Hämatome an den für Stürze untypischen Lokalisationen sprechen für diese Vermutung.

➡ **Mit welchen Komplikationen müssen Sie rechnen?**

Es handelt sich um eine schwierige Situation. Der Verdacht auf eine Kindesmisshandlung kann gerechtfertigt sein, möglich ist aber auch, dass das Kind sich tatsächlich immer wieder beim Spielen verletzt hat.

Durchgeführte Maßnahmen

Weitere Maßnahmen am Kind sind aus medizinischer Sicht nicht notwendig. Ein Transport in eine Kinderklinik erscheint jedoch sinnvoll, um durch ein Röntgen des Schädels einen möglichen Schädelbruch auszuschließen und auch um den Verdacht der Kindesmisshandlung klären zu können.

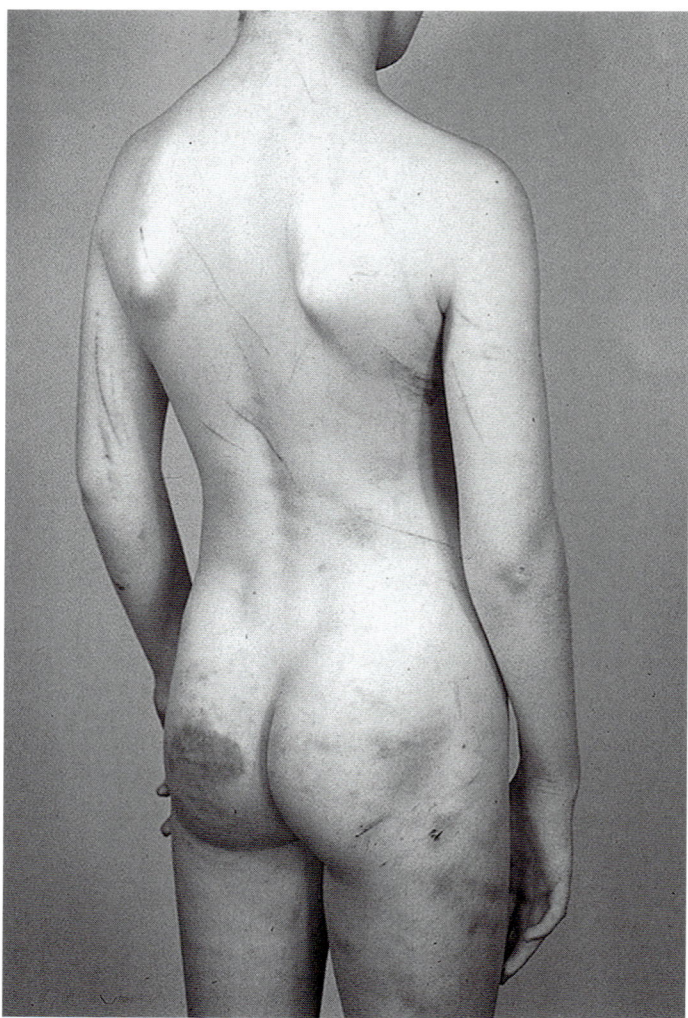

Abb. 3.3: Kindesmisshandlung

Überzeugen von der
Transportnotwendigkeit

Aus diesem Grund schlagen die RA der Mutter einen Transport des Kindes in die nächstgelegene Kinderklinik vor. Die Mutter lehnt zunächst ab, die Rettungsassistenten klären die Mutter aber darüber auf, dass möglicherweise doch eine schwer wiegende Schädelverletzung vorliegen könnte. Daraufhin stimmt die Mutter widerwillig einem Transport zu. Als das Kind von der Mutter für den Transport vorbereitet wird, ist eine gereizte Stimmung zwischen Mutter und Kind zu erkennen.

Transport und Übergabe

Information des aufneh-
menden Klinikarztes

Der Transport zum RTW erfolgt auf dem Arm der Mutter. Das Kind wird im RTW über ein Kinderrückhaltesystem gesichert, die Mutter begleitet den Transport. Auf dem Einsatzprotokoll vermerken die Rettungsassistenten ausdrücklich die älteren Hämatome. Nach der Übergabe in Gegenwart von Mutter und Kind, die sich auf den Sturz vom Wickeltisch bezieht, bittet ein Rettungsassistent den aufnehmenden

Pädiater in den Nachbarraum. Hier beschreibt er die vollständige Situation vor Ort und äußert seinen Verdacht auf Kindesmisshandlung.

Klinischer Verlauf

In der Klinik ergibt das Röntgen des Schädels keinen knöchernen Befund. Das Kind bleibt zur weiteren Beobachtung jedoch in der Klinik. Am nächsten Tag versucht der Pädiater die Möglichkeit einer Kindesmisshandlung zu klären. Die Mutter bestreitet dies vehement und bricht das weitere Gespräch ab. Anschließend fährt sie mit dem Kind nach Hause.

Kommentar

Ein Verdacht auf Kindesmisshandlung stellt sowohl für alle im Rettungsdienst Tätigen als auch für die Klinik eine schwierige Situation dar. Der Verdacht lässt sich i.d.R. präklinisch weder dementieren noch bestätigen. Um eine Eskalation und mögliche Konsequenzen zu vermeiden, sollte der Rettungsdienst sich auf eine medizinische Versorgung des Patienten und die genaue weitere Dokumentation im Einsatzprotokoll beschränken.

Beschränkung auf medizinische Versorgung, Dokumentation → keine Vermutungsäußerungen oder Vorwürfe gegenüber den Eltern

Wird der Verdacht am Einsatzort offen angesprochen, verweigern die Eltern weitere Maßnahmen, und auch für das Kind sind Nachteile zu fürchten. Keinesfalls sollte das Kind zu diesem Verdacht befragt werden. Das bringt das Kind in eine schwierige und belastende Situation. Wie aus diesem Beispiel ersichtlich wird, ist auch der soziale Status, wie aufgeräumte Wohnung oder sozialer Brennpunkt, kein Ausschlusskriterium bzw. definitiver Hinweis für eine Kindesmisshandlung. Ein Transport in eine Klinik sollte in jedem Fall durchgeführt werden. Bei der Übergabe sollte der aufnehmende Arzt über den Verdacht informiert werden, möglichst in Abwesenheit der Eltern.

3.4 Plötzlicher Kindstod (SID = Sudden Infant Death)

Einsatzmeldung/Anfahrt

Über Funkmeldempfänger erhält der RTW 70-51 um ca. 7 Uhr einen Einsatz mit der Meldung: „Einsatz RTW. Lebloses Kind." Auf Rückfrage erklärt die Leitstelle, dass der Anrufer sehr aufgeregt war und das Kind sechs Monate alt sei. Ein Notarzt ist parallel alarmiert worden und erreicht voraussichtlich fünf Minuten nach dem RTW die Einsatzstelle. Nach ca. zehnminütiger Anfahrt trifft das Rettungsteam am Einsatzort ein.

➡ **Welches Material wird in die Wohnung in der zweiten Etage mitgeführt?**

Aufgrund der Einsatzmeldung und der Lage des Einsatzortes in einem Mehrfamilienhaus in der zweiten Etage wählen die beiden Rettungsassistenten ihr mitzuführendes Material aus: Zu versorgen ist ein sechs Monate alter Säugling, eine Reanimation könnte erforderlich sein. Die Rettungsassistenten nehmen also den

Material: Notfallkoffer für Erwachsene und Kinder, Sauerstoffeinheit, EKG, Pulsoxymetrie

Notfallkoffer inkl. Sauerstoffeinheit für Erwachsene und für Kinder und das EKG mit integrierter Pulsoxymetrie zum Einsatzort mit.

Situation am Notfallort / Erstbefund

Fehlende Atmung, fehlender Puls

Ein aufgeregter Mann öffnet die Tür zur Wohnung. Beim Eintreten hören die Rettungsassistenten eine weinende und schreiende Person. Diese ruft hysterisch und lautstark: „Mein Kind, mein Kind!" Beim Nähertreten sehen die Rettungsassistenten eine Frau mit einem offensichtlich leblosen Kind auf dem Arm. Das Kind hat einen Schlafanzug an. Das Rettungsfachpersonal nimmt das Kind und legt es im Wohnzimmer auf den Fußboden. Während ein Teammitglied den Kindernotfallkoffer öffnet, überprüft der zweite Helfer die Atmung. Diese ist nicht vorhanden. Auch der Puls an der A. brachialis ist nicht tastbar. Das Kind ist reanimationspflichtig. Bei der Vitalzeichenkontrolle fällt auf, dass die Hauttemperatur recht kühl erscheint. Auf Nachfrage erklärt die Mutter, sie habe das Kind wecken wollen und es dann so im Bett vorgefunden. Das Kind sei immer gesund gewesen und habe keine relevanten Vorerkrankungen.

Verdachtsdiagnose

Die RTW-Besatzung geht von einem plötzlichen Kindstod (SID) aus. Die Auffindesituation und die Angaben über nicht vorhandene Vorerkrankungen sprechen zunächst für diese Diagnose.

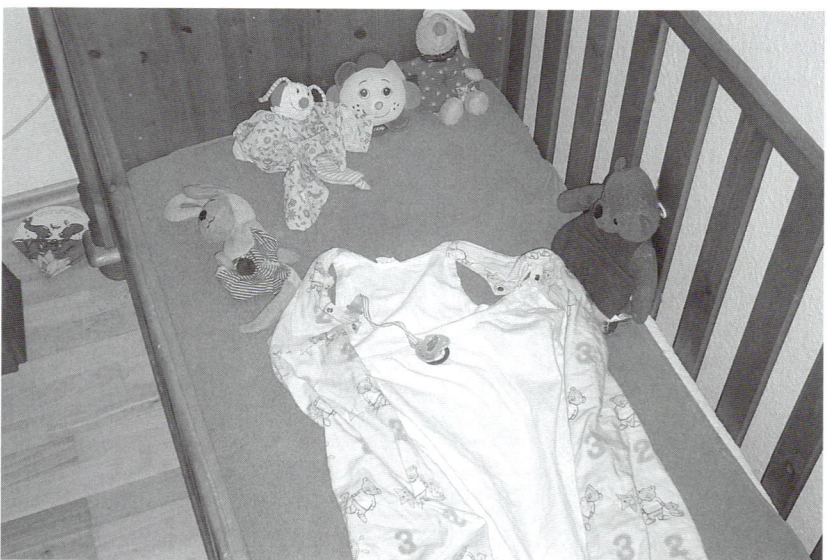

Abb. 3.4: Leeres Kinderbett

➡ **Mit welchen Komplikationen müssen Sie rechnen?**

Vermutlich ist seit dem Eintritt des Kreislaufstillstandes eine erhebliche Zeitspanne vergangen, eine erfolgreiche Reanimation ist in den meisten Fällen unwahrscheinlich.

Durchgeführte Maßnahmen

Trotz der schlechten Prognose entscheiden sich die beiden Rettungsassistenten, eine Reanimation zu beginnen und die endgültige Entscheidung dem in Kürze eintreffenden Notarzt zu überlassen. Somit beginnt das Team, BLS-Maßnahmen („Basic Life Support" – Basismaßnahmen) einzuleiten. Das Kind wird im Wohnzimmer auf dem Fußboden gelagert, Notfallkoffer und EKG können neben dem Kind in idealer Lage positioniert werden. Die Beutel-Masken-Beatmung mit angeschlossenem Demand-Ventil gelingt problemlos, der zweite Helfer übernimmt die Herzdruckmassage. Da jederzeit mit dem Eintreffen des NEF gerechnet wird, beschränken sich die beiden auf die suffiziente Durchführung der Basismaßnahmen und das Anlegen des EKG. Der Ausdruck eines EKG-Streifens zeigt eine Asystolie. Beide Elternteile befinden sich ebenfalls im Wohnzimmer, die Mutter weint, der Vater schaut wortlos dem Geschehen zu. Kurz nach Beginn dieser Maßnahmen klingelt es an der Tür, der Vater geht nach Aufforderung durch die Rettungsassistenten zum Öffnen.

RA: Beatmung, Herzdruckmassage, EKG-Ableitung → Asystolie

➡ **Welche Maßnahmen ergreift der Notarzt?**

Der Notarzt und sein Rettungsassistent treffen im Wohnzimmer ein. Der Rettungsassistent am Kopfende unterrichtet den Arzt über die vorgefundene Situation, den Beginn und die Durchführung der bisherigen Maßnahmen. Der Notarzt bittet die beiden Rettungsassistenten, die Basismaßnahmen fortzusetzen, und beginnt dabei das Kind zu entkleiden. Dabei spricht er die Eltern an. Diesen teilt er mit, dass es sehr kritisch aussieht. Nachdem der Schlafanzug ausgezogen worden ist, werden die BLS-Maßnahmen unterbrochen und das Kind auf die Seite gedreht. Auf dem Rücken sind eindeutig Totenflecke (Livores) zu identifizieren. Daraufhin werden die Reanimationsmaßnahmen abgebrochen. Der Notarzt zeigt den Eltern die Totenflecke und erklärt diesen, dass ihr Kind leider verstorben sei. Die Mutter bricht mit einem Weinkrampf zusammen und auch der Vater beginnt zu weinen. Die Mutter fleht den Arzt an, doch noch etwas zu versuchen. Dieser verweist jedoch auf die eindeutigen Todeszeichen. Das Rettungsfachpersonal räumt seinen Koffer ein und bringt das Material aus dem Wohnzimmer in den Flur der Wohnung. Es wird vereinbart, dass sowohl der Notarzt als auch sein Fahrer zunächst vor Ort bleiben. Der RTW rückt einsatzbereit von der Notfallstelle ab.

Entkleiden des Kindes → Leichenflecke → Abbruch der Maßnahmen

Transport und Übergabe

Es findet kein Transport statt.

Weiterer Verlauf am Einsatzort

Der Notarzt spricht mit den Eltern das weitere Vorgehen ab. Zunächst wird abgestimmt, wo das tote Kind hingelegt werden soll. Die Eltern entscheiden sich für das Kinderbett. Das Kind wird vom Rettungsassistenten des NEF dorthin getragen, nachdem der Notarzt vorher das Bett noch einmal inspiziert hat. Anschließend erklärt er den Eltern, dass die Polizei hinzugezogen werden müsse. Beide Elternteile verbleiben bei geöffneter Tür allein im Kinderzimmer, während Protokoll und Totenschein ausgefüllt werden. Nach einiger Zeit bittet der Arzt ein Elternteil zu sich, um weitere Informationen für das Protokoll zu erhalten. Ebenfalls unterrichtet er die Eltern, dass ihr Kind wahrscheinlich obduziert werden muss. Er bie-

Alarmierung KIT und Notfallseelsorger

tet an, ein Kriseninterventionsteam und einen Seelsorger zu verständigen, was von den Eltern dankend angenommen wird.

Kommentar

Der plötzliche Kindstod ist für den Rettungsdienst immer ein belastender Einsatz. Schon beim Auffinden stellt sich häufig die Frage, ob das betroffene Kind noch reanimiert werden soll. Mit hoher Wahrscheinlichkeit ist diese Reanimation erfolglos. Liegen sichere Todeszeichen vor, sollte nicht mit der Reanimation begonnen werden. Den Eltern muss mitgeteilt werden, dass die Reanimation erfolglos gewesen bzw. das Kind tot ist. Das sollte in klaren und einfühlenden Worten geschehen, weniger ist oft mehr. Keinesfalls sollte man den Eltern Vorwürfe machen oder auf vorhandene Risikofaktoren hinweisen. Im Team sollte eine Person das Gespräch mit den Eltern übernehmen. In der Regel fällt diese Aufgabe dem Notarzt zu. Es sollte weitergehende Unterstützung und Hilfe angeboten werden, etwa die Benachrichtigung eines KIT-Teams, Seelsorgers oder von Verwandten/Nachbarn. Wird die Unterstützung in der akuten Situation abgelehnt, sollte eine Notiz mit der Telefonnummer eines KIT-Teams und der Selbsthilfegruppe für verwaiste Eltern bzw. der Gesellschaft zur Erforschung des plötzlichen Säuglingstodes (GEPS) hinterlassen werden. Da die Todesursache ungeklärt ist und ein Fremdverschulden nicht auszuschließen ist, wird die Polizei verständigt. Dabei sollte den Eltern erklärt werden, dass es sich um einen routinemäßigen Vorgang handelt. Streng genommen dürften die Eltern aus rechtlicher Sicht nicht allein beim toten Kind bleiben. Für die Trauerarbeit ist das jedoch notwendig und sinnvoll.

3.5 Sturz vom Wickeltisch

Einsatzmeldung/Anfahrt

Während der Rückfahrt zur Rettungswache erhält der RTW 50-41 um ca. 19.00 Uhr einen Folgeeinsatz über Funk: „Einsatz RTW. Sturz vom Wickeltisch." Das zuständige NEF sei noch nicht alarmiert, da laut Aussage des Disponenten das Kind ansprechbar sei.

➡ **Welches Material wird in die Wohnung mitgeführt?**

Material: Kindernotfallkoffer, EKG, Pulsoxymetrie, Immobilisationskragen

Aufgrund der Einsatzmeldung und der Lage des Einsatzortes in einem Mehrfamilienhaus im Erdgeschoss wählen die beiden Rettungsassistenten ihr mitzuführendes Material aus. Zu versorgen ist ein Kind, das Alter ist nicht genau bekannt, lässt sich jedoch grob eingrenzen, da das Kind scheinbar noch gewickelt wird. Die Rettungsassistenten nehmen daraufhin den Kindernotfallkoffer sowie das EKG mit integrierter Pulsoxymetrie und einen Stifneck®-Pädiatrie-Immobilisationskragen zum Einsatzort mit.

Situation am Notfallort/Erstbefund

Ein Mann, der Vater des Kindes, öffnet die Tür und führt die beiden Rettungsassistenten in das Kinderzimmer. Dort liegt im Bett ein waches, aber leicht apathisch wirkendes neun Monate altes Kind. Die Mutter sitzt neben dem Bett, in dem Reste von Erbrochenem zu erkennen sind. Die Mutter teilt mit, dass ihr Kind in einem kurzen unbeobachteten Moment vom Wickeltisch gefallen sei. Der Sturz selbst wurde nicht beobachtet. Das Kind hat zunächst geschrien und wurde zusehends ruhiger. Während nun ein Rettungsassistent dem Kind am großen Zeh die Pulsoxymetrie anlegt, beginnt der zweite mit der Untersuchung. Am Hinterkopf sind leichte Prellmarken zu erkennen, die Pupillen erscheinen anisokor, die weitere Ganzkörperuntersuchung ergibt keine weiteren Befunde. Die RA erheben den neurologischen Status nach der Glasgow-Coma-Scale (GCS) und kommen auf neun Punkte.

Neunmonatiges Kind, erbrochen, Prellmarken am Hinterkopf, Pupillen anisokor, GCS 9

➡ **Welche Informationen sollten neben (Fremd-)Anamnese und Auffindesituation noch gewonnen werden?**

Problematisch ist, dass Kinder in diesem Alter schwierig zu untersuchen sind. Sie können weder eigenständig Angaben machen, noch sind ihre Schmerzäußerungen zuverlässig. Zum anderen werden möglicherweise mit der Angabe „Sturz vom Wickeltisch" Misshandlungen des Kindes verheimlicht.

Verdachtsdiagnose

Schädel-Hirn-Trauma

➡ **Wie ist der Zustand des Patienten zu erklären?**

Die RTW-Besatzung geht von einem Schädel-Hirn-Trauma aus. Die Prellmarken am Hinterkopf, die Pupillendifferenz und die zunehmende Eintrübung des Kindes sprechen für diesen Verdacht. Die Mutter gibt an, das Kind habe zunächst geschrien und sei anschließend zunehmend eingetrübt. Dies spricht von der Lokalisation für eine intrazerebrale Blutung, bei der es typischerweise zu einer sekundären Bewusstseinseintrübung kommen kann.

➡ **Mit welchen Komplikationen müssen Sie rechnen?**

Eventuell entwickelt das Kind einen Hirndruck. Damit kann der kleine Patient weiter eintrüben und die Gefahr des Erbrechens mit möglicher Aspiration ist sehr groß. Weiterhin kann durch den vermuteten Sturz auf den Kopf eine Schädigung der HWS stattgefunden haben.

Durchgeführte Maßnahmen

Zunächst wird über das Telefon in der Wohnung der Notarzt nachalarmiert. Dem Kind werden 4 l/min Sauerstoff über eine Nasensonde verabreicht. Die Rettungsassistenten verzichten auf den Versuch, einen venösen Zugang zu legen, und warten mit diesem auf das Eintreffen des Notarztes. Die Pulsoxymetrie ergibt eine Sättigung von 96 %, die Pulsfrequenz wird mit 86 Schlägen in der Minute angezeigt und über das Tasten der A. brachialis verifiziert. Die eher niedrige Pulsfrequenz steht im Einklang mit einem möglichen Hirndruck. Mit einer passenden Kinder-Blutdruckman-

RA: O_2 (4 l/min), RR-Messung, EKG-Monitoring, Immobilisationskragen, Absaugbereitschaft, Auskultation

schette wird der Blutdruck auskultatorisch gemessen und ein Wert von 90/55 mmHg ermittelt. Die Blutdruckmessung erweist sich als schwierig und wird deswegen nur näherungsweise eingestuft. Ebenso wird ein EKG zum Monitoring des Patienten angelegt. Es stellt sich die Frage, wie das Kind gelagert wird, einerseits besteht die Aspirationsgefahr, andererseits ist möglicherweise die HWS verletzt, sodass eine Seitenlage ungünstig erscheint. Die RA entscheiden sich nach Anlage des Immobilisationskragens in Absaugbereitschaft für die vorgefundene Rückenlage. Eine Auskultation der Lungen ergibt eine seitengleiche Belüftung mit normalen Atemgeräuschen, eine Aspiration scheint demnach bisher nicht stattgefunden zu haben.

➡ ### Welche Maßnahmen ergreift der Notarzt?

NA: venöser Zugang inkl. kristalloider Infusion

Mittlerweile trifft der Notarzt in der Wohnung ein. Dieser wird von einem der anwesenden Rettungsassistenten über die Auffindesituation und die weiteren Maßnahmen informiert. Anschließend legt er eine Venenverweilkanüle am Handrücken, was beim zweiten Versuch auch gelingt. Eine kristalloide Infusionslösung (NaCl, 0,9 %) wird langsam infundiert. Nach Abwägung entscheidet der Notarzt in Anbetracht des Alters und der womöglich zu erwartenden Komplikationen in Abstimmung mit den Rettungsassistenten, auf eine Intubation und Beatmung präklinisch zu verzichten.

Transport und Übergabe

Der Transport zum RTW erfolgt auf der Trage. Das Kind wird über ein Kinderrückhaltesystem gesichert und vorsichtshalber auf der Vakuummatratze gelagert. Der Transport verläuft weiterhin in Absaugbereitschaft ohne Komplikationen. Das Kind wird in der Klink vorangemeldet. Als Zielklinik wird ein Haus der Maximalversorgung mit angeschlossener pädiatrischer Abteilung angefahren. Im Schockraum warten Anästhesie, Neurochirurgie und Unfallchirurgie. Nach Übergabe wird das Kind im Schockraum durch den Anästhesisten komplikationslos intubiert und kontrolliert beatmet.

Klinischer Verlauf

Schädelfraktur, intrazerebrale Blutung → neurochirurgische Versorgung

In der Klink zeigen sich in der bildgebenden Diagnostik ein Schädelbruch und eine intrazerebrale Blutung. Die HWS ist nicht verletzt, weitere Verletzungen können ebenfalls ausgeschlossen werden. Das Kind wird neurochirurgisch versorgt und bleibt anschließend zehn Tage auf der Intensivstation, davon sieben Tage beatmet. Anschließend wird es mit geringen neurologischen Auffälligkeiten auf die Kinderstation verlegt und nach weiteren zwei Wochen Klinikaufenthalt nach Hause entlassen. Hier erfolgt die komplette Wiederherstellung in ambulanter Therapie.

Kommentar

Der Sturz vom Wickeltisch ist ein immer wieder vorkommender Unfall, wenn die Kinder mobiler werden und sich eigenständig bewegen können. Möglicherweise ist es schwierig, das Ausmaß der Verletzungen vor Ort einzuschätzen, da die Kommunikation zwischen Helfern und Kind sehr eingeschränkt ist. In diesem beschriebenen Fall ist zumindest ein SHT sicher anzunehmen, die zunehmende Eintrübung und die Pupillendifferenz sprechen für diesen raumfordernden Prozess. Weitere Verletzungen können vermutet werden, etwa die Verletzung der

HWS, und letztlich nur nach bildgebender Diagnostik ausgeschlossen werden. Insbesondere ein SHT erhöht die Gefahr des Erbrechens und damit die Aspirationsgefahr erheblich. Spätestens mit Eintreffen des Rettungsfachpersonals muss eine sorgfältige Überwachung stattfinden. Der GCS-Wert sollte im Verlauf dokumentiert werden, sodass in der Klinik Aussagen über die neurologischen Veränderungen beim Patienten möglich sind. Schwierig ist es für den Notarzt, die Indikation zur Intubation abzuwägen. Der Sicherung der Atemwege und der suffizienten Beatmung des Patienten steht die oftmals problematische Intubation des Kindes entgegen. Fällt jedoch die Entscheidung zur Intubation und Beatmung des kleinen Patienten, sind einige Dinge besonders zu beachten. Die Wahl der Tubusgröße ist wichtig, da in diesem Alter der Tubus nicht geblockt wird. Grundsätzlich sollten neben der Größe des Endotrachealtubus auch die jeweiligen Nebengrößen bereitliegen. Erst nach dem Einführen des Tubus kann die sichere Abdichtung zur Trachealwand beurteilt werden. Das Einstellen der Stimmritze erfolgt in diesem Alter mit einem geraden Spatel (Foregger). Bei der Narkose selbst ist eine ausreichende Narkosetiefe und möglicherweise Relaxierung wichtig, um eine Hirndruckerhöhung durch Husten oder Würgen zu vermeiden. Auch die eigentliche Intubation gestaltet sich dann einfacher. Steht eine Kapnometrie zur Verfügung, sollten bei der Beatmung Werte zwischen 30 bis 40 mmHg EtCO$_2$ erreicht werden.

3.6 (Fieber-)Krampf

Einsatzmeldung/Anfahrt

Auf der Wache erhält der RTW 41–54 einen Einsatz über Funkmeldeempfänger: „Kind mit Atemnot." Nachdem der RTW den Einsatz übernommen hat, informiert die Leitstelle die Fahrzeugbesatzung: Ein ca. einjähriges Kind sei zyanotisch, die Eltern haben sehr aufgeregt angerufen, weitere Informationen waren am Telefon nicht zu erhalten. Das NEF ist parallel alarmiert (Anfahrtszeit ca. 15 Minuten). Der RTW erreicht den Einsatzort im ländlichen Bereich nach siebenminütiger Anfahrt. Bei dem Notfallort handelt sich um ein Einfamilienhaus.

Vermutlich einjähriges Kind, Atemnot, Zyanose

➡ **Welches Material wird in das Haus mitgeführt?**

Beim Einsatzstichwort „Kindernotfall" nehmen die beiden Rettungsassistenten folgendes Material mit: den Kindernotfallkoffer, die Sauerstoffeinheit, das EKG-Gerät mit integrierter Pulsoxymetrie. Weiterhin entscheiden sich die RA zur Mitnahme des Erwachsenennotfallkoffers, um alle Medikamente zur Verfügung zu haben, ohne erneut das Fahrzeug aufsuchen zu müssen.

Situation am Notfallort/Erstbefund

Ein aufgeregter ca. 30-jähriger Mann öffnet die Tür. Er empfängt die Rettungsassistenten mit den Worten: „Kommen Sie schnell, mein Sohn bekommt keine Luft mehr!" und geht in das angrenzende Zimmer voraus. In dem Wohnzimmer befindet sich eine Frau mit einem Säugling auf dem Arm. Es sind regelmäßige Atemgeräusche zu hören, der Säugling scheint zu schlafen. Die Haut ist auf den ersten Blick etwas gerötet, eine Zyanose ist nicht zu erkennen. Auf Nachfrage erklärt die Mutter, dass der Vater das Kind mit einer bläulichen Hautverfärbung im Bettchen

Atmung vorhanden, gerötete Haut, Fieber

vorgefunden hat. Der Junge hat seit ca. einem Tag Fieber, das heute besonders hoch gewesen sei. Das Fieber wurde vor ca. zwei Stunden zuletzt gemessen und betrug 39,5 °C. Vorerkrankungen seien nicht bekannt und auch die Entwicklung sei altersgemäß. Eine Neigung zu Krampfanfällen ist nicht bekannt.

➡ **Welche Informationen sollten neben (Fremd-)Anamnese und Auffindesituation noch gewonnen werden?**

Das Kind macht auf dem Arm der Mutter einen stabilen und nicht vital bedrohten Eindruck. Die Atmung ist regelmäßig, es sind keine pathologischen Atemgeräusche wahrzunehmen. Das Kind wird zunächst auf dem Arm der Mutter belassen. Über ein Ohrthermometer wird noch einmal die Temperatur gemessen. Diese Messung ergibt einen Wert von 40 °C. Außerdem wird dem Kind ein Pulsoxymeter angelegt, um ein kontinuierliches Monitoring der Sauerstoffsättigung und Pulsfrequenz zu erhalten. Es werden initial die folgenden Werte ermittelt: Sauerstoffsättigung 96 %, Puls 120 / min.

Verdachtsdiagnose

Krampfgeschehen, vermutlich Fieberkrampf

➡ **Wie ist der Zustand des Patienten zu erklären?**

Die zyanotische Verfärbung der Haut beim Auffinden durch den Vater ist auf den Krampfanfall zurückzuführen. Bei der gemessenen Körpertemperatur ist ein Krampf aufgrund der hohen Werte erklärlich. Nach dieser Anstrengung schläft das Kind nun. Nach einem Krampfanfall ist das normal und wird als postiktale Phase bezeichnet. In dieser Phase sollten die Reize, denen der Patient ausgesetzt ist, auf ein Minimum beschränkt werden, da jeder Reiz das Risiko eines erneuten Krampfanfalls erhöht.

➡ **Mit welchen Komplikationen müssen Sie rechnen?**

Erneuter Krampfanfall

Möglicherweise fängt der kleine Patient noch einmal an zu krampfen. Aber auch andere Ursachen für den Krampfanfall müssen bedacht werden. Ist der Säugling gestürzt und hat dabei ein SHT erlitten? Auch ein epileptischer Anfall oder Affektkrampf ist möglich.

Durchgeführte Maßnahmen

Vorsichtshalber wird eine Diazepam-Rektiole bereitgelegt, die bei einem neuerlichen Krampfanfall verabreicht werden kann. Bei einem einjährigen Kind sollten 5 mg Diazepam rektal verabreicht werden, ist das Kind schwerer als 15 Kilogramm, werden die 10-mg-Rektiolen gewählt. Des Weiteren wird das Kind auf eine Decke auf dem Fußboden gelegt. Dabei öffnet es die Augen und nimmt Blickkontakt mit seiner Umgebung auf. Es fixiert Eltern und Rettungsfachpersonal und ruft nach der Mutter. Demnach ist das Kind orientiert und erkennt Bezugspersonen. Mit Unterstützung der Eltern werden Wadenwickel zur Fiebersenkung angelegt. Weitere Maßnahmen erscheinen dem Rettungsfachpersonal bis zum Eintreffen des Notarztes zunächst nicht erforderlich.

➡ **Welche Maßnahmen ergreift der Notarzt?**

Der Zustand des Patienten verändert sich bis zum Eintreffen des Notarztes nicht. Dieser wird beim Eintreffen von einem Rettungsassistenten über die Situation informiert. Auf Anweisung wird dem Kind Paracetamol als Suppositorium zur Fiebersenkung in der Dosierung 10–15 mg/kg KG, in diesem Fall 125 mg, verabreicht.
Auf das Anlegen eines venösen Zuganges wird verzichtet, da das Kind stabil erscheint.

NA: Paracetamol
(125 mg rektal)

Transport und Übergabe

Der Transport zum RTW erfolgt auf dem Arm der Mutter. Im RTW wird das Kind über ein spezielles Kinderrückhaltesystem gesichert, die Mutter begleitet den Transport. Da das Kind in einem stabilen Zustand ist, wird während des Transports weiterhin nur die Pulsoxymetrie als Monitoring durchgeführt. Die Fahrt verläuft ohne Komplikationen.

Klinischer Verlauf

In der Klinik erfolgt eine stationäre Aufnahme des Patienten zur Abklärung der Krampfursache. Nach der weiteren Gabe fiebersenkender Medikamente und der Sicherung eines Infektes als Ursache für den hohen Temperaturanstieg wird das Kind am folgenden Tag entlassen.

Kommentar

Von Fieberkrämpfen sind insbesondere Kinder im Alter zwischen einem und zwei Jahren betroffen, sie können jedoch bis zum sechsten Lebensjahr auftreten. Dabei handelt es sich häufig um unkomplizierte Krampfanfälle. Selten sind eine längere Krampfdauer oder mehrere Krampfanfälle innerhalb eines Tages. Wie auch in diesem Fall stellt der Fieberkrampf oft keine großen Herausforderungen an das Rettungsfachpersonal. Das Kind wird beim Eintreffen an der Einsatzstelle in der postiktalen Phase (Nachschlafphase) vorgefunden, sodass weitere Maßnahmen sich lediglich auf das Senken des Fiebers konzentrieren. Zur Fiebersenkung hat sich Paracetamol (ben-u-ron®) als Suppositorium, wie bereits oben erwähnt, bewährt. Die Dosierung beträgt 10–15 mg/kg KG, bis zu viermal täglich. Beachtet werden muss, dass höhere Gaben lebertoxisch sind und eine Dosislimitierung von 50 mg/kg KG je Tag besteht. Vor der Gabe ist deshalb immer zu klären, ob Paracetamol bereits von den Eltern verabreicht wurde. Findet der Rettungsdienst ein noch krampfendes Kind vor, so handelt es sich vermutlich um einen Status epilepticus, der nur medikamentös durchbrochen werden kann. Zu unterscheiden sind hier der fokale Krampfanfall, der sich auf einzelne Körperregionen beschränkt, und der generalisierte Krampfanfall, der die gesamte Skelettmuskulatur betrifft. Auch sollten differentialdiagnostisch andere Ursachen ausgeschlossen werden. In Frage kommen Vergiftungen, Hypoglykämie, Hirndruck und Hirnerkrankungen wie die Meningitis oder Enzephalitis. Grundsätzlich sollte das Kind zur Diagnosesicherung in die Klinik gebracht und dort beobachtet werden.

4 Gynäkologische Notfälle/ Geburtskomplikationen

4.1 Geburt

Einsatzmeldung/Anfahrt

Blasensprung, beginnende Wehen

Auf der Wache erhält der RTW 23-54 einen Einsatz über Funkmeldeempfänger: „Beginnende Geburt mit Blasensprung." Nachdem der RTW den Einsatz übernommen hat, informiert die Leitstelle die Fahrzeugbesatzung: „Frau mit beginnender Wehentätigkeit und bereits stattgefundenem Blasensprung." In welchen Abständen die Wehen erfolgen, könne nicht gesagt werden. Die Anfahrt zum Einsatzort erfolgt ohne Sondersignal, das Eintreffen erfolgt nach 20 Minuten. Bei dem Einsatzort handelt es sich um ein Einfamilienhaus.

➡ **Welches Material wird in das Haus mitgeführt?**

Beim Einsatzstichwort „bevorstehende Geburt" nehmen die beiden Rettungsassistenten folgendes Material mit: den Erwachsenen- und Kindernotfallkoffer, die Sauerstoffeinheit und das EKG-Gerät mit integriertem Pulsoxymeter.

Situation am Notfallort/Erstbefund

Ein aufgeregter ca. 30-jähriger Mann öffnet die Tür. Er empfängt die RA mit den Worten: „Kommen Sie schnell, meine Frau bekommt das Kind!" und geht in das angrenzende Zimmer voraus. In diesem Zimmer, dem Schlafzimmer, befindet sich eine Frau im Bett. Die im Gegensatz zu dem Mann sehr ruhige Frau gibt an, dass der Blasensprung bereits stattgefunden und sie einiges an Fruchtwasser verloren habe. Die Wehen erfolgen in kurzen Abständen, ca. alle vier Minuten, und werden zunehmend heftiger. Der geplante Geburtstermin ist in zwei Tagen, die Schwangerschaft ist bisher komplikationslos verlaufen.

➡ **Welche Informationen sollten neben (Fremd-)Anamnese und Auffindesituation noch gewonnen werden?**

Dem Mutterpass entnehmen die beiden RA weitere Informationen, insbesondere zu erwartende Geburtskomplikationen sowie die Kindslage zur Geburt sind dabei wichtig. Es handelt sich um das erste Kind der Frau.

Verdachtsdiagnose

Bevorstehende Geburt
Diese scheint bereits begonnen zu haben, die Eröffnungsphase ist nach bisheriger Einschätzung dabei, in die Austreibungsphase überzugehen. Jetzt gilt es abzuwägen, ob eine Geburt vor Ort möglich bzw. notwendig ist oder ein Transport in die Klinik erfolgen soll.

➡ **Mit welchen Komplikationen müssen Sie rechnen?**

Die Geburt ist präklinisch möglichst nicht durchzuführen, da nicht erwartete Geburtskomplikationen eintreten können. Komplikationen, die eine Geburt vor Ort unmöglich machen, sind die Plazenta praevia, eine Fehllage des Kindes oder der Nabelschnurvorfall. Diese Komplikationen sind eine der wenigen Indikationen für eine präklinische Wehenhemmung. Dazu wird Partusisten (Fenoterol) notärztlich i. v. verabreicht. Ungünstig ist die inhalative Gabe dieses Medikaments. Zur Notfalltokolyse werden 25 g Partusisten appliziert.

Weitere Komplikationen, die die Geburt erschweren, sind die Nabelschnurumschlingung oder Mekoniumaspiration sowie Komplikationen beim Neugeborenen (Asphyxie, deprimiertes Neugeborenes).

Plazenta praevia, Kindsfehllage, Nabelschnurvorfall, Nabelschnurumschlingung, Mekoniumaspiration, Komplikationen beim Neugeborenen (NG): Asphyxie, deprimiertes NG

Durchgeführte Maßnahmen

Die RA fordern zunächst einen Notarzt und einen zweiten RTW nach. Nach bisheriger Einschätzung wird die Geburt in der Wohnung der Frau erfolgen. Umgehend wird die Geburt vorbereitet. Das Notgeburtbesteck wird aus dem RTW in die Wohnung gebracht, ebenso einige sterile Verbandstücher. Anschließend werden die RTW-Türen geschlossen und die Standheizung eingeschaltet, um das Fahrzeug vorzuheizen. Währenddessen verstärken sich die Wehen der Frau zunehmend. Ein venöser Zugang wird gelegt, die Pulsoxymetrie zur Überwachung angelegt und der Blutdruck gemessen. Alle Werte befinden sich im Normalbereich. Nach Inspektion des äußeren Genitals erkennen die Rettungsassistenten, dass bereits der Kopf des Neugeborenen sichtbar wird. Die Austreibungsperiode hat demnach bereits begonnen. Glücklicherweise trifft zu diesem Zeitpunkt der Notarzt ein.

➡ **Welche Maßnahmen ergreift der Notarzt?**

Der Notarzt unterstützt die von den beiden RA bereits eingeleiteten Maßnahmen. Die Geburt verläuft vor Ort komplikationslos, durch den Notarzt wird die Drehung des Kindes bei der Geburt unterstützt und der Kopf gehalten.

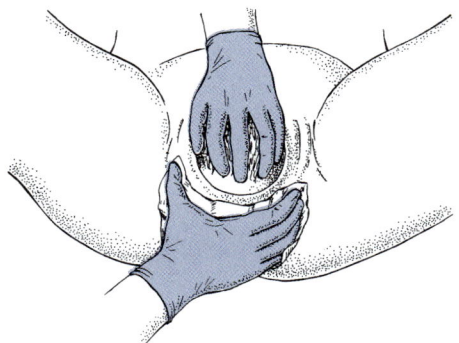

Abb. 4.1: Dammschutz

Die Frau gebiert ein gesundes Kind. Nach der Geburt werden nach ca. einer Minute Nabelklemmen etwa in der Mitte der Nabelschnur gesetzt und mit einer sterilen Schere durchtrennt (das Kind wegen eines möglichen Blutverlustes vor der Abnabelung maximal in Höhe der Plazenta lagern). Das Neugeborene beginnt unmittelbar nach der Geburt spontan zu schreien, ein Absaugen ist deswegen nicht

NA: Unterstützung des Geburtsvorganges, Beurteilung nach APGAR, Abnabelung, Wärmeerhalt

erforderlich. Die Hautfarbe ist rosig, die Kontrolle der Herzfrequenz erfolgt zunächst nicht, da das Kind lebensfrisch ist. Nun erfolgt die Beurteilung nach dem bekannten APGAR-Score, wobei das NG acht Punkte erhält. Nachdem der Mutter und dem ebenfalls anwesenden Vater zur Geburt gratuliert wurde, wird das Kind in vorgewärmte, weiche Handtücher gewickelt und neben die Mutter gelegt. Nach einiger Zeit erfolgt die Abstoßung der Plazenta, die in eine saubere Plastiktüte verpackt wird. Durch den mittlerweile eingetroffenen zweiten RTW wird der Transport von Mutter und Kind in die Klinik vorbereitet.

Transport und Übergabe

Mutter und Kind werden in einem RTW transportiert. Das NG wird neben der Mutter auf der Trage gesichert und der Wärmeerhalt fortgesetzt. Das Monitoring der Mutter (Blutdruck und Pulsoxymetrie) wird noch einmal vor Transportbeginn ermittelt. Weitere Maßnahmen werden während des Transports nicht durchgeführt.

Klinischer Verlauf

In der Klinik erfolgt eine stationäre Aufnahme. Mutter und Kind werden untersucht, nach zwei Tagen erfolgt die Entlassung nach Hause.

Kommentar

Eröffnungsperiode, Austreibungsperiode, Nachgeburtsperiode

Die normale Geburt ohne zu erwartende Geburtskomplikationen verläuft auch im Rettungsdienst meist problemlos. Das Rettungsfachpersonal sollte den normalen Geburtsablauf unterstützen. Die normale Geburt wird in drei Abschnitte unterteilt:
* Eröffnungsperiode
* Austreibungsperiode
* Nachgeburtsperiode.

Eröffnungsperiode

Die Geburt wird durch die Eröffnung des Muttermundes eingeleitet (Eröffnungsperiode), begleitet von einer regelmäßigen Wehentätigkeit. Der Abstand der Wehen beträgt ungefähr drei bis fünf, mindestens zehn Minuten. Diese Phase kann sehr lange dauern, durchaus bis zu zwölf Stunden, kann aber auch recht kurz sein. Es besteht kein Pressdrang.

Austreibungsperiode

Die Eröffnungsperiode geht in die Austreibungsperiode nach vollständiger Eröffnung des Muttermundes über. Die Wehenabstände verkürzen sich. Die Wehen gehen in Presswehen über. Spätestens in dieser Phase findet der Blasensprung statt, die Geburt des Kindes erfolgt.

Nachgeburtsperiode

Mit dem Abnabeln des Neugeborenen beginnt die Nachgeburtsperiode, die mit der Abstoßung der Plazenta endet.
Die Geburt sollte möglichst in der Klinik erfolgen. Befindet sich der Geburtsvorgang bereits in der Austreibungsperiode, ist ein Transport der Gebärenden in die Klinik nicht mehr möglich, die Geburt wird zu Hause oder im Rettungsmittel

erwartet und durchgeführt. Bei zu erwartenden und nicht zu beherrschenden Geburtskomplikationen wird, wie bereits erwähnt, ein rascher Transport angestrebt und eine präklinische Tokolyse durchgeführt.

4.2 Vorzeitiger Blasensprung

Einsatzmeldung/Anfahrt

Auf der Rettungswache erhält der RTW 30-41 einen Einsatz über Funkmeldeempfänger: „Gynäkologischer Notfall, vorzeitiger Blasensprung." Nachdem der RTW den Einsatz übernommen hat, informiert die Leitstelle die Fahrzeugbesatzung: Eine schwangere Frau hat einen vorzeitigen Blasensprung, Näheres ist nicht bekannt. Der RTW erreicht den Einsatzort im ländlichen Bereich nach ca. zwölfminütiger Anfahrt. Bei dem Einsatzort handelt sich um ein Einfamilienhaus.

➡ **Welches Material wird in das Haus mitgeführt?**

Beim Einsatzstichwort „gynäkologischer Notfall" nehmen die beiden Rettungsassistenten folgendes Material mit: den Notfallkoffer, die Sauerstoffeinheit, das EKG-Gerät mit integriertem Pulsoxymeter.

Material: Notfallkoffer, Sauerstoffeinheit, EKG, Pulsoxymetrie

Situation am Notfallort/Erstbefund

Ein ca. 30-jähriger Mann öffnet die Tür. Er empfängt das Rettungsteam mit den Worten: „Meine Frau hat einen Blasensprung" und führt es in das angrenzende Zimmer. In diesem Schlafzimmer liegt eine offensichtlich schwangere Frau im Ehebett. Das Bett ist augenscheinlich feucht. Die Frau gibt an, sie habe einen plötzlichen Blasensprung gehabt und sich anschließend ins Bett gelegt. Es liegt keine Wehentätigkeit vor, der errechnete Geburtstermin ist in 41 Tagen.

➡ **Welche Informationen sollten neben (Fremd-)Anamnese und Auffindesituation noch gewonnen werden?**

Neben der Information über den errechneten Geburtstermin sollten über die Befragung der Frau und die Informationen aus dem Mutterpass weitere Schwangerschaftskomplikationen abgeklärt werden. Auch gegenwärtig akut stattgefundene Ereignisse sind von Bedeutung.

Verdachtsdiagnose

➡ **Wie ist der Zustand der Patientin zu erklären?**

Die Verdachtsdiagnose vorzeitiger Blasensprung ist offensichtlich.

➡ **Mit welchen Komplikationen müssen Sie rechnen?**

Es bestehen verschiedene Gefahren für das Kind. Das Fruchtwasser dämpft Erschütterungen, das Kind „schwimmt". Weiterhin schützt es das ungeborene Kind vor Krankheitserregern. Entsprechend leiten sich die Gefahren ab, es besteht

Infektionsgefahr, Nabelschnurvorfall

eine Infektionsgefahr. Akut bedrohlich ist es, wenn das Kind die Nabelschnur abdrückt, die Versorgung ist gestört oder gänzlich unterbrochen. Das kann schwere Schäden nach sich ziehen (dauerhafte Hirnschäden) oder gar zum Tode führen.

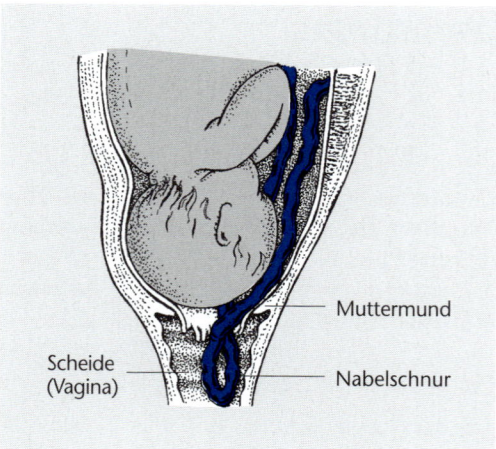

Scheide (Vagina)

Muttermund

Nabelschnur

Abb. 4.2: Gefahr beim Nabelschnurvorfall

Durchgeführte Maßnahmen

Die Rettungsassistenten lassen die Frau zunächst im Bett liegen und führen ein Basismonitoring durch, gemessen werden der Blutdruck (130/90 mmHg), der Puls (96 min^{-1}) und die Sauerstoffsättigung (98 %). Ein venöser Zugang wird auf dem Handrücken gelegt und eine isotone NaCl-Lösung zum Offenhalten angehängt. Die Schwangere darf keinesfalls laufen, das würde die Gefahr eines Nabelschnurvorfalls erhöhen. Deswegen wird die Frau zur Trage getragen und auf der Trage das Becken etwas erhöht gelagert. Die nächste Klinik mit einer gynäkologischen Abteilung wird angefahren und vorab informiert.

➡ **Welche Maßnahmen ergreift der Notarzt?**

Ein Notarzt wird nicht nachgefordert, da hier durch den Notarzt auch keine weiteren Maßnahmen durchgeführt würden. Priorität hat die klinische Diagnostik.

Transport und Übergabe

Der Transport verläuft komplikationslos, das Monitoring wird kontinuierlich fortgesetzt. In der Klinik wird die Frau sofort in die gynäkologische Abteilung gebracht.

Klinischer Verlauf

Nach der Diagnostik wird das Kind durch einen Kaiserschnitt (Sektio) entbunden. Das Neugeborene wird noch zwei Wochen intensivmedizinisch versorgt und kann anschließend ohne Schäden das Krankenhaus mit der Mutter verlassen.

Kommentar

Ein vorzeitiger Blasensprung stellt in der frühen Phase der Schwangerschaft ein großes Problem dar. Ist das Kind noch nicht lebensfähig, kann es nicht gerettet werden, ein Verbleib in der Gebärmutter ist nicht möglich. Ist das Kind lebensfähig, jedoch noch deutlich vor dem geplanten Geburtstermin, ist häufig eine intensivmedizinische Betreuung notwendig. In der präklinischen Versorgung ist unbedingt zu beachten, dass die Mutter keinesfalls mehr laufen darf, das Becken sollte leicht erhöht gelagert werden, um einen Nabelschnurvorfall zu vermeiden. Nach der Lagerung der Mutter erfolgt der Transport in eine Klinik mit gynäkologischer Abteilung. Weitere Maßnahmen können präklinisch nicht ergriffen werden.

Mutter darf in keinem Fall laufen!

4.3   Vaginale Blutung

Einsatzmeldung/Anfahrt

Auf der Wache erhält der RTW 20-41 einen Einsatz über Funkmeldeempfänger mit dem Einsatzstichwort „gynäkologischer Notfall". Ein NEF ist laut Alarmdepesche nicht mit alarmiert. Auf Nachfragen gibt der Disponent an, keine weiteren Informationen zu haben. Der RTW erreicht den Einsatzort im städtischen Bereich nach siebenminütiger Anfahrt. Es handelt sich um ein Mehrfamilienhaus.

Einsatzmeldung: gynäkologischer Notfall

➡ **Welches Material wird in das Haus mitgeführt?**

Beim Einsatzstichwort „gynäkologischer Notfall" nehmen die beiden Rettungsassistenten folgendes Material mit: den Notfallkoffer, die Sauerstoffeinheit, das EKG-Gerät mit integriertem Pulsoxymeter.

Situation am Notfallort/Erstbefund

Die Wohnung befindet sich im zweiten Stock, das Treppenhaus ist recht eng. Eine 20-jährige Frau öffnet den Rettungsassistenten die Tür. Die Frau sieht auffällig blass aus und steht in gekrümmter Haltung. Die Frau kann sich kaum auf den Beinen halten und wird sogleich von dem Rettungsteam auf den Boden im Wohnungsflur gelegt. An der Kleidung sind im Beckenbereich frische Blutflecken zu erkennen. Das Tasten des Radialispulses ergibt einen fadenförmigen Puls mit schneller Frequenz. Die Frau gibt an, aus der Scheide zu bluten. Daraufhin wird vermutet, dass sich aufgrund der Blutung ein Volumenmangelschock entwickelt hat. Die junge Frau erklärt auf Nachfrage, dass sie seit ca. drei Stunden starke Blutungen habe. Da vaginale Blutungen viele Ursachen haben können, klären die Rettungsassistenten zunächst, ob die Frau schwanger ist. Eine Schwangerschaft ist der Frau allerdings nicht bekannt, könnte jedoch möglich sein, da die letzte Regelblutung ausgeblieben ist. In den nächsten Tagen habe sie einen Termin beim Gynäkologen. Beim Palpieren des Bauches findet sich eine Abwehrspannung.

20-jährige Patientin mit Blutungen aus der Scheide, gekrümmte Haltung, blass, fadenförmiger, tachykarder Puls, Abwehrspannung

Verdachtsdiagnose

Die Verdachtsdiagnose lautet: extrauterine Gravididät (EUG) mit Ruptur der Tuba oder Abortus. Die Symptomatik eines akuten Abdomens in Verbindung mit einer starken vaginalen Blutung spricht für diese Diagnose.

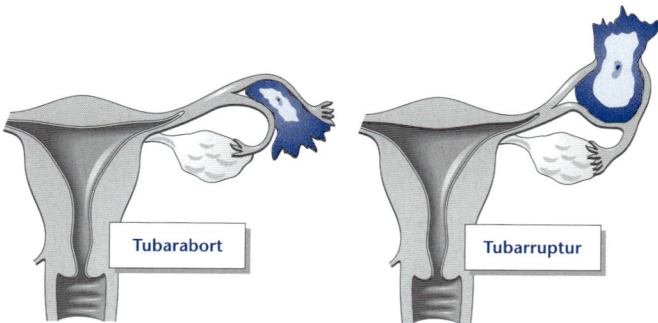

Abb. 4.3.1: Tubarabort und -ruptur

➡ **Mit welchen Komplikationen müssen Sie rechnen?**

Die Patientin entwickelt einen Volumenmangelschock, der präklinisch möglicherweise nicht zu beherrschen ist.

Durchgeführte Maßnahmen

Zunächst wird über das Telefon im Flur der Patientin der Notarzt nachgefordert und parallel die Versorgung der Patientin durchgeführt. Ein Rettungsassistent legt die Pulsoxymetrie an (92 %, Frequenz 110 min^{-1}) und verabreicht 6 l/min Sauerstoff über eine Nasenbrille. Der zweite Rettungsassistent misst den Blutdruck (90/50 mmHg) und legt einen venösen Zugang. Über diesen wird im Schuss zunächst eine Ringer-Lösung infundiert. Die Frau wird gebeten, den Beckenbereich zu entkleiden. Anschließend werden mehrere Verbandtücher als sterile Vorlage vor die Vagina gelegt und die Patientin in die Frit'sche Lagerung gebracht, um die Blutung zu vermindern.

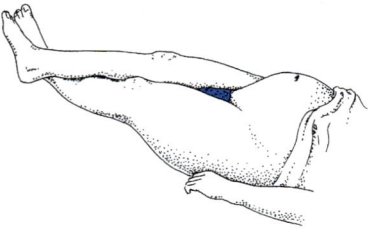

Abb. 4.3.2: Fritsche Lagerung

Die Vorlage blutet recht schnell durch. Eine weitere Blutdruckmessung ergibt, dass der Blutdruck (85/50 mmHg) trotz Volumengabe weiter gesunken ist. Daraufhin entscheiden sich die Rettungsassistenten die Frau schnellstmöglich in den RTW zu bringen. Dazu wird vor der Haustür die Trage vorbereitet, die Patientin selbst mittels Tragetuch durch das enge Treppenhaus nach unten getragen und dort auf der Trage gelagert. Anschließend erfolgt der Transport in den RTW.

➡ **Welche Maßnahmen ergreift der Notarzt?**

Kurz danach trifft das NEF ein. Der Notarzt wird über die bisherigen Maßnahmen informiert und legt einen zweiten Zugang, über den 500 ml einer kolloidalen Lösung (HÄS, 6 %) infundiert werden. Da die erste Ringer-Lösung mittlerweile durchgelaufen ist, wird eine zweite angehängt und weiterhin zügig infundiert. Die nächstgelegene Klinik mit einer gynäkologischen Abteilung wird vorab informiert.

NA: zweiter venöser Zugang, HÄS, 6 % (500 ml), weitere Ringer-Lösung (500 ml), Voranmeldung

Transport und Übergabe

Der Transport erfolgt mit Sonderrechten. Die Infusionstherapie wird fortgesetzt, der Kreislauf stabilisiert sich mäßig.

Klinischer Verlauf

In der Klinik erfolgt eine stationäre Aufnahme der Patientin in der gynäkologischen Abteilung. Dort wird eine EUG mit Tubaruptur diagnostiziert und diese sofort operativ versorgt. Die Patientin verlässt nach zehn Tagen die Klinik in gutem Zustand.

Kommentar

Die Ursachen für vaginale Blutungen können vielfältig sein: EUG, Abortus, Manipulationen, Vergewaltigung, Fremdkörper (Selbstbefriedigung) oder Tumoren. Zunächst sollte geklärt werden, ob eine Schwangerschaft vorliegt und hier bereits Komplikationen bekannt oder zu erwarten sind (Mutterpass). Vaginale Blutungen sind präklinisch kaum zu beherrschen, neben einer Volumensubstitution erfolgt ein rascher Transport in eine Klinik mit gynäkologischer Abteilung. Eine Besonderheit stellt die Blutung nach erfolgter Geburt (Nachgeburtsphase) dar. Eine Uterusatonie kann sehr schnell zum Verbluten führen. In diesem Fall ist Oxytocin das Mittel der Wahl, um eine Kontraktion des Uterus zu erreichen. Dosierung: zunächst 3 IE titriert i. v., dann 10 IE in eine Infusion geben und langsam laufen lassen.

Differentialdiagnosen: EUG, Abortus, Manipulationen, Vergewaltigung, Fremdkörper (Selbstbefriedigung), Tumoren

4.4 Vena-Cava-Kompressionssyndrom

Einsatzmeldung / Anfahrt

Auf der Rettungswache erhält der RTW 60-52 um 20.38 Uhr einen Einsatz über Funkmeldeempfänger: „NAP (nicht ansprechbare Person)". Das Fahrzeug rückt aus und erhält weitere Informationen. Der Einsatzort ist der Seminarraum einer Volkshochschule, dort soll eine Frau kollabiert sein. Das NEF hat bereits einen anderen Einsatz und ist deswegen zurzeit nicht verfügbar.

➡ **Welches Material wird in das Haus mitgeführt?**

Beim Einsatzstichwort „nicht ansprechbare Person" nehmen die beiden Rettungsassistenten folgendes Material mit: den Notfallrucksack, die Sauerstoffeinheit, das EKG-Gerät mit integriertem Pulsoxymeter. Der Seminarraum liegt im ersten Stock des Gebäudes, ein Fahrstuhl existiert nicht, das Treppenhaus ist relativ eng.

Material: Notfallrucksack, Sauerstoffeinheit, EKG, Pulsoxymeter

Situation am Notfallort/Erstbefund

An der Tür des Gebäudes wird das Rettungsteam von einem Seminarteilnehmer erwartet. Dieser führt sie zum Seminarraum. Auf dem Weg dorthin berichtet er, dass es sich um ein Yogaseminar handelt. In dem Raum befinden sich gut zehn Personen, es riecht nach Räucherkerzen. Auf dem Boden liegt eine blasse und offensichtlich hochschwangere Frau auf dem Rücken. Eine ca. 40-jährige Frau (Seminarleiterin) kniet daneben und hält die Hand. Die übrigen Personen umringen das Geschehen. Die Rettungsassistenten positionieren das Equipment neben der betroffenen Person und fordern, mit Ausnahme der erstbetreuenden Frau, alle weiteren Personen auf, den Raum zu verlassen. Auf Ansprache reagiert die Patientin somnolent, sie ist auffallend blass. Daraufhin wird die Frau zunächst auf die linke Seite gedreht, woraufhin sich der Zustand eindrucksvoll verbessert. Die Hautfarbe wird wieder normal, die Patientin ist wach und ansprechbar und zu allen Kriterien (Person, Zeit, Ort) orientiert. Die Seminarleiterin erklärt, dass eine Yoga-Entspannungsübung im Liegen durchgeführt wurde, als die Patientin eintrübte.

➡️ **Welche Informationen sollten neben (Fremd-)Anamnese und Auffindesituation noch gewonnen werden?**

40. SSW, bisher komplikationsloser Verlauf

Nachdem sich die Lage entschärft hat, ist es erforderlich, weitere Informationen zu gewinnen. Die Frau ist in der 40. SSW, der bisherige Verlauf der Schwangerschaft war komplikationslos.

Verdachtsdiagnose

Vermutlich handelt es sich um ein Vena-Cava-Kompressionssyndrom. Die Auffindesituation und der deutlich verbesserte Zustand der Frau, nachdem sie in eine Halbseitenlinkslagerung gebracht wurde, sprechen für diese Arbeitsdiagnose.

➡️ **Mit welchen Komplikationen müssen Sie rechnen?**

Das Vena-Cava-Kompressionssyndrom ist präklinisch gut zu beherrschen. In ganz wenigen Fällen kann es wegen der Mangelversorgung zu einer Schädigung von Mutter und/oder Kind kommen.

Durchgeführte Maßnahmen

RA: RR- und P-Kontrolle, Empfehlung der klinischen Abklärung

Puls und Blutdruck werden zunächst kontinuierlich überwacht und stabilisieren sich zunehmend. Nachdem die Frau noch einige Zeit gelegen hat, wird sie in eine sitzende Position gebracht. Ein Rettungsassistent bereitet die Trage vor und positioniert sie vor der Eingangstür. Anschließend kehrt er in den Seminarraum zurück. Die schwangere Patientin steht mit Unterstützung auf. Der Zustand ist weiterhin stabil. Dennoch empfehlen die Rettungsassistenten der Patientin, zur Sicherheit und weiteren gynäkologischen Diagnostik mit in die Klinik zu kommen. Die Patientin stimmt dem zu. Gemeinsam und mit Unterstützung geht sie die Treppe herunter und legt sich an der Eingangstür auf die vorbereitete Trage.

Transport und Übergabe

Im RTW werden keine weiteren Maßnahmen durchgeführt. Die Lagerung der Patientin erfolgt zunächst in der Linksseitenlage, da diese als unbequem empfunden wird, legt sich die Frau wieder auf den Rücken, der Oberkörper ist erhöht.

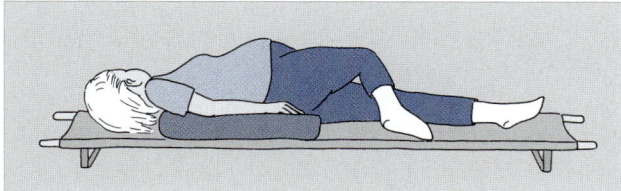

Abb. 4.4: Lagerung bei Vena-Cava-Kompressionssyndrom

Dennoch bleibt der Zustand stabil. Der Transport in die Klinik erfolgt ohne Sonderrechte.

Klinischer Verlauf

In der Klinik erfolgt eine weitere Diagnostik, welche die Verdachtsdiagnose bestätigt. Die Patientin wird am nächsten Morgen entlassen.

Kommentar

In der Rückenlage drückt die Gebärmutter auf die untere Hohlvene. Das kann zu Füllungsstörungen des Herzens und damit zum relativen Volumenmangel führen. Eine rasche Besserung tritt nach der Druckentlastung der großen Vene ein. Dennoch sollte grundsätzlich ein Transport in die Klinik erfolgen, um eine Fruchtschädigung oder andere Ursachen für die Symptomatik auszuschließen. Es ist günstig, die betroffene Person auf der linken Seite zu lagern, um eine Druckentlastung der Vena cava inferior zu gewährleisten. Das ist aber nicht immer bequem, deswegen Lagerung der Betroffenen nach Wunsch und den Kreislaufzustand beobachten.

5   Toxikologische Notfälle

5.1   CO-Vergiftung (Suizidversuch)

Einsatzmeldung/Anfahrt

An einem frühen Samstagnachmittag wird der RTW 61-50 über Pieper mit dem Einsatzstichwort „Suizidversuch" alarmiert. Das dreiköpfige Team, eine Rettungsassistentin, ein Rettungsassistent und ein Praktikant im Anerkennungsjahr, erfährt während der Anfahrt über Funk, dass eine Frau den Verdacht habe, ihr Mann versuche sich in der Garage mit Autoabgasen umzubringen. Parallel zum RTW sind ein NEF der Nachbargemeinde und ein Hilfeleistungslöschfahrzeug (HLF) der freiwilligen Ortsfeuerwehr alarmiert. Die vierminütige Anfahrt erfolgt ohne weitere Komplikationen.

➡   **Mit welcher Gefährdung für den Rettungsdienst ist zu rechnen?**

Noch während der Anfahrt bittet die Rettungsassistentin den Praktikanten, sich bei diesem Einsatz im Hintergrund zu halten, da aufgrund der Einsatzmeldung mit einer Gefährdung des Rettungsdienstes in Form einer Intoxikation zu rechnen sei.

Situation am Notfallort/Erstbefund

Verriegelte Garage mit laufendem Fahrzeug darin, Rettung durch Feuerwehr

Der RTW ist an der Einsatzstelle das ersteintreffende Fahrzeug. Der Fahrer des RTW parkt mit etwas Abstand zum Haus, sodass noch Platz für die weiteren Fahrzeuge bleibt. Das Team wird von der Anruferin auf der Auffahrt des Hauses empfangen, sie sagt, dass sie ihren Mann nicht finden könne und diesen in der Garage vermute. Diese sei nicht zu öffnen und man könne Motorengeräusche hören.
Der Rettungsassistent folgt der Frau und hört an der Garage ebenfalls Motorengeräusche. Die Garage, welche einzeln neben dem Haus steht, hat einen Nebeneingang und das Garagentor als Zugang, beide sind von innen verriegelt. Aufgrund der relativ eindeutigen Situation beschließt der Rettungsassistent, mit den beiden anderen alles nötige Equipment in sicherem Abstand neben der Garage vorzubereiten. Dazu gehören Trage, EKG, Sauerstoffbrett mit Beatmungseinheit und der Einsatzkoffer.
Während der Vorbereitungen trifft das HLF ein. Nach einer kurzen Übergabe versuchen die Feuerwehrmänner die Seitentür der Garage zu öffnen, zwei Männer rüsten sich mit Pressluftatmgeräten aus. Die Rettungsassistentin kümmert sich in dieser Zeit um die Frau, damit diese die Arbeiten an der Tür nicht behindert. Die Garagentür kann schnell geöffnet werden und die beiden Feuerwehrleute mit den Pressluftatmgeräten betreten die Garage.
In der Garage finden die Feuerwehrmänner den Ehemann in seinem Auto auf dem Fahrersitz zusammengesunken vor. Die Scheiben des Autos sind heruntergelassen, der Motor läuft. Während der eine der beiden die Fahrertür vorsichtig öffnet und den Motor ausschaltet, löst der zweite die Verriegelung des Garagentores und öffnet dieses von innen. Der Mann an der Fahrertür zieht den Fahrersitz nach hinten, befreit die Beine aus den Pedalen und stellt diese auf. Anschließend zieht er den Patienten mit dem Rautek-Rettungsgriff aus dem Wagen und dann vor die Tür. Im

Freien helfen weitere Feuerwehrmänner und das Team des Rettungswagens, ihn auf die bereitgestellte Trage zu legen.

➡ **Was ist in dieser Situation zu beachten?**

Personen dürfen den mit Kohlenmonoxid angereicherten Raum nicht ohne Atemschutzgerät betreten. Eine weitere Versorgung des Patienten durch den Rettungsdienst hat dann im Freien oder im Rettungswagen zu erfolgen. Ebenfalls sollten Angehörige davon abgehalten werden, diese Räume zu betreten.

Verdachtsdiagnose

Nach einer kurzen Überprüfung der Bewusstseinslage und der Atmung auf der Trage steht fest, dass der Patient eine Eigenatmung hat, aber bewusstlos ist. Aufgrund der Umstände des Einsatzes wird davon ausgegangen, dass die Bewusstlosigkeit in einer Kohlenmonoxidvergiftung begründet ist. Bevor nun weitere Untersuchungsschritte folgen, wird der Patient zunächst in die stabile Seitenlage gelegt.

Kohlenmonoxid(CO)-Intoxikation

➡ **Welches sind die Leitsymptome einer Kohlenmonoxidvergiftung?**

Bei einer schleichenden Kohlenmonoxidvergiftung, z. B. durch einen falsch eingestellten Durchlauferhitzer, können die ersten Symptome langsam eintreten und sich über Tage verschlechtern. Anzeichen einer gering erhöhten Kohlenmonoxidkonzentration in der Luft können z. B. welke Pflanzen oder tote Haustiere sein. Erste Anzeichen beim Menschen sind Schwindel, Unruhe und Kopfschmerzen im Stirn- und Schläfenbereich sowie leichte Sehstörungen und Kurzatmigkeit. Es folgen bei höheren CO-Hb-Konzentrationen Muskelschwäche und Koordinationsstörungen. Des Weiteren können Krampfanfälle auftreten und es droht die Bewusstlosigkeit. Der Tod tritt bei einer Kohlenmonoxidvergiftung dann aufgrund einer Atemlähmung bzw. eines Herzversagens mit Lungenödem ein. Zu beachten ist, dass es bei der Kohlenmonoxidvergiftung selten zur Ausprägung einer Zyanose kommt. Ein eindeutiges Symptom für eine Kohlenmonoxidvergiftung gibt es also nicht, vielmehr sind die Symptome in Bezug auf das Notfallbild zu sehen. In diesem Notfall ist die Bewusstlosigkeit in der massiven Kohlenmonoxidexposition begründet.

Schwindel, Unruhe, Kopfschmerzen, Sehstörungen, Kurzatmigkeit, Muskelschwäche, Koordinationsstörungen, Krampfanfälle, Ateminsuffizienz, Lungenödem, Herz- Kreislauf-Stillstand

➡ **Mit welchen Komplikationen müssen Sie rechnen?**

Zum einen besteht durch die Bewusstlosigkeit die Gefahr der Verlegung der Atemwege, zum anderen droht durch Kohlenmonoxid selbst die Lähmung der Atemtätigkeit bzw. Einschränkung der Herztätigkeit.

Durchgeführte Maßnahmen

Nachdem der Patient in die stabile Seitenlage gelegt wurde, werden alle weiteren Maßnahmen in dieser Position durchgeführt bzw. Messinstrumente angeschlossen.

➡ **Welche Maßnahmen müssen durch das Rettungsfachpersonal ergriffen werden?**

Als Erstes erhält der Patient Sauerstoff über eine Maske mit einem Flow von 10 l/ min, anschließend werden EKG und Pulsoxymetrie angeschlossen und der Blutdruck gemessen. EKG und Pulsoxymetrie zeigen eine Frequenz von 122/min an. Die gemessene Sauerstoffsättigung wird mit 99 % angegeben. Der Blutdruck liegt bei 80/50 mmHg. Noch bevor der Patient in den Wagen gebracht wird, legt die Rettungsassistentin ihm einen venösen Zugang, an den eine kristalloide Infusion angeschlossen wird. Diese wird zunächst schnell infundiert. Aus dem Blut der Viggo wird zur ersten Orientierung ein Blutzuckertest gemacht, dieser ergibt 85 mg/dl.

➡ **Welche Maßnahmen werden durch den Notarzt ergriffen?**

Lungenauskultation → Ausschluss Ödem, Anforderung RTH, Dormicum® (5 mg), Etomidat (20 mg) und Fentanyl (0,1 mg), Intubation und Beatmung

In dem Moment, als der Patient in den Rettungswagen gebracht wird, trifft der Notarzt ein. Es erfolgt eine Übergabe durch die Rettungsassistentin im RTW. Der Notarzt auskultiert die Lunge des Patienten, kann aber keine auffälligen Atemgeräusche feststellen. Aufgrund des Zustandes des Patienten und der gegebenen Situation beschließt der Notarzt, den Patienten zu intubieren und mit einem Hubschrauber in die nächste Klinik mit Überdruckkammer fliegen zu lassen. Er bittet den Rettungsassistenten je eine Ampulle Dormicum® (Midazolam), Etomidat und Fentanyl aufzuziehen. Die Rettungsassistentin bereitet unterdessen die Intubation mit einem 8,0-mm-ID-Tubus vor. Zeitgleich wird durch den Rettungsassistenten des NEF über die Leitstelle ein RTH angefordert.

Nach Check des bereitgelegten Materials zur Intubation werden dem ca. 80 Kilogramm schweren Patienten 5 mg Dormicum®, 20 mg Etomidat und 0,1 mg Fentanyl appliziert. Die anschließende Beutel-Masken-Beatmung toleriert der Patient problemlos. Er wird durch den Notarzt intubiert und anschließend mit einer Frequenz von 16/min und einer Atemzugtiefe von 400 ml maschinell beatmet.

Der RTH meldet, dass er auf dem nahe liegenden Sportplatz landet, zu welchem der Patient transportiert werden soll.

Transport und Übergabe

Der Patient wird nun mit dem RTW zum nahe gelegenen Sportplatz gefahren. Kurz nach der Ankunft am Sportplatz landet dort auch der Rettungshubschrauber. Der Mann wird umgelagert und der Notarzt des NEF übergibt den Patienten an die Besatzung des RTH. Dieser fliegt den Patienten in das 25 Flugminuten entfernte Krankenhaus mit einer Überdruckkammer.

Klinischer Verlauf

Überdruckkammer, Extubation, keine körperlichen Folgeschäden → stationäre und ambulante psychiatrische Therapie

Nach der Übergabe in der Klinik wird der Patient direkt in die Überdruckkammer zur weiteren Therapie gefahren. Während der Behandlung in der Kammer bleibt er weiterhin narkotisiert und beatmet.

Er kann noch am gleichen Abend extubiert werden. Eine primäre Untersuchung am Abend lässt auf keine Folgeschäden durch die Intoxikation schließen. Eine ausführliche Untersuchung am folgenden Tag bestätigt dieses erste Ergebnis. Auf Anraten der behandelnden Ärztin wird der Mann aufgrund des Suizidversuches freiwillig in eine psychiatrische Klinik überwiesen. Diese kann er nach drei Wochen verlassen und wird anschließend noch weiter ambulant in einer Psychotherapie und mit Antidepressiva behandelt.

Kommentar

Im Fall einer Kohlenmonoxidvergiftung sollten niemals die Gefahren, die für den Ersthelfer und das Rettungsdienstpersonal bestehen, unterschätzt werden. Ist mit dem Austritt giftiger Gase aufgrund des Unfallbildes zu rechnen, sollte die Rettung aus geschlossenen Räumen nur mit Atemschutzgeräten durchgeführt werden.

Typisch für Einsätze, bei denen Kohlenmonoxid eine Rolle spielt, sind wie in diesem Fall Suizide mit Autoabgasen. In schlecht gelüfteten Wohnräumen kann es aber durchaus auch zu Unfällen durch unvollständige Verbrennungen, z.B. in schlecht gewarteten Öfen, kommen.

Existiert Kohlenmonoxid in der Umgebungsluft, wird dies leichter ans Hämoglobin gebunden als Sauerstoff, denn CO hat eine 200–300fach größere Affinität zum Hämoglobin. Die ersten toxischen Wirkungen können bei einer Konzentration von 0,1–0,2 Vol.-% nach einer halben bis einer Stunde eintreten. 0,3–0,5 Vol.-% Kohlenmonoxid können bereits nach wenigen Minuten letal sein, da bei einer solchen Konzentration bereits 90 % des Hämoglobins besetzt werden.

CO-Hämoglobin hat eine ähnliche Farbwirkung wie O_2-Hämoglobin, daher bildet sich in der frühen Vergiftungsphase meistens keine Zyanose aus. Eine auffällige Rosafärbung der Haut, wie sie häufig beschrieben wird, bleibt im Fall der Kohlenmonoxidvergiftung bei Bränden oft aus. Aufgrund der Ähnlichkeit von CO-Hämoglobin und O_2-Hämoglobin kann die Messtechnik der Pulsoxymetrie zwischen diesen beiden Verbindungen nicht unterscheiden, und es werden falsch hohe Werte angegeben, die keine Rückschlüsse auf die tatsächliche Sauerstoffsättigung im Blut zulassen.

Bei einer Kohlenmonoxidintoxikation, auch nur bei dem Verdacht, sollte die Therapie mit 4-DMAP, welche sich bei einer Zyanid- oder Rauchgasvergiftung bei Kunststoff- oder Schwelbränden anbietet, auf jeden Fall unterlassen werden. Durch eine weitere Abnahme des Hämoglobingehaltes würde die Saustofftransportfunktion des Blutes noch weiter eingeschränkt werden, mit fatalen Folgen für den Patienten.

5.2 Tablettenintoxikation (Antidepressiva)

Einsatzmeldung/Anfahrt

Um 16.04 Uhr erfolgt die Alarmierung des RTW 22-70 über den Funkmeldeempfänger: „Hilflose Person in Wohnung/Türöffnung." An diesem Tag befinden sich in dem Wagen eine Rettungsassistentin, ein Rettungssanitäter und ein Praktikant im Anerkennungsjahr. Während der Anfahrt unter Sonderrechten erfährt das Team, dass außerdem das HLF 11-30, das zweite NEF der Stadt und die Polizei mit alarmiert sind. Der RTW trifft gleichzeitig mit dem HLF und der Polizei ein. Der Anrufer wartet an der Tür des sechsstöckigen Mehrfamilienhauses.

➡ **Welches Material ist mit in die Wohnung zu nehmen?**

Da die Einsatzsituation zu diesem Zeitpunkt vollkommen unklar ist, entscheidet die Besatzung des RTW, vorsorglich Notfallkoffer, EKG und Sauerstoffinhalationseinheit mitzunehmen.

Material: Notfallkoffer, EKG und Sauerstoffeinheit

Situation am Notfallort/Erstbefund

Nicht ansprechbare Patientin, Atemwege frei, Atmung flach, Zungenbiss, Pupillen weit und isokor

Auf dem Weg in den vierten Stock erzählt der Mann, er habe vor etwa einer Stunde mit seiner Bekannten (Patientin) telefoniert. Diese sei sehr aufgelöst gewesen, habe das Telefonat abrupt beendet und sei bei weiteren Anrufversuchen nicht mehr an den Apparat gegangen. Er habe sich Sorgen gemacht, sei dann direkt zu ihr gefahren (ca. 45 Minuten Anfahrt), und als sie dann auch auf sein Klingeln die Tür nicht öffnete, habe er per Handy die Polizei gerufen.

Als die Frau auf mehrfaches Klingeln hin auch jetzt nicht öffnet, wird die Tür durch die Feuerwehr von außen aufgebrochen. Unterdessen gibt der Bekannte weiter an, dass die Frau derzeit in Scheidung lebe, psychisch labil sei und sich auch in psychotherapeutischer Behandlung befinde. Während des Telefonats habe sie von einem gestrigen Treffen mit ihrem Noch-Ehemann erzählt, welches sehr schlecht verlaufen sei.

Nachdem die Tür geöffnet ist, findet die Mannschaft des Rettungswagens die Frau im Wohnzimmer auf dem Sofa liegend vor. Sie reagiert weder auf laute Ansprache noch auf festes Rütteln durch die Rettungsassistentin. Die Atmung erscheint im ersten Augenblick frei, aber sehr flach, aus dem Mundwinkel fließt ein wenig rosafarbener Speichel. Eine Kontrolle des Mundraumes ergibt, dass die Patientin sich auf die Zunge gebissen hat. Außerdem ist zu erkennen, dass sie eingenässt hat. Die Pupillen sind weit und reagieren auf Lichteinfall isokor.

Bevor weitere diagnostische Maßnahmen erfolgen, entschließen sich die Helfer, die Frau neben dem Sofa auf dem Fußboden in die stabile Seitenlage zu legen, um so eine Verbesserung der Atmung zu erreichen und die Aspirationsgefahr zu mindern. Anschließend wird der Blutdruck gemessen, ein EKG angelegt, das Pulsoxymeter angeschlossen und ein intravenöser Zugang am linken Handrücken gelegt. Der Blutdruck, zunächst palpatorisch gemessen, liegt systolisch bei 80 mmHg, das EKG zeigt eine Sinustachykardie von 128/min, die Pulsoxymetrie zeigt einen Puls von 125/min und eine Sauerstoffsättigung des Blutes von 93 %. Eine Blutzuckermessung aus dem Blut der Viggo ergibt einen Wert von 103 mg/dl.

➡ **Auf welche Gegebenheiten in der Wohnung ist zu achten?**

Um die Patientin besser lagern und behandeln zu können, wird der Wohnzimmertisch zuvor etwas vom Sofa abgerückt, dabei findet der Praktikant unter dem Tisch zwei leere Flaschen Bier und eine fast leere Flasche Wodka. Gleichzeitig kommt einer der Polizisten ins Wohnzimmer und zeigt zwei Medikamentenpackungen, welche er in der Küche im Mülleimer gefunden habe. Beide Medikamentenverpackungen sind leer und enthielten Amitriptylin (25 mg).

Verdachtsdiagnose

Alkohol- und Tablettenintoxikation, Verdacht auf Krampfanfall

Die Rettungsassistentin geht nun nicht nur von einem reinen Alkoholmissbrauch, sondern aufgrund der besonders tiefen Bewusstlosigkeit und der gefundenen Medikamentenverpackungen auch von einer Tablettenintoxikation mit suizidalem Hintergrund aus. Der Zungenbiss und das Einnässen sprechen dafür, dass die Frau vor dem Eintreffen des Rettungsteams gekrampft hat.

➡ **Welche Umstände könnten sonst noch zu einer Bewusstlosigkeit geführt haben?**

Die Kombination von Bewusstlosigkeit und Krampfanfall kann auch auf eine Hypoglykämie hindeuten, allerdings kann dies durch den Blutzuckertest ausgeschlossen werden. Um weitere Gründe für die Bewusstlosigkeit, neben dem Einfluss der Tabletten und des Alkohols, ausschließen zu können, untersucht die Assistentin nach der Lagerung in die stabile Seitenlage den Kopf auf Anzeichen einer Sturz- oder Schlagverletzung. Es ist weder eine Kopfplatzwunde noch ein Hämatom festzustellen, sodass das Team zunächst davon ausgeht, dass die Bewusstlosigkeit in der Kombination von Alkohol und Antidepressiva begründet liegt.

➡ **Mit welchen Komplikationen ist in dieser Situation zu rechnen?**

Wie bei jeder Bewusstlosigkeit besteht auch in diesem Fall ein erhöhtes Risiko der Verlegung der Atemwege. Zum einen durch die Gefahr der Aspiration, zum anderen durch ein Erschlaffen der Zungenmuskulatur. Des Weiteren ist damit zu rechnen, dass die Einflüsse von Alkohol und Medikamenten sich nicht nur auf das Bewusstsein, sondern auch auf die Herz- und Atemtätigkeit auswirken.

Verlegung der Atemwege, Aspiration

Durchgeführte Maßnahmen

Primär gilt es, die Atemwege zu sichern, dafür wurde die Patientin, wie bereits beschrieben, in die stabile Seitenlage verbracht, darüber hinaus erhält sie anschließend noch einen Guedel-Tubus.

➡ **Welche Maßnahmen müssen durch das Rettungsfachpersonal ergriffen werden?**

Nachdem sie nun in der stabilen Seitenlage neben dem Sofa liegt, EKG, SpO_2-Sättigung, Blutdruck, Blutzucker angelegt bzw. gemessen sind, erhält die Patientin aufgrund der Sauerstoffsättigung von 93 % eine Sauerstoffbrille mit einem Flow von 4 l/min. Über den venösen Zugang wird aufgrund des geringen Blutdrucks eine kristalloide Infusionslösung (NaCl, 0,9 %) schnell infundiert.
Noch bevor der Notarzt eintrifft, sinkt die Atemfrequenz auf unter acht Atemzüge/min und die Atemzüge werden immer flacher. Trotz angeschlossenen Sauerstoffs sinkt die Sauerstoffsättigung auf unter 90 %. Der Sanitäter und der Praktikant drehen die Patientin wieder vorsichtig auf den Rücken, die Rettungsassistentin schließt derweil ein Demand-Ventil an einen Beatmungsbeutel und beginnt daraufhin die Patientin assistiert zu beatmen.
Kurz darauf trifft auch der Notarzt ein und lässt sich vom Rettungssanitäter über die Situation und die bisher durchgeführten Maßnahmen aufklären. Die Sättigung stabilisiert sich unter der assistierten Beatmung auf 95 %.

➡ **Welche Maßnahmen werden durch den Notarzt ergriffen?**

Nachdem der Notarzt sich von der tiefen Bewusstlosigkeit überzeugt hat, beschließt er, um die Atmung sicherzustellen, noch vor Ort zu intubieren. Er wechselt mit der Rettungsassistentin den Platz und beatmet weiter assistiert. Die Rettungsassistentin bittet er, die Intubation mit einem 8,0-mm-Tubus vorzubereiten, der Fahrer des NEF soll eine Ampulle Dormicum® (15 mg/3 ml) und 2 mg Anticholium® (Physostigmin) aufziehen. Der Rettungssanitäter holt in der Zeit aus dem Wagen ein Tragetuch für den Transport durchs Treppenhaus und stellt vor dem Haus die Trage auf.

NA: Dormicum® (5 mg), Anticholium® (2 mg), Intubation, Beatmung

Vom Notarzt werden über den venösen Zugang nun langsam 2 mg Anticholium® und 5 mg Dormicum® appliziert. Anschließend intubiert er die Patientin, sie toleriert den Tubus, ohne dass weitere Medikamente verabreicht werden müssen. Nachdem die Lage des Tubus kontrolliert und dieser fixiert wurde, wird weiter mit dem Beutel beatmet. Nun wird die Frau auf das Tragetuch gelegt und der Transport aus dem vierten Stock durch das Treppenhaus beginnt, dabei bleibt neben der Pulsoxymetrie auch das EKG die ganze Zeit angeschlossen.

Transport und Übergabe

Gegenatmung der Patientin, insgesamt 8 mg Dormicum®, fraktioniert, weitere NaCl-Lösung (0,9 %), Besserung des Zustands

Im Wagen angekommen wird die Frau an das Beatmungsgerät des Wagens angeschlossen. Das Gerät wird dabei so eingestellt, dass es eigene Atemzüge der Frau toleriert, bei Bedarf aber unterstützend tätig wird (SIMV-Modus). Noch bevor der Rettungswagen losfährt, beginnt die Frau sich mit leichtem Würgereflex gegen den Tubus zu wehren. Insgesamt erhält sie auf der ca. 25-minütigen Fahrt ins Krankenhaus fraktioniert 8 mg Dormicum®, worunter sie den Tubus weiter toleriert. Noch während der Fahrt erfolgt die Anmeldung in der Klinik durch den Notarzt per Telefon. Im RTW erhält die Frau eine zweite kristalloide Infusion. Bei Erreichen des Krankenhauses ist der Blutdruck auf 100/60 mmHg gestiegen, die Herzfrequenz ist während dieses Zeitraumes von 120/min auf 100/min gesunken, ohne dass der Notarzt weitere, gezielt auf die Herztätigkeit Einfluss nehmende Medikamente verabreicht hat.

Klinischer Verlauf

Anticholium® (2 mg), Magenspülung, medizinische Kohle (100 g), intensivmedizinische Überwachung → psychiatrische Klinik

Nach Ankunft in der Klinik entscheidet der aufnehmende Arzt aufgrund der unklaren Aufnahmemenge noch eine Magenspülung durchzuführen. Zuvor werden weitere 2 mg Anticholium® appliziert. Anschließend wird die Magenspülung durchgeführt und über den Magenspülschlauch insgesamt 100 g medizinische Kohle verabreicht. Die Patientin wird in den folgenden 36 Stunden nach Aufnahme weiter beatmet, die Herztätigkeit stabilisiert sich darunter rasch.

Fünf Tage nach Aufnahme in die Klinik wird die Frau auf Anraten der Ärzte freiwillig in eine psychiatrische Klinik überwiesen. Nach sieben Wochen stationärer Behandlung kann die Frau entlassen werden und wird anschließend weiter ambulant betreut.

Kommentar

Im Nachhinein betrachtet hat die Patientin großes Glück gehabt, doch noch rechtzeitig gefunden worden zu sein. Zum einen war sie durch die eingetretene Bewusstlosigkeit stark gefährdet zu aspirieren oder an einer Verlegung der Atemwege zu ersticken. Zum anderen bestand eine ebenso große Gefahr, an den Wirkungen des Antidepressivums auf das Herz zu versterben.

Trizyklische Antidepressiva: drei Ks: Kardiotoxizität, Koma, Krampfanfälle

Trizyklische Antidepressiva haben eine starke kardiozirkulatorische Wirkung. Diese besteht in einer Tachykardie, verminderter Auswurfleistung → Hypotonie, PQ- und QT-Intervallverlängerung, Torsade-de-pointes-Tachykardien oder einem AV-Block II. bzw. III. Grades. Auf das zentrale Nervensystem wirken sie, wie auch in diesem Fall, dämpfend, Bewusstlosigkeit, Atemdepression bis hin zum Atemstillstand können die Folge sein. Generell kann man sich das Wirkungsspektrum einer Antidepressivaintoxikation mit Hilfe von drei Ks merken: Kardiotoxizität, Koma und Krampfanfälle. In Kombination mit Alkohol bzw. bestimmten anderen Medikamenten potenziert sich die Toxizität von Antidepressiva erheblich. Antidepressiva sind, wenn es zu einer Überdosierung kommt, als besonders gefährlich zu betrachten, weil sie zum einen relativ früh eine hohe Toxizität aufweisen und zum anderen einer besonders suizidgefährdeten Klientel verschrieben werden.

Die Magenspülung, wie sie in diesem Fall durchgeführt wurde, ist allgemein sehr umstritten. Sie sollte auf jeden Fall nur durchgeführt werden, wenn der Patient noch voll ansprechbar und orientiert ist bzw. ein Aspirationsschutz durch Intubation besteht. In der Literatur wird darauf verwiesen, dass eine Magenspülung auch eine Verschiebung von Medikamentenresten ins Duodenum zur Folge haben kann und dies eine Resorption noch begünstigen würde. Auf jeden Fall sollte in den ersten Stunden nach Medikamentenaufnahme eine großzügige Applikation von medizinischer Kohle erfolgen, mindestens 1 g/kg KG.

Für die spätere Behandlung solcher Fälle ist zu bedenken, dass Medikamentenintoxikationen im Erwachsenenalter zum größten Teil vor einem suizidalem Hintergrund stattfinden.

5.3 Heroinintoxikation

Einsatzmeldung/Anfahrt

Es ist ca. 10.35 Uhr und nach einer erfolgreichen Reanimation stehen sowohl NEF als auch RTW noch am Krankenhaus und werden von den Teams wieder hergerichtet. Es folgt eine gemeinsame Einsatznachbesprechung im Hof des Krankenhauses. Während der Nachbesprechung kommt von der Leitstelle die Anfrage, ob die Fahrzeuge bereits wieder einsatzfähig seien. Beide Fahrzeuge erhalten daraufhin folgenden Notfalleinsatz: „Verdacht auf Heroinintoxikation/23-jähriger Patient." Bereits nach sechsminütiger Anfahrt unter Sonderrechten erreichen beide Fahrzeuge die Wohnung des Patienten, welche sich in einem sozialen Brennpunkt der Stadt befindet.

➡ **Welche Einsatzmaterialien werden mit zum Patienten genommen?**

Aus dem NEF werden vom Rettungsassistenten und vom Notarzt der Notfallrucksack und das EKG mitgenommen, die aus zwei Personen bestehende RTW-Besatzung, ein Rettungsassistent und ein Rettungssanitäter, nehmen eine Sauerstoffinhalations- und Beatmungseinheit und einen weiteren Notfallrucksack mit zum Patienten.

Material: zwei Notfallrucksäcke, EKG, Sauerstoffinhalationseinheit und Beatmungsgerät

Situation am Notfallort/Erstbefund

Nicht ansprechbarer Patient, Zyanose, Bradypnoe, Pulsfrequenz: 48/min, RR: 80/40 mmHg, SpO$_2$: 56 %, enge Pupillen

An der Tür werden die Einsatzkräfte von der aufgelösten Freundin des Patienten empfangen. Während sie den Männern den Weg ins Wohnzimmer zu ihrem Freund zeigt, erzählt sie, dass sie vor etwa zehn Minuten durch ein lautes Geräusch wach geworden sei und ihren Freund daraufhin im Wohnzimmer liegend vorgefunden habe, als er nicht ansprechbar gewesen sei, habe sie den Rettungsdienst verständigt.

Im Wohnzimmer entdeckt das Team einen jungen Mann, der bewusstlos neben dem Wohnzimmertisch liegt. Sofort werden die ersten Vitalparameter durch den Notarzt und einen der Rettungsassistenten erhoben. Unterdessen befragt ein anderes Mitglied des Teams die Frau im Flur der Wohnung zu den Lebensumständen des Patienten. Sie gibt an, dass es keine Besonderheiten gebe. Besondere Vorerkrankungen seien auch nicht bekannt.

Auffällig ist neben der Zyanose die besonders langsame Atmung des Patienten, sie liegt bei unter sechs Atemzügen pro Minute. Die Messung der Vitalparameter ergibt einen gefühlten Puls von 48/min, der Blutdruck liegt bei 80/40 mmHg, das EKG zeigt einen Sinusrhythmus mit einer Frequenz von 46/min. Die Pulsoxymetrie zeigt eine Sauerstoffsättigung von 56 % an. Bei der Kontrolle der Pupillen ist auffällig, dass diese besonders eng sind (Miosis) und fast gar nicht auf Lichteinfall reagieren.

Die RTW-Besatzung und der Notarzt drehen den Patienten auf den Rücken. Der Rettungsassistent beginnt, den Mann mit Hilfe eines Beatmungsbeutels und einer 5er-Maske assistiert zu beatmen. Die Frequenz beträgt dabei etwa zwölf Beatmungen pro Minute. An den Beatmungsbeutel ist ein Demand-Ventil angeschlossen, sodass der Patient mit 100 % Sauerstoff beatmet wird. Zeitgleich versucht der Notarzt beim Patienten einen venösen Zugang zu legen, dabei fällt ihm eine starke Vernarbung beider Unterarme auf, daraufhin ruft er die Freundin des Patienten nochmals zu sich und fragt sie eindringlich, ob ihr Freund drogenabhängig sei. Sie erzählt nun, dass er vor etwa zwei Jahren begonnen habe Heroin zu spritzen, aber seit etwa sechs Wochen an einem Methadonprogramm teilnehme.

➡ ### Auf welche Gegebenheiten in der Wohnung ist zu achten?

Insgesamt macht die Wohnung auf das Team einen sehr verwahrlosten Eindruck. Drei volle Aschenbecher und eine Menge leerer Bierdosen prägen das Bild des Wohnzimmers. Während Notarzt und Rettungsassistent den Patienten versorgen, entdeckt der Rettungssanitäter unter einem Stapel Zeitschriften auf einem Beistelltisch auch typisches Fixbesteck, wie einen rußigen Teelöffel, eine Kerze, eine Aromazitrone, wie man sie zum Backen verwendet, einen Gürtel, eine 2-ml-Spritze mit Kanüle und Reste eines Heroinpäckchens.

Verdachtsdiagnose

Die Umstände dieses Notfallbildes, wie Fixbesteck, keine Reaktion und die Bradypnoe, lassen für eine erste Verdachtsdiagnose auf eine Heroinintoxikation schließen.

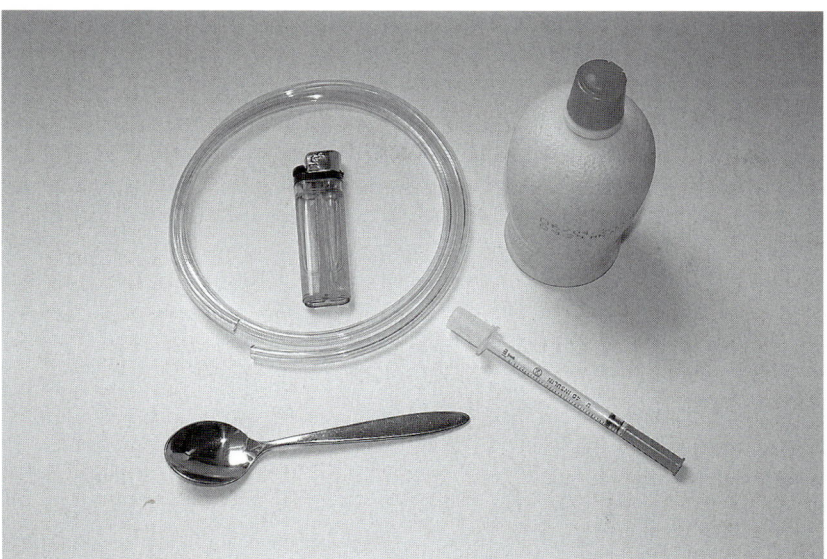

Abb. 5.3: Fixerbesteck

➡ **Welche Leitsymptome erhärten die Verdachtsdiagnose?**

Für die Bewusstlosigkeit, wie sie in diesem Falle vorliegt, können sicherlich auch eine Menge anderer Umstände verantwortlich sein, wie etwa ein Schlag auf den Kopf, eine Hypoglykämie oder eine Vergiftung durch eine andere Noxe, um nur einige zu nennen. Typisch für eine Drogenintoxikation dieser Art sind allerdings die stecknadelkopfgroßen Pupillen, einhergehend mit der massiven Atemdepression und der vorliegenden Bradykardie. Hinzu kommen in diesem Fall noch die vielen Narben an den Unterarmen, die von einem jahrelangen Heroinmissbrauch herrühren.

Enge Pupillen, Atemdepression, Bradykardie, zerstochene, narbige Unterarme

➡ **Mit welchen Komplikationen müssen Sie rechnen?**

Bei einer Heroinintoxikation droht aufgrund einer Lähmung des Atemzentrums der Atemstillstand. Dies ist auch die Todesursache bei einer massiven Überdosierung, dem sog. goldenen Schuss. Geringe Überdosierungen führen eher zu einer Tachykardie, hohe Überdosierungen zu einer Bradykardie. Der Herzstillstand wird üblicherweise erst aufgrund einer Hypoxie am Myokard nach Atemstillstand hervorgerufen. Des Weiteren kann als Folge einer Überdosierung ein toxisches Lungenödem entstehen.

Durchgeführte Maßnahmen

Zur weiteren Therapie will der Notarzt die Wirkung des Heroins mit Narcanti® so weit antagonisieren, dass es zu einer ausreichenden Eigenatmung kommt, der Patient aber nicht vollkommen aufklart.

> **Welche Maßnahmen müssen durch das Rettungsfachpersonal ergriffen werden?**

Narcanti® (zwei Ampullen à 0,4 mg), Diazepam (10 mg)

Nach Legen des intravenösen Zugangs bittet der Notarzt den Rettungssanitäter, die Viggo statt, wie sonst üblich, nur mit einem Viggo-Pflaster zusätzlich mit einer Mullbinde zu fixieren. Die angeschlossene kristalloide Infusionslösung wird zunächst schnell infundiert. Den Fahrer des NEF fordert er unterdessen auf, zwei Ampullen Narcanti® (Naloxon, 0,4 mg/1 ml) auf zwei einzelne Spritzen aufzuziehen. Des Weiteren soll er noch eine Ampulle Diazepam 10 mg/2 ml aufziehen. Der Rettungsassistent des RTW kann währenddessen den Patienten ohne Probleme weiter mit Hilfe des Beatmungsbeutels assistiert beatmen.

> **Welche Maßnahmen werden durch den Notarzt ergriffen?**

Noch bevor der Notarzt dem Patienten das Medikament verabreicht, auskultiert er dessen Lungen, kann aber keine Anzeichen eines toxischen Lungenödems feststellen. Anschließend appliziert er nun 1 ml Narcanti® (0,4 mg). Dies geschieht langsam, etwa über 30 Sekunden, um ein mögliches Erbrechen zu vermeiden. Das Diazepam hat er nur für den Fall aufziehen lassen, dass das Narcanti® das Heroin vollkommen antagonisiert und es so zu einem akuten Opiatentzugssyndrom kommt. Bei einem solchen Syndrom könnte es aufgrund von Aggressivitätsschüben zu einer Selbst- bzw. Fremdgefährdung durch den Patienten kommen.

Zwei Minuten nach Applikation hat sich die Eigenatmung bereits auf acht Atemzüge/min gesteigert. Dem Patienten wird nun eine Sauerstoffbrille angelegt, über die er 6 l/min Sauerstoff erhält. Da er immer noch bewusstlos ist, wird er in die stabile Seitenlage gebracht. Die peripher gemessene Sauerstoffsättigung zeigt mittlerweile wieder einen Wert von > 90 % an. Der Mann wird nun auf die inzwischen geholte Trage umgelagert und in der stabilen Seitenlage fixiert in den Rettungswagen gebracht.

Transport und Übergabe

Sinusrhythmus, P: 55, RR: 90/50 mmHg → telefonische Voranmeldung → Narcanti® (0,4 mg i. m.)

Im Rettungswagen zeigt das EKG einen Sinusrhythmus von 55/min, der Blutdruck beträgt 90/50 mmHg, die Sättigung ist weiterhin stabil. Über die Leitstelle erfährt das Team, dass das nächstgelegene Krankenhaus den Patienten nicht aufnehmen kann, da derzeit keine intensivmedizinischen Plätze frei seien. Nach telefonischer Rücksprache mit einem anderen Krankenhaus, in dem der Patient aufgenommen werden kann, beginnt die 35-minütige Fahrt unter Sonderrechten. Kurz vor Erreichen des Krankenhauses sinkt die Atemfrequenz des Mannes wieder leicht, der Notarzt injiziert ihm daraufhin die zweite Ampulle Narcanti®, diesmal intramuskulär.

Klinischer Verlauf

Im Krankenhaus angelangt hat der Mann eine Eigenatmung mit einer Frequenz von etwa zehn Atemzügen/min, die Herzfrequenz liegt bei 60/min und die Sauerstoffsättigung ist auf über 95 % gestiegen. Der Patient wird nun weiter intensivmedizinisch betreut. Nach einem Drogenscreening bestätigt sich der Verdacht einer Heroinintoxikation. Während der kommenden vier Stunden macht eine immer wieder abfallende Atemfrequenz und Sauerstoffsättigung das dreimalige Nachdosieren von Narcanti® nötig. Der Mann verbleibt bis zum kommenden Morgen in der Klinik und wird dann auf eigenen Wunsch entlassen.

Kommentar

Für alle Vergiftungen bzw. Überdosierungen mit opiumhaltigen Drogen oder Medikamenten, bei denen es zu einer Atemdepression gekommen ist, gilt Naloxon immer als Mittel der Wahl. Naloxon selbst hat keine morphinähnlichen Nebenwirkungen und kann daher auch nur bei dem Verdacht auf eine Intoxikation mit synthetischen oder natürlichen Opiaten gegeben werden. Es ist zunächst vorsichtig zu dosieren, denn sollte es zu einer vollständigen Antagonisierung des Heroins kommen, kann die Folge eine Entzugssymptomatik mit Symptomen wie Tachykardie, Tremor, Erbrechen, Krampfanfällen und arteriellem Hypertonus sein. Diese Symptomatik kann unter Umständen auch bei Agitiertheit des Patienten für das Rettungsdienstpersonal gefährlich werden. Wenn möglich, sollte eine ausreichende Eigenatmung erzielt werden. Wenn nach einer zwei- bis dreimaligen Gabe die Wirkung des Naloxon ausbleibt, kann davon ausgegangen werden, dass die vorliegende Symptomatik nicht in Zusammenhang mit einem Opiat, mit Ausnahme des Buprenorphin (Temgesic®, Subutex®), oder anderen agonistisch-antagonistisch wirkenden Opiaten steht, sondern andere Ursachen hat. Nach einer erfolgreichen Gabe von Naloxon sollte immer bedacht werden, dass die Halbwertszeit von Naloxon häufig kürzer ist als die des Opiats. Dies kann einen Wiedereintritt der Opiatwirkung zur Folge haben.

Kommt es zur Ausbildung eines toxischen Lungenödems, sollte die Intubation des Patienten und eine anschließende PEEP-Beatmung erfolgen, die Gabe von Diuretika bleibt in den meisten Fällen erfolglos.

In der Drogenszene ist Heroin auch unter den Synonymen H, Harry, Skag, Dope, Smack, Shit, Horse, Junk, White Stuff, Lady Jane und diversen anderen Namen bekannt.

Narcanti® → Antidot der Wahl, dennoch vorsichtig dosieren

5.4 Alkoholintoxikation

Einsatzmeldung/Anfahrt

An einem Samstagmorgen um 1.25 Uhr wird der RTW 41-54 aus der Stadt in einen zum Einsatzgebiet gehörenden Nachbarort gerufen. Von der Leitstelle erfahren die beiden Rettungsassistenten, dass die Einsatzstelle die im Ort befindliche Schule sei, dort finde eine große Abschlussparty statt, auf der jemand wohl den Alkohol nicht so gut vertragen habe. Der Patient werde bereits vom Sanitätsdienst vor Ort betreut. Die Anfahrt erfolgt unter Sonderrechten und dauert zwölf Minuten.

Situation am Notfallort/Erstbefund

Vor Ort wird der RTW von einem Sanitätshelfer eingewiesen, er kann direkt neben dem Sanitätszelt vor dem Festgelände halten. Anschließend wird die Besatzung ins Sanitätszelt geführt, in dem mehrere Personen versorgt und betreut werden. Ein anwesender Rettungssanitäter zeigt dem Team des RTW den Patienten, dessentwegen sie gerufen worden sind.

→ **Welche Ergebnisse liefert die Übergabe?**

Der Rettungssanitäter beschreibt den Zustand des Patienten vom Auffinden bis zum jetzigen Zeitpunkt. Demnach ist man gegen 1.00 Uhr von einer Gruppe angetrunkener Jugendlicher alarmiert worden, diese hätten ihn und einen Kollegen zu dem Patienten gebracht, welcher etwas abseits des Festgeländes unter einer Überdachung auf dem Boden gelegen habe. Der Patient sei nur schwer erweckbar gewesen und wollte in Ruhe gelassen werden. Er habe stark alkoholisiert gewirkt und auch bereits erbrochen gehabt, die Sanitäter beschlossen daher den Jugendlichen zum Sanitätszelt zu bringen. Da dieser nicht mehr laufen konnte, trug man ihn mit zwei weiteren Kollegen auf einer Trage ins Zelt und lagerte ihn dort in der stabilen Seitenlage. Die Messung des Blutdrucks habe palpatorisch gemessen einen systolischen Wert von 70 mmHg ergeben, daraufhin habe man beschlossen, den RTW zu rufen. Bis jetzt sei der junge Mann nicht mehr ansprechbar gewesen, weitere Messungen des Blutdrucks hätten immer wieder das gleiche Ergebnis gehabt.

Patient auf dem Boden liegend, offensichtlich alkoholisiert, schwer erweckbar, erbrochen, systolischer RR: 70 mmHg

Verdachtsdiagnose

Die beiden Rettungsassistenten schließen vom ersten Eindruck und von den Schilderungen des Rettungssanitäters auf eine Alkoholintoxikation und beschließen, den Patienten nun in den Rettungswagen zu bringen, um ihn unter besserem Licht und mit mehr Ruhe untersuchen zu können.

→ **Welche Differentialdiagnose gilt es zu beachten?**

Wie bei jeder Bewusstlosigkeit sollten in diesem Fall, auch wenn die Sachlage relativ eindeutig erscheint, weitere Ursachen für die Bewusstlosigkeit weitestgehend ausgeschlossen werden. In Frage kämen in diesem Fall sicherlich zum einen ein Schädel-Hirn-Trauma als Folge eines Sturzes oder auch eine Hypoglykämie. Des Weiteren kann auch eine Mischintoxikation mit anderen Drogen oder auch Medikamenten vorliegen.

Differentialdiagnose: alle Ursachen einer Bewusstlosigkeit, SHT, Hypoglykämie, andere Intoxikation

→ **Welche Leitsymptome erhärten die Verdachtsdiagnose?**

Der vorliegende Alkoholgeruch der Ausatemluft (Foetor alcoholicus), die Tatsache, dass, wie sich im RTW erst herausstellt, der Patient eingenässt hat, und das Erbrechen lassen auf einen Alkoholabusus schließen, sind aber sicherlich keine eindeutigen Symptome, welche nur unter Alkoholeinfluss vorkommen.

→ **Mit welchen Komplikationen müssen Sie rechnen?**

Aufgrund der Bewusstlosigkeit besteht die Gefahr der Aspiration von Erbrochenem oder auch des Zurückfallens der Zunge, aufgrund fehlender Reflexe, gegen die Rachenhinterwand, was eine Verlegung der Atemwege zur Folge hätte.

Da die Leber einen deutlich erhöhten Sauerstoffbedarf beim Abbau des Alkohols hat, werden andere Aufgaben der Leber nur noch sehr bedingt ausgeführt, z.B. die Regulation des Glukosestoffwechsels des Körpers. Es droht somit bei einer massiven Alkoholintoxikation also auch immer eine Hypoglykämie. Dies wiederum kann fatale Folgen für die Hirntätigkeit haben, als Folge kann es zu Krampfanfällen kommen. Alkohol bewirkt im Körper des Weiteren eine Weitstellung der peripheren Gefäße, der Patient kühlt somit leichter aus, wenn er ungeschützt im Freien liegt.

Durchgeführte Maßnahmen

Nachdem der Patient in den vorgeheizten Rettungswagen gebracht wurde, ziehen die Männer ihm alle durchnässten Kleidungsstücke aus. Anschließend decken sie ihn, wieder in der stabilen Seitenlage liegend, mit mehreren Decken zu. Eine Messung der Körpertemperatur ergibt, im Ohr gemessen, einen Wert von 34,5 °C.

➡ **Welche Maßnahmen müssen durch das Rettungsfachpersonal ergriffen werden?**

Um andere Ursachen für die Bewusstlosigkeit ausschließen zu können, untersucht der eine Rettungsassistent mit größter Sorgfalt zunächst den Kopf des Patienten. Äußerlich sind außer einer kleinen Schürfwunde am Kopf keine Verletzungen feststellbar. Die Pupillen sind bei der Kontrolle sehr weit (Mydriasis) und reagieren auf Lichteinfall nur sehr träge. Währenddessen misst der zweite Rettungsassistent erneut den Blutdruck des Patienten und kann ebenfalls nur einen Druck von 70/40 mmHg feststellen, er lässt daraufhin den Arm gestaut und legt eine Viggo (1,2 mm) am linken Handrücken des Patienten. An den Zugang wird eine 500-ml-Infusion mit 0,9%iger NaCl-Lösung angeschlossen und schnell infundiert. Danach führt er einen Blutzuckertest bei dem jungen Mann durch, der BZ liegt bei 27 mg/dl. Um weitere Gefahren abzuwenden, beschließen die Rettungsassistenten einen Notarzt zur Glukoseapplikation nachzufordern. Während der eine Kollege bei der Leitstelle den Notarzt nachfordert, klebt der zweite beim Patienten ein EKG und schließt die Pulsoxymetrie an. Diese zeigt einen Puls von 85/min und eine Sättigung von 97 %. Das EKG zeigt einen Sinusrhythmus von 85/min. Der andere Rettungsassistent erfährt unterdessen, dass beide nächstgelegenen Notärzte bei einem schweren Verkehrsunfall auf der Autobahn im Einsatz seien und der nächste freie Notarzt etwa 45 Minuten benötigen würde. Er beschließt in Rücksprache mit dem Kollegen keinen Notarzt nachzufordern. Nachdem sie den Zugang nochmals per Rücklaufprobe kontrolliert haben, applizieren sie dem Patienten langsam drei 10-ml-Ampullen Glukose (40 %) i. v.

Transport und Übergabe

Bevor der Transport beginnt, ruft einer der Rettungsassistenten in der nächstgelegenen Klinik an, um, auch in Hinblick auf den schweren Verkehrsunfall, abzuklären, ob das Haus den Patienten aufnehmen kann. Nachdem dies geklärt ist, erfolgt der 20-minütige Transport als Normalfahrt. Der Patient ist während der gesamten Fahrt nicht ansprechbar. Der Blutdruck steigt bis zum Krankenhaus auf 100/50 mmHg, die Werte von EKG und Pulsoxymetrie bleiben annähernd gleich.

Klinischer Verlauf

Die Übergabe in der Klinik erfolgt ohne besondere Ereignisse. Eine Messung des Blutzuckers ergibt jetzt einen Wert von 103 mg/dl, die Körpertemperatur ist mittlerweile auf 36,6 °C gestiegen. Außerdem wird der Ethanolgehalt im Blut gemessen, dieser beträgt 2,7 ‰. Die folgende Nacht über wird der Patient intensivmedizinisch überwacht. Sie verläuft ohne Komplikationen und so kann der junge Mann am folgenden Tag von seinem Vater aus dem Krankenhaus abgeholt werden.

RA: RTW vorheizen, Entfernen nasser Kleidung, stabile Seitenlage, Körpertemperatur 34,5 °C

BZ: 103 mg/dl, Körperkerntemperatur: 36,6 °C, Blutalkoholkonzentration: 2,7 ‰

Kommentar

Die Alkoholintoxikation bzw. der Alkoholabusus ist, was das Einsatzspektrum des Rettungsdienstes betrifft, ein relativ häufiges Notfallbild, bzw. der Missbrauch von Alkohol ist mit verhältnismäßig vielen Notfallbildern verknüpft. Der häufige Umgang mit alkoholisierten Patienten schafft auf der einen Seite sicherlich eine gewisse Routine, auf der anderen Seite besteht darin aber auch die Gefahr, evtl. andere Symptomatiken zu übersehen.

Aus der reinen Alkoholintoxikation sind in den allerwenigsten Fällen lebenslange Folgeschäden zu erwarten. Hohe Alkoholspiegel können aber gravierende Sekundärschäden zur Folge haben. So sollten niemals die Gefahren, die aus einer Bewusstlosigkeit resultieren, unterschätzt werden. Es sollte immer an die Gefahr der Aspiration oder der Verlegung der Atemwege durch die Zunge gedacht werden. Vielfach unterschätzt wird die Gefahr der Unterkühlung. Aufgrund der Weitstellung der peripheren Gefäße kühlen alkoholisierte Patienten deutlich schneller aus. Bereits kurze Zeiten im Freien können zu einem deutlichen Abfall der Körperkerntemperatur führen. Nachdem die betroffene Person in eine warme Umgebung gebracht worden ist, sollten ihr auf jeden Fall alle durchnässten Kleidungsstücke ausgezogen werden, bevor sie dann wieder mit trockenen Decken zugedeckt wird. Es muss bei jedem stark alkoholisierten Patienten, egal ob bewusstlos oder noch bedingt ansprechbar, immer eine Blutzuckerkontrolle durchgeführt werden. Aufgrund des Alkoholabbaus in der Leber kann der Blutzuckerwert auch bei einem zuvor gesunden Patienten rapide abfallen. Es kann auch immer eine Hypoglykämie die Bewusstlosigkeit des Patienten begründen.

6 Thermische Notfälle

6.1 Unterkühlung

Einsatzmeldung/Anfahrt

Am 24. November um 8.35 Uhr werden der RTW sowie das zuständige NEF von der örtlichen Leitstelle über Funkmeldeempfänger alarmiert. Die Einsatzmeldung lautet: „Frau in den See gefallen." Die Witterungsverhältnisse sind bereits winterlich. Es herrscht eine Umgebungstemperatur von ca. +2 °C, außerdem liegt noch ein wenig Schnee.

Der Einsatzort ist ein ca. sechs Minuten entfernter Baggersee, der gerne von Spaziergängern und im Sommer von Badegästen genutzt wird. Eine Station der DLRG, die sich direkt am See befindet, ist um diese Jahreszeit nicht mehr besetzt.

➡ **Welche Gefahren gilt es zu beachten?**

Während der Anfahrt ist bei diesen Witterungsverhältnissen immer mit glatten Straßen zu rechnen. Deshalb ist eine vorsichtige Fahrweise angebracht.

Vorsichtige, vorausschauende Fahrweise

Situation am Notfallort/Erstbefund

Der RTW trifft als erstes Fahrzeug um 8.44 Uhr am See ein. Die Polizei ist bereits vor Ort und teilt dem Team mit, dass die Frau bei der DLRG-Station liegt. Die direkte Zufahrt zum See ist mit einem Schlagbaum verschlossen und die restlichen 300 Meter zum Einsatzort müssen zu Fuß zurückgelegt werden.

➡ **Welche Materialien sollten Sie unbedingt schon jetzt mit an den Einsatzort nehmen?**

Wenn Sie zum Einsatzort gehen, sollten der Notfallrucksack, das EKG sowie die Sauerstoffinhalationseinheit mitgenommen werden. Ebenfalls mitgeführt werden sollten die Trage und die Schaufeltrage. So erspart man sich unnötige Wegstrecken. Außerdem können Sie Ihr gesamtes Equipment einfach auf die Trage legen. Gerade bei dieser Einsatzmeldung und in der kalten Jahreszeit sollten Sie vorgewärmte Infusionslösungen aus dem RTW mitnehmen. Ein Handfunkgerät oder Handy sollte ebenfalls mitgeführt werden.

Material: Notfallrucksack, EKG, Sauerstoffinhalationseinheit, Fahr- und Schaufeltrage, vorgewärmte Infusionslösungen, Handfunkgerät

Am Einsatzort angekommen finden die Rettungsassistenten eine etwa 35 Jahre alte und offensichtlich bewusstlose Patientin am Seeufer im Schnee liegend vor. Die Patientin wurde von Spaziergängern bereits in der stabilen Seitenlage gelagert.

➡ **Welche wichtigen Maßnahmen sollten Sie und Ihr Team jetzt möglichst zeitgleich durchführen?**

Am Anfang der Versorgung eines Notfallpatienten wird zuerst das BAK-Schema, bestehend aus Kontrolle des Bewusstseins, der Atmung und des Kreislaufs, durchgeführt. Je nach Befund wird dann mit der Sicherung der Vitalfunktionen begonnen. Zeitgleich sollte bei bewusstseinsklaren Patienten eine Eigenanamnese, bei bewusstlosen Patienten eine Fremdanamnese erhoben werden.

Bewusstlose Patientin, Atmung flach und verlangsamt, Foetor alcoholicus, Pulsfrequenz: 50/min

Bei der ersten, orientierenden Untersuchung werden folgende Parameter festgestellt: tief bewusstlose Patientin, keine Reaktion auf Schmerzreize oder Ansprache. Die Atmung ist flach und verlangsamt, die Ausatemluft riecht nach Alkohol. Peripher (A. radialis) sind keine Pulse zu tasten. Hierdurch wird die Messung des Blutdrucks und der pulsoxymetrischen Sauerstoffsättigung unmöglich. An den Carotiden wird ein rhythmischer, aber verlangsamter Puls mit einer Frequenz von 50/min festgestellt. Es bestehen keine sichtbaren Verletzungen.

In der Fremdanamnese berichten die Spaziergänger, dass ihnen die Frau beim morgendlichen Spaziergang um den See bereits aufgefallen sei. Sie saß anfangs alleine mit einer Flasche Wodka am Seeufer. Nach dem Rundgang um den See hätten sie die Frau plötzlich bewusstlos im See liegend vorgefunden. Daraufhin haben sie die Patientin sofort ans Seeufer gebracht, in die stabile Seitenlage gelegt und den Rettungsdienst alarmiert.

Verdachtsdiagnose

Hypothermie mit Alkoholintoxikation

➡ **Mit welchen Komplikationen müssen Sie rechnen?**

Aufgrund der Alkoholintoxikation kann es zu plötzlichem Erbrechen mit nachfolgender Aspiration kommen. Die Hypothermie birgt immer die Gefahr des Bergungstodes bei Bewegung des Patienten.

Durchgeführte Maßnahmen

Etwa zwei Minuten nach dem RTW ist auch das NEF eingetroffen. Dem Arzt werden die ermittelten Parameter mitgeteilt und man beginnt gemeinsam mit der Versorgung. Die Sicherung der einzelnen Vitalfunktionen steht im Vordergrund. Als Erstes werden die Atemwege mit einem Guedel-Tubus gesichert und der Patientin 6 l/min Sauerstoff über eine Nasenbrille appliziert. Eigentlich wollte das Rettungsfachpersonal jetzt den Kreislauf mit einem venösen Zugang und einer vorgewärmten Infusion sichern. Dies gelingt jedoch nicht, sodass entschieden wird, im RTW einen erneuten Versuch zu starten. Wichtig wäre jetzt noch der Wärmeerhalt, da dies vor Ort jedoch nur bedingt möglich ist, wird die Patientin mit der Schaufeltrage auf der Fahrtrage gelagert und in den RTW transportiert.

➡ **Welche Maßnahmen sind bei der weiteren Behandlung zu treffen?**

Temperaturmessung nicht möglich → Homecare-Thermometer kann diese Temperaturen nicht erfassen!

Es wird mit der Fortführung der Sicherung der Vitalfunktionen begonnen. Das zwischenzeitlich angelegte EKG zeigt die erwähnte Sinusbradykardie. Außer einzelnen Extrasystolen ergeben sich keine weiteren Auffälligkeiten. Aufgrund des Zustandes entschließt sich das Team, die Patientin zu intubieren. Da genug Personal vorhanden ist, werden die einzelnen Arbeitsschritte aufgeteilt. Die Narkose wird vorbereitet und mit 20 mg Hypnomidate® und 0,05 mg Fentanyl eingeleitet. Danach gelingt die orale Intubation mit einem 7,5-mm-Tubus problemlos. Die Patientin wird mit einer Atemfrequenz von 8/min und einem AMV von 7 l beatmet. Zeitgleich wird die Patientin entkleidet, in Goldfolie gelegt und mit einer Decke abgedeckt. Mittlerweile gelingt auch das Legen eines Zugangs. Hierüber werden im weiteren Verlauf ca. 1000 ml vorgewärmte NaCl-Lösung infundiert.

Der Versuch, die Körperkerntemperatur zu ermitteln, schlägt leider auch fehl, da das vorhandene Thermometer diesen Bereich nicht mehr erfassen kann.

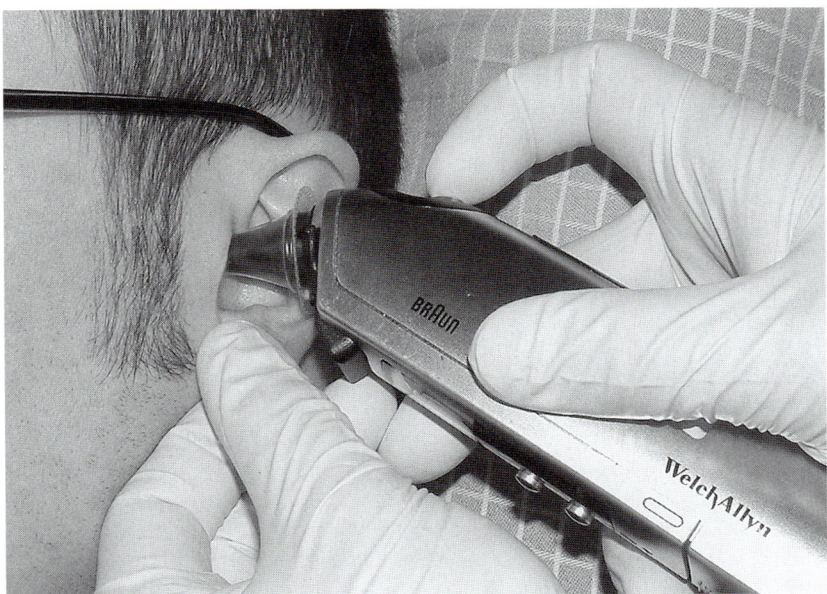

Abb. 6.1: Temperaturmessung mit Professional-Thermometer

Nach Sicherung aller Geräte und Verbindungsschläuche wird die Patientin schonend unter Voranmeldung in das geeignete Krankenhaus transportiert.

Transport und Übergabe

➡ **Welches spezielle Gerät sollte das Zielkrankenhaus besitzen, strebt man eine zentrale Wiedererwärmung an?**

Zur zentralen Wiedererwärmung eignet sich am besten eine Herz-Lungen-Maschine. Ebenfalls wäre die Möglichkeit der Hämodialyse von Vorteil.
Während des Transports ergeben sich keine Komplikationen. Die Fahrt wird unter großer Vorsicht durchgeführt und so kann die Patientin relativ stabil in der Klinik abgegeben werden.

Klinischer Verlauf

Innerklinisch wird bei der Patientin eine KKT von 32 °C und eine Blutalkoholkonzentration von 2,8 ‰ festgestellt. Die Patientin wird mit konservativen Methoden wiedererwärmt. Sie erwacht am folgenden Tag aus der Narkose und wird extubiert. Zwei Tage später wird sie in gutem körperlichen Zustand auf die Normalstation verlegt. Von hier aus erfolgt die Verlegung in eine psychiatrische Klinik zur Weiterbehandlung einer durch einen Partnerschaftskonflikt ausgelösten reaktiven Depression.

KKT: 32 °C, Blutalkoholkonzentration: 2,8 ‰, konservativ wiedererwärmt → Normalstation → psychiatrische Klinik

Kommentar

Bei den Basismaßnahmen sind die Sicherung der Vitalfunktionen sowie der Wärmeerhalt besonders wichtig. Aus diesem Grund ist auch an Kleinigkeiten wie das Geschlossenhalten der RTW-Türen sowie das Laufenlassen der Standheizung zu denken. Aber auch hier ist Vorsicht geboten. Grundsätzlich sollte beim stark hypothermierten Patienten immer eine zentrale Wiedererwärmung stattfinden, da es ansonsten zum sog. Afterdrop kommen kann, wobei die Körperkerntemperatur bei peripherer Erwärmung zunehmend abnimmt.

Beim Umlagern eines Patienten mit Verdacht auf Hypothermie besteht latent die Gefahr eines sog. Bergungstodes. Hierbei gelangt bei Bewegung des Patienten kaltes Schalenblut von peripher nach zentral und kann z.B. Kammerflimmern auslösen. Dies macht die Anwendung einer Schaufeltrage sowie die allgemeine vorsichtige Rettung erforderlich.

Bei der Anwendung der Pulsoxymetrie ist der Sensorort möglichst zentral zu wählen, da es durch den Kälteeinfluss peripher zur Vasokonstriktion kommt.

Liegt ein Kreislaufstillstand vor, so ist umgehend die kardiopulmonale Reanimation einzuleiten und bis zur Übergabe in einer Klinik weiterzuführen. Immer noch gilt der Merksatz: „No one is dead, until he is warm and dead!" Dies umso mehr, da bei Patienten mit einer Körperkerntemperatur < 30 °C der Körper nicht auf Katecholamine und auf die Defibrillation anspricht. Somit stellen hypothermierte Patienten bei Reanimationsmaßnahmen einen Sonderfall dar, da eine Chance auf erfolgreiche Wiederbelebung nur nach zentraler Erwärmung in der Klinik besteht.

Bei der Narkoseeinleitung und der anschließenden Beatmung sind die Atemfrequenz und das AZV erniedrigt zu wählen, da der Patient aufgrund der Kälteeinwirkung einen verminderten Sauerstoffverbrauch und eine verminderte Sauerstoffaufnahmekapazität hat. Beim Erwachsenen ist eine Atemfrequenz von 6–8/min und ein AZV von 6–8 ml/kg KG vollkommen ausreichend.

Der Transport sollte möglichst in eine Klinik mit einer Herz-Lungen-Maschine erfolgen, da hier eine Wiedererwärmung optimal durchgeführt werden kann.

Siehe hierzu auch das Projekt „SARRRAH". Search and Rescue, Resuscitation and Rewarming in Accidential Hypothermia. www.sarrrah.de

Gradeinteilung der Unterkühlung	
1. Grad: 37–34 °C	Phase der Erregungssteigerung: Patient bewusstseinsklar, RR erniedrigt, Puls tachykard, Kältezittern, Schmerzen, Haut blass und kalt
2. Grad: 34–30 °C	Phase der Erregungsabnahme: Somnolenz, keine Schmerzen, Muskelstarre, Bradykardie, Arrhythmie, RR erniedrigt, arrhythmische Atmung, < 33 °C Bewusstseinsstörungen
3. Grad: 30–27 °C	Phase der Lähmung: Koma, kaum tastbarer Puls, absolute Arrhythmie, Atemfrequenz und Atemtiefe nehmen ab, Apnoephasen, keine Reflexe, < 30 °C Bewusstlosigkeit
4. Grad: < 27 °C	Phase des Scheintodes/Todes: keine Pupillenreaktion, Atem- und Kreislaufstillstand

Tab. 6.1

6.2 Verbrennung

Einsatzmeldung / Anfahrt

An einem warmen Sommerabend wird um 21.20 Uhr ein mit zwei Rettungsassistenten besetzter RTW zur Bereitstellung alarmiert. Es brennt ein Gartenhaus in einer Schrebergartensiedlung – Verletzte sind nicht gemeldet worden. Da die Rettungswache nur einen Kilometer von der Schrebergartensiedlung entfernt liegt, trifft der RTW nur zwei Minuten nach der Alarmierung als erstes Fahrzeug an der Einsatzstelle ein. Am Zufahrtsweg zur Anlage, bei dessen räumlicher Gestaltung man wohl eher die Abmessungen von Schubkarren und Bollerwagen als die eines RTW, geschweige denn eines TLF, zugrunde gelegt hat, wird das Rettungsteam von mehreren aufgeregt gestikulierenden Schrebergärtnern erwartet. Mit den Worten „Macht schnell – die Frau brennt!" deutet ein Mann auf eine Rauchwolke hinter einer Hecke. Weitere Angaben kann er nicht machen, da er – angesichts der vor der brennenden Gartenhütte liegenden, qualmenden Frau, die bereits von einem Ersthelfer versorgt worden sei – sofort losgelaufen sei, um den Notruf abzusetzen und die Rettungskräfte einzuweisen.

➡ **Welche einsatztaktischen Maßnahmen sind nun erforderlich?**

Einer der Rettungsassistenten ergreift nach kurzer Absprache mit dem Kollegen den Feuerlöscher und ein 2-m-Handfunkgerät und lässt sich von einem der Umstehenden zum Einsatzort führen. Sein Kollege teilt der Leitstelle mit, dass aus einiger Entfernung eine Qualmwolke – nach Ersthelferangaben aus einem brennenden Gartenhaus – zu sehen ist. Es sei von mindestens einer schwer brandverletzten Person auszugehen, sodass bereits jetzt ein NEF und ein weiterer RTW zu alarmieren seien. Der RTW wird einige Meter von der Einfahrt zur Gartensiedlung entfernt abgestellt, um einerseits der nachrückenden Feuerwehr die erforderlichen Wege freizuhalten und um andererseits nicht zum Mittelpunkt eines „Parkplatzchaos" zu werden, was im Fall eines dringlichen Transports mehr als unangenehm wäre. Da das brennende Gartenhaus ca. 150 Meter entfernt liegt, werden Notfallkoffer, Absauggerät, EKG und in Erwartung einer Patientin mit schweren Verbrennungen zwei Ringer-Laktat-Infusionslösungen und Brandwundenverbandmaterial auf die Trage gelegt und so zur Einsatzstelle mitgeführt. Wie sein vorausgeeilter Kollege trägt auch dieser Rettungsassistent trotz sommerlicher Temperaturen seine Einsatzjacke sowie einen Helm und ist mit einem 2-m-Handfunkgerät ausgerüstet. Einer der Umstehenden wird beauftragt, die Feuerwehr in Empfang zu nehmen und zur Einsatzstelle zu führen.

Material: Notfallkoffer, Absauggerät, EKG, Ringer-Laktat-Infusionslösungen inkl. Brandwundenverbandmaterial, Trage

Situation am Notfallort / Erstbefund

Dem vorausgeeilten Rettungsassistenten bietet sich beim Eintreffen am Gartenhaus folgendes Bild: Fünf Meter von einer stark verqualmten Gartenhütte entfernt liegt eine ca. 50-jährige stöhnende Frau mit verkohlter Kleidung in einer größeren Wasserpfütze. Während sie von einem Ersthelfer festgehalten wird, haben andere einen Gartenschlauch auf sie gerichtet, um sie mit Wasser zu kühlen. Aus den Fenstern der Hütte dringt Feuerschein nach außen.

➡ **Welche taktischen Entscheidungen müssen sofort getroffen werden?**

Entfernung aus dem Gefahrenbereich

Die Lage der Patientin und auch der Ersthelfer wird als nicht dauerhaft sicher bewertet, da das Feuer aller Wahrscheinlichkeit nach innerhalb kürzester Zeit Dach und Wände der Holzhütte erfassen wird, sodass neben einer dynamischen Ausbreitung des Feuers auch mit herabstürzenden Teilen gerechnet werden muss. Darüber hinaus besteht potenziell Explosionsgefahr, da in Gartenlauben häufig Gasflaschen zur Anwendung kommen. Zur Abwehr der unmittelbar drohenden Gefahren weist der Rettungsassistent die Ersthelfer an, ihn bei der Rettung der Frau an einen sicheren Ort in ausreichender Entfernung von der Hütte zu unterstützen und sich anschließend nicht zurück in den Gefahrenbereich zu begeben.

➡ **Welche weiteren Informationen sollten jetzt gewonnen werden?**

Eine leicht verletzte und eine schwer verletzte Person → Anforderung eines weiteren Rettungsmittels

Auf die Frage, ob weitere Personen verletzt worden seien oder sich möglicherweise noch in der Hütte aufhalten könnten, gibt sich einer der Ersthelfer als der Lebensgefährte der Frau zu erkennen und versichert, dass nur sie verletzt sei. Er habe nach reichlichem Konsum alkoholischer Getränke einen zunehmend eskalierenden Streit mit seiner Lebensgefährtin gehabt, in dessen Verlauf sie sich mit Brennspiritus übergossen und angezündet habe. Er habe die Flammen mit einer Decke erstickt und sie anschließend nach draußen geschafft.

Zusammen mit seinem mittlerweile an der Einsatzstelle eingetroffenen Kollegen untersucht der Rettungsassistent die Patientin. Sie ist ansprechbar, klagt über Schmerzen und Atemnot. Bei der Einatmung ist ein leichter Stridor zu hören. Die Kleidung ist größtenteils verbrannt, an einigen Stellen hängen noch Fetzen herab. Der gesamte Kopf, große Teile des Oberkörpers, beide Arme und in geringerem Maße der rechte Oberschenkel weisen Rötungen, Blasenbildungen und Verkohlungen auf. Die Haare sind versengt, im Mund-Rachen-Raum fallen Verrußungen auf. Das an einem Zeh angebrachte Pulsoxymeter zeigt eine Sauerstoffsättigung von 81 % und eine Pulsfrequenz von 120/min. Über das an nicht verbrannten Arealen des Oberkörpers angebrachte EKG kann eine Sinustachykardie abgeleitet werden. Auf die Blutdruckmessung an den verbrannten Armen wird bei einem an der A. tibialis posterior gut tastbaren Puls zunächst verzichtet. Die Auskultation der Lungen ergibt beidseits spastische Atemgeräusche. Begleitverletzungen, die sich die Patientin im Rahmen eines Sturzes zugezogen haben könnte, fallen beim Body-Check nicht auf.

Eine kurze Inspektion des Lebensgefährten zeigt leichte Verbrennungen an den Händen, er hustet, gibt jedoch keine Atembeschwerden an. Trotzdem wird ein weiterer RTW für ihn angefordert, da sich ernsthafte Störungen auch zeitlich verzögert einstellen können. Die überbrückende Überwachung des leicht verletzten Patienten wird von der inzwischen eingetroffenen Feuerwehr übernommen.

Verdachtsdiagnose

Die 50-jährige Patientin hat sich im Rahmen eines psychischen Erregungszustandes und unter Alkoholeinfluss mit Brennspiritus übergossen und angezündet. Dabei hat sie zweit- bis drittgradige Verbrennungen erlitten. Es ergibt sich eine nach Neuner-Regel und Handflächenregel geschätzte Oberflächenausdehnung von ca. 60 %.

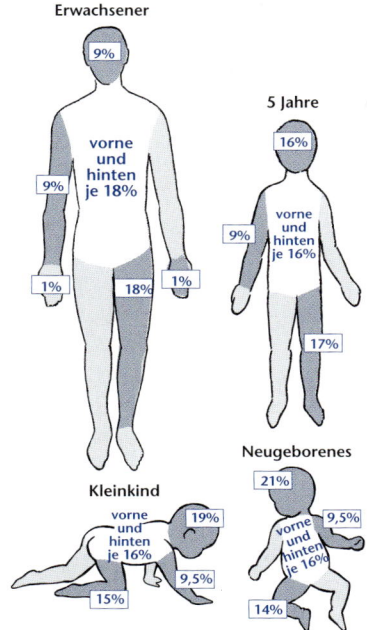

Erwachsener

9%

vorne
und
hinten
je 18%

9%

1%   18%   1%

5 Jahre

16%

vorne
und
hinten
je 16%

9%

17%

Kleinkind

vorne
und
hinten
je 16%

19%

15%   9,5%

Neugeborenes

21%

vorne
und
hinten
je 16%

9,5%

14%

Abb. 6.2: Neuner-Regel

Der aktuelle Zustand wird weiterhin durch ein Inhalationstrauma mit Schwellungen in den oberen (Stridor) und unteren Atemwegen (Spastik) gravierend verschlechtert.

➡ **Wie wird sich der Patientenzustand entwickeln, welche Gefahren bestehen?**

Neben solchen Gefahren, die in den nächsten Stunden bis Tagen oder Wochen in der Klinik zu akuten Verschlechterungen führen können (Verbrennungskrankheit mit Störungen der Immunabwehr bis hin zur Sepsis und zum Versagen lebenswichtiger Organe wie z.B. der Nieren), ist das rettungsdienstliche Augenmerk vor allem auf die Akutkomplikationen Volumenmangelschock, Ventilationsstörungen nach Inhalationstrauma und Unterkühlung zu richten.

Durchgeführte Maßnahmen

Die von den Ersthelfern eingeleitete Kühlung wird nicht weitergeführt, da eine Unterkühlung gefördert würde, welche die Prognose entscheidend verschlechtern kann. Nachdem alle lockeren Kleidungsreste von der Haut entfernt sind, wird die verbrannte Körperoberfläche mit sterilen Brandwundenverbandtüchern bedeckt. Anschließend erfolgt der Wärmeerhalt mittels einer Wärmeschutzfolie. Der Patientin wird ein Beatmungsbeutel mit Reservoir, an den Sauerstoff mit hohem Flow (15 l/min) angeschlossen ist, vor Mund und Nase gehalten. Gegen die bronchiale Spastik werden zwei Hübe Salbutamol-Spray (0,2 mg) eingesetzt. Am rechten Unterschenkel kann eine großlumige Venenverweilkanüle (14 G) in die V. saphena magna eingebracht werden, über die Ringer-Laktat zügig infundiert wird. In diesem Moment trifft der Notarzt ein und lässt sich von einem der Rettungsassisten-

Intubation gelingt nicht
→ alternativer Atemweg
→ Larynxmaske

127

ten in Kenntnis setzen. Zur Analgosedierung wird Ketanest® in Kombination mit Dormicum® eingesetzt. Da trotz Sauerstoffapplikation und Salbutamol-Gabe bislang keine nennenswerte Verbesserung der Sauerstoffsättigung erreicht werden konnte und der inspiratorische Stridor zunimmt, entscheidet sich der Notarzt kurz darauf zur Narkose, die mit weiteren Ketanest®-Dormicum®-Dosen eingeleitet wird. Als bei der folgenden Laryngoskopie die Stimmritze nicht eingestellt werden kann, wird das eigentlich aufgrund zu erwartender Kaliumverschiebungen bewusst nicht eingesetzte Succinylcholin zur Muskelrelaxierung gespritzt. Trotz Relaxierung gelingt die Intubation unter durch pharyngeale und laryngeale Schwellungen erschwerten Bedingungen nicht. Die Zwischenbeatmung mittels Beutel-Maske gestaltet sich ebenfalls schwierig, weil sich die Beatmungsmaske auf dem schwer verbrannten Gesicht trotz doppelten C-Griffs nur unbefriedigend abdichten lässt und ein Überstrecken des Kopfes mit Anheben des Kinns aufgrund einer Rigidität im Kiefergelenk stark erschwert ist. Nachdem zwei Intubationsversuche gescheitert sind, wird eine Larynxmaske eingesetzt, über die bei hohem Beatmungsdruck eine ausreichende Beatmung möglich wird, sodass die Sauerstoffsättigung auf Werte von über 90 % ansteigt.

Bei dieser kurzfristig ausreichenden, mittelfristig jedoch nicht befriedigenden Oxygenierungssituation heißt die nächste Priorität: schneller Transport in die erstversorgende Klinik. Ein direkter Hubschraubertransport von der Einsatzstelle zu einem mindestens 120 Kilometer entfernten Verbrennungszentrum wird nicht erwogen, da sich kein sicherer Atemweg etablieren lässt und die einsetzende Dunkelheit eine Landung an der Einsatzstelle unmöglich macht.

Transport und Übergabe

Die Patientin wird für den Schockraum vorangemeldet. Neben dem Verletzungsmuster enthält die Voranmeldung auch die Information über den unbefriedigenden Atemweg, sodass das Schockraumteam ein Bronchoskop und Materialien zur Notkoniotomie bereitstellen kann. Während des Transports erhält die Patientin Theophyllin, wodurch sich die Bronchospastik etwas verbessert. Mittels Oberschenkelmanschette kann am linken Bein der Blutdruck gemessen werden, der mit 120 mmHg im stabilen Bereich liegt. Die Sauerstoffsättigung sinkt während des Transports nicht unter 91 %. EKG und Pulsanzeige des Pulsoxymeters zeigen übereinstimmende Frequenzen von 120/min. Am linken Fußrücken kann ein zweiter i. v. Zugang angelegt werden, über den Ringer-Laktat infundiert wird. Die Narkose wird mit Ketanest® und Dormicum® aufrechterhalten. Bei Ankunft in der Klinik sind 2,5 l Flüssigkeit infundiert worden.

Klinischer Verlauf

Notkoniotomie → Tracheotomie, Escharotomie, Volumensubstitution

Bei zunehmend ansteigendem Beatmungsdrücken und unmöglicher orotrachealer Intubation werden eine Notkoniotomie und später eine Tracheotomie durchgeführt. Eine Escharotomie (Entlastungsschnitte durch verbrannte Hautareale) ermöglicht die erforderlichen Thoraxexkursionen unter Beatmung. Die Flüssigkeitssubstitution folgt der Parkland-Formel (Infusionsvolumen/24 h = 4 ml Ringer-Laktat × % verbrannte KOF II°/III° × kg KG). Über den zentralen Bettennachweis in Hamburg wird ein Verbrennungsbett in einer 120 Kilometer entfernten Stadt vermittelt. Ein nachtflugtauglicher Hubschrauber übernimmt den Transport. Am folgenden Tag verstirbt die Patientin.

Kommentar

Neben der Bedeutung vorausschauenden taktischen Handelns (z. B. Halteplatz, Rückmeldung, Equipmentauswahl) und einem konsequenten Problemmanagement (i. v. Zugänge an den Beinen, Larynxmaske bei unmöglicher Intubation) hat das Team bei seinen therapeutischen Entscheidungen aktuelle Empfehlungen zur Behandlung von Verbrennungspatienten berücksichtigt. So wurde bewusst auf das früher übliche, inhalativ und auch i. v. applizierte Kortison verzichtet – es schwächt die Immunabwehr, während kein Nachweis für den Nutzen erbracht werden konnte. Eine Kühlung durch den Rettungsdienst ist bei großflächigen Verbrennungen nicht angezeigt, da eine Unterkühlung provoziert werden könnte, die den weiteren Krankheitsverlauf dramatisch verschlechtert. Kolloidale Volumenersatzmittel können ödemverstärkend wirken und sind extrem instabilen Kreislaufverhältnissen, z. B. bei Zusatzverletzungen, vorbehalten.

6.3 Sonnenstich

Einsatzmeldung / Anfahrt

Am 2. August um 18.07 Uhr wird der RTW über FME zu einem ca. vier Kilometer entfernten Einsatzort alarmiert. Die Einsatzmeldung auf dem Funkmeldeempfänger lautet: „Reduzierter Allgemeinzustand, Kind." Auf Nachfragen gibt der Disponent an, dass es sich um ein 14-jähriges Mädchen handelt. Was genau vorliegt, könne er nicht sagen. Er wisse aber, dass die Patientin erbricht und über stärkste Kopfschmerzen klagt. Der RTW trifft nach ca. fünf Minuten am Notfallort ein.

Situation am Notfallort / Erstbefund

Eine Frau öffnet die Haustür und gibt sich dem Team als Mutter der Patientin zu erkennen. Sie führt die Rettungsassistenten ins Wohnzimmer, wo sich auf dem Sofa liegend die Patientin befindet. Auffällig ist sofort, dass die Patientin unter einer Decke liegt und scheinbar friert. Die Tagestemperatur liegt an diesem Sommerabend immer noch bei +27 °C. Beim Annähern fällt ebenfalls der hochrote Kopf der Patientin auf. Die Patientin ist ansprechbar und orientiert. Während ein RA anfängt die Vitalparameter zu ermitteln, beginnt sein Teamkollege mit der Anamnese. Demnach ist sie schon gegen 11.00 Uhr am Morgen mit Freundinnen an den Badesee gefahren, da sie ja Sommerferien hätten und das Wetter schön war. Zu der Zeit sei es ihr noch gut gegangen. Erst als sie vor 45 Minuten nach Hause gekommen sei, sei es ihr schlechter gegangen. Auf Nachfragen gibt sie an, den ganzen Tag in der Sonne gelegen zu haben, da sie ja noch so blass sei und sich ein wenig bräunen wollte. Jetzt habe sie starke Kopfschmerzen und ihr sei schwindelig. Sie hat bereits zweimal erbrochen. Mittlerweile liegen auch die Werte vor. Der Blutdruck ist mit 130/80 mmHg normal und der Puls ist mit einer Frequenz von 110/min tachykard. Die ebenfalls prophylaktisch ermittelte Körperkerntemperatur (KKT) ist mit 37,9 °C leicht erhöht. Die Patientin leidet nicht unter Vorerkrankungen und nimmt auch keine Medikamente regelmäßig ein.

14-jährige Patientin, ansprechbar, orientiert, hochroter Kopf, Kopf- und Nackenschmerzen, Schwindel, RR: 130/80 mmHg, Pulsfrequenz: 110/min, KKT: 37,9 °C

Verdachtsdiagnose

Hyperthermischer Notfall, Verdacht auf Sonnenstich

➡ **Welche Differentialdiagnosen gilt es zu beachten?**

Differentialdiagnostisch in Betracht kommen u.a. auch Intoxikationen. Vielen Rauschmitteln ist es eigen, die oben beschriebene Symptomatik auszulösen. Auszuschließen ist dies nur durch die Anamnese und ggf. ein Drogenscreening, was aber in diesem Fall aufgrund der Datenlage kaum sinnvoll erscheint. Ebenfalls möglich wären eine SAB (Subarachnoidalblutung) oder ein apoplektischer Insult, der auch bei Kindern und Jugendlichen, wenn auch selten, vorkommen kann.

Differentialdiagnosen: Intoxikationen, SAB, apoplektischer Insult

➡ **Welche Leitsymptome erhärten die Verdachtsdiagnose?**

Wegweisende Leitsymptome in diesem Fall sind die Anamnese, der hochrote Kopf, Kopfschmerzen und Übelkeit. Wichtig ist dabei, dass keine Vorerkrankungen vorliegen, Drogeneinnahme etc. kann ausgeschlossen werden. Die für einen Apoplex typische Hemiparese, Hemiplegie oder Aphasie liegen ebenfalls nicht vor. Kennzeichnend für die SAB sind häufig Risikofaktoren wie ein arterieller Hypertonus, Hypercholesterinämie, Rauchen und klinische Zeichen wie Bewusstseinsstörungen bis zum Koma und Einklemmungszeichen. Auch diese sind hier nicht gegeben und wären in diesem Alter eher untypisch.

➡ **Mit welchen Komplikationen müssen Sie rechnen?**

Beim Sonnenstich kann es je nach Ausprägung zu einem Hirnödem kommen. Klassische Zeichen eines solchen Ödems wie Bewusstseinsstörungen, Bradykardie und Krämpfe liegen bei dieser Patientin noch nicht vor, könnten sich unter Umständen aber noch entwickeln.

Bewusstseinsstörungen, Bradykardie, Krämpfe → Hirnödem

Durchgeführte Maßnahmen

➡ **RS/RA**

Da die Patientin ansprechbar, wach und orientiert ist, entschließen sich die Rettungsassistenten keinen Notarzt nachzufordern. Die Patientin wird zunächst behutsam zum Fahrzeug transportiert. Dazu wird innerhalb des Hauses der Tragestuhl und anschließend die Trage benutzt. Dies geschieht vor allem, da die Kopfschmerzen der Patientin bei jeder Bewegung deutlich zunehmen und auch der Schwindel verstärkt wird. Im Fahrzeug wird ein venöser Zugang mit einer Vollelektrolytlösung angelegt. Prophylaktisch wird dabei der Blutzucker bestimmt, der mit einem Wert von 97 mg/dl im Normbereich liegt.
Die Klimaanlage im Fahrzeug wird auf kühlende +18 °C im Patientenraum gestellt. Da im RTW keine kühle Flüssigkeit vorhanden ist, wird ein mit kaltem Wasser durchtränktes Handtuch von den Eltern der Patientin erbeten. Dieses wird um den Kopf gewickelt, um die Kopfschmerzen zu lindern. Nach Anlage von Sauerstoff mit einem Flow von 6 l/min wird das Monitoring vor Transportbeginn noch komplettiert. Obwohl die Patientin diese Maßnahmen eher für überflüssig hält, bestehen die beiden Rettungsassistenten darauf und legen neben einem EKG auch die Pulsoxymetrie an. Die kontinuierliche Überwachung von Blutdruck und Puls findet ebenfalls Anwendung, sodass die Patientin nun gut versorgt in die

Schonender Transport, BZ: 97 mg/dl, behutsame Kühlung, O$_2$ (6 l/min), EKG, SpO$_2$, RR, P nächste Klinik transportiert werden kann. Diese ist ca. 3,5 Kilometer von der Wohnung der Patientin entfernt, sodass mit einer kurzen Transportzeit gerechnet werden kann.

➡ **Warum müssen diese Maßnahmen durch das Rettungsfachpersonal ergriffen werden?**

Das Rettungsteam rechnet grundsätzlich damit, dass sich der Zustand der Patientin auch verschlechtern kann. Um dem vorzubeugen wird sie entsprechend „aufwändig" versorgt.

Transport und Übergabe

Nach der Versorgung wird der Transport in die Klinik der Maximalversorgung durchgeführt. Bewusst entscheidet sich das Team, die Patientin nicht in die örtlich vorhandene Kinderklinik zu transportieren, da die Patientin auch in der normalen Klinik aufgenommen werden kann. Um sich unnötige Transportwege zu sparen, wird dies über die örtlich zuständige Leitstelle vorangefragt und nach einigen Minuten bestätigt.

In der Notfallaufnahme findet die Übergabe an den aufnehmenden Internisten statt. Dieser begegnet dem Zustand der Patientin aufgrund ihrer Unvorsichtigkeit zunächst mit Kopfschütteln. Nach kurzer Übergabe beruhigt er sich aber wieder und geht entsprechend behutsam auf die Patientin ein. Nach Übergabe des Notfallprotokolls ist der RTW ca. zehn Minuten nach Übergabe wieder einsatzbereit.

➡ **Was ist während des Transports besonders zu beachten?**

Die Vitalparameter der Patientin sind besonders engmaschig zu kontrollieren und zu überwachen. Sollte sich der Zustand verschlechtern, kann umgehend reagiert werden. Besonders gefürchtet ist die Entwicklung von Hirndruckzeichen, bei denen umgehend aggressiv gegengesteuert werden sollte.

Klinischer Verlauf

Nach Aufnahme und weiterer Versorgung in der Notaufnahme wird die Patientin zur Überwachung auf die Intensivstation gebracht. Dort werden ihr zur Prophylaxe eines Hirnödems, obwohl dessen Einsatz nicht durch Studien belegt ist, 250 mg Urbason® (Kortikoid) i. v. appliziert. Nach einer Nacht unter Beobachtung wird die Patientin am nächsten Tag in verbessertem Zustand auf die Normalstation verlegt. Nach einem weiteren Tag kann sie nach Hause entlassen werden. Eine weitere Therapie ist nicht erforderlich.

Intensivmedizinische Überwachung, Urbason® (250 mg i. v.) → Normalstation → Entlassung

Kommentar

Beim Sonnenstich, auch Insolation oder Ictus solis genannt, handelt es sich um einen lokal begrenzten hyperthermischen Schaden durch direkte Sonneneinstrahlung. Meist sind Säuglinge, Kleinkinder oder ältere Menschen betroffen. Durch unachtsames Sonnenbaden können aber auch andere Altersgruppen betroffen sein. Durch die direkte Bestrahlung des ungeschützten Kopfes kommt es zur Reizung der Hirn- und Rückenmarkshäute (Meningen) und zu entsprechenden Reizerscheinungen. In seltenen schweren Fällen kann es zur Ausprägung eines Hirnödems mit all seinen Symptomen und vor allem Folgen kommen. In diesen Fällen ist eine aggressive Therapie zur Ödemprophylaxe inkl. präklinischer Intubation und Beatmung notwendig. In den meisten Fällen reicht die lokale Kühlung und klinische Überwachung der Patienten, wie im vorliegenden Fall geschehen.

Vor diesem Hintergrund erscheinen auch die Maßnahmen des Rettungsfachpersonals keineswegs überzogen. Die Nachforderung eines Notarztes, der beim vorliegenden Zustand der Patientin kaum eine zusätzliche Therapiemöglichkeit gehabt hätte, war somit auch nicht indiziert.

Auszuschließen sind immer differentialdiagnostisch in Betracht kommende Krankheitsbilder, was in diesem Fall ebenso geschehen ist und aufgrund der Anamnese nicht ausgeschlossen, aber unwahrscheinlich war.

Die prä- oder klinische Applikation von Kortikoiden ist sehr umstritten. Innerhalb der Notfallversorgung macht dies aufgrund der vorliegenden Daten und der, wenn überhaupt, erst spät einsetzenden Wirkung kaum Sinn. Klinisch kann dies versucht werden. Es existieren keine Daten darüber, dass ein Kortikoid einen positiven Nutzen außerhalb der Anwendung bei einem durch Hirntumor verursachtem Hirnödem besitzt.

6.4 Hitzesynkope

Einsatzmeldung / Anfahrt

Lebensmittelintoxika-tion → drei betroffene Patienten

An einem heißen Hochsommernachmittag erfolgt mit dem Stichwort „V. a. Lebensmittelintoxikation – drei betroffene Patienten" der Einsatz für zwei RTW, einen KTW und ein NEF. Einsatzort ist ein alter Steinbruch, in dem eine Übung der örtlichen Jugendfeuerwehr stattfindet. Nach dem Mittagessen sei plötzlich mehreren Jugendlichen „schlecht geworden". Einige hätten das Bewusstsein verloren.

Situation am Notfallort / Erstbefund

Der mit einem Rettungsassistenten und einem Rettungssanitäter besetzte ersteintreffende RTW wird von dem Leiter der 22-köpfigen Jugendgruppe erwartet. Die mittlerweile fünf jugendlichen Patienten seien im Rahmen einer Übung an verschiedenen Orten des weiträumigen Geländes kurz nacheinander kollabiert, nachdem die gesamte Gruppe vor ca. zwei Stunden gemeinsam zu Mittag gegessen habe. Die Mahlzeit sei nicht sonderlich schmackhaft gewesen — man vermute eine Lebensmittelvergiftung. Der von weiteren Umstehenden mit bösen Blicken bedachte Koch beteuert seine Unschuld — an der Frische der verwendeten Produkte könne kein Zweifel bestehen, denn es habe sich um Erbsensuppenkonserven gehandelt, die erst in drei Jahren ihr Verfallsdatum erreicht hätten.

➡ **Welche taktischen Entscheidungen müssen sofort getroffen werden?**

Anforderung LNA und OrgL

Da die ersten Informationen hinsichtlich der Patientenanzahl von der Einsatzmeldung abweichen und auf eine dynamische Entwicklung zu schließen ist, wird eine erste Lagemeldung abgesetzt, in der neben weiteren Rettungswagen auch der LNA und der OrgL nachgefordert werden. Der Leitstelle wird weiter mitgeteilt, dass die nachrückenden Kräfte den bis auf weiteres als OrgL fungierenden Rettungsassistenten über 2-m-Funk ansprechen sollen. Es folgt eine Erkundung der Lage. Rettungsassistent und Rettungssanitäter rüsten sich mit 2-m-Handfunkgeräten aus und lassen sich – ohne medizinisches Equipment – voneinander getrennt zu den diversen Einsatzorten führen.

➡ **Welche weiteren Informationen sollten jetzt gewonnen werden?**

Die 14 bis 17 Jahre alten Patienten weisen vergleichbare Symptome in variierender Ausprägung auf: Alle sind blass, kaltschweißig und waren laut Umstehenden kurzzeitig bewusstlos. Mittlerweile geht es drei Patienten deutlich besser, zwei klagen noch über Schwindel. Der Puls ist jeweils schwach tastbar und entweder bradykard oder tachykard. Gastrointestinale Symptome wie Erbrechen, Durchfall oder abdominelle Schmerzen liegen nicht vor. Einer der Patienten hat sich im Rahmen des Sturzes eine kleine Kopfplatzwunde zugezogen.

Verdachtsdiagnose

Mehrere Verletzte oder Erkrankte in einer Situation mit vergleichbaren Symptomen erfordern die Suche nach einem gemeinsamen Entstehungsmechanismus. Dieser „gemeinsame Nenner" könnte natürlich eine von allen Betroffenen eingenommene verdorbene Mahlzeit sein – das ist bei Fehlen einer gastrointestinalen Symptomatik allerdings weniger wahrscheinlich. Der Koch scheint also rehabilitiert! Gemeinsamkeiten liegen weiterhin in der Beschäftigung zum Zeitpunkt des Geschehens, die unter denselben klimatischen Bedingungen stattfand: Alle Patienten mussten zur Wahrnehmung ihrer Aufgabe im Rahmen der Übung über einen längeren Zeitraum in – eigentlich lobenswerter – kompletter Feuerwehrmontur bei extremer Hitze ausharren. Die Hitze wurde durch die geografischen Gegebenheiten im kesselartigen Steinbruch noch verstärkt, da mangels Wind kaum erfrischende Luftzirkulation stattfinden konnte. So konnte durch den Wärmeeinfluss eine Weitstellung peripherer Gefäße ausgelöst werden, die zu einem relativen Volumenmangel geführt hat. Die Herzfüllung und in der Folge der Blutdruck sanken ab, woraus kurzfristig eine unzureichende Sauerstoffversorgung des Gehirns resultierte. Hierdurch kam es zu einer Synkope, die glücklicherweise nur bei einem Patienten zu einer leichten Begleitverletzung geführt hat. Nach Herleitung dieses gemeinsamen Entstehungsmechanismus gehen Rettungsassistent und Rettungssanitäter von Hitzesynkopen aus.

> Keine gastrointestinalen Symptome → Lebensmittelvergiftung unwahrscheinlich

➡ **Wie wird sich der Patientenzustand entwickeln, welche Gefahren bestehen?**

Wenn dem Geschehen der ursächliche Mechanismus entzogen wird, ist von einer weiteren Stabilisierung der Lage auszugehen. Natürlich müssen durch eingehendere Untersuchungen (z. B. Blutdruckmessung, Blutzuckermessung, Temperaturmessung) andere Ursachen definitiv ausgeschlossen werden.

Durchgeführte Maßnahmen

Die nachrückenden Kräfte werden über 2-m-Funk aufgefordert, sich jeweils zu zweit bei den einzelnen Patienten einzufinden, um sie an einen kühleren Ort zu bringen, der als Sammelstelle dienen soll. Dem Leiter der Feuerwehrgruppe wird dringend nahe gelegt, die Übung abzubrechen und alle Beteiligten ebenfalls zur

> RA: Verbringen in den Schatten → Besserung der Beschwerden

Sammelstelle zu bringen, sodass etwaige weitere Krankheitsfälle sofort kontrolliert werden können. An der Sammelstelle werden die Patienten flach, mit angehobenen Beinen gelagert. Es erfolgen Kontrollen von Puls, Blutdruck, Blutzucker und Körpertemperatur. Mit einer Ausnahme sind alle Werte im Normbereich – diese objektiven Werte stimmen mit dem subjektiven Befinden der Patienten überein: Sie fühlen sich zwar noch etwas geschwächt, verspüren jedoch keinen Schwindel mehr. Einzig der Patient mit der Kopfplatzwunde ist noch deutlich blass und kaltschweißig. Die Pulsfrequenz liegt bei 56/min und der Blutdruck beträgt 80/55 mmHg. Messungen der Körpertemperatur und des Blutzuckers führen zu unauffälligen Werten. Der Patient ist orientiert, kann zum Geschehen allerdings nur angeben, dass ihm schwindlig und „schwarz vor Augen" geworden sei und er dann irgendwann wieder aufgewacht sei. Abgesehen von der Kopfplatzwunde verspüre er keine Schmerzen. Auch ein eingehender Body-Check fördert keine weiteren Erkenntnisse zutage. Ein Feuerwehrkamerad berichtet, dass er ca. eine Minute lang bewusstlos gewesen sei. Krampfartige oder zuckende Bewegungen habe er während dieser Zeit nicht ausmachen können. Der Patient erhält einen i. v. Zugang und 500 ml einer kristalloiden Infusionslösung. Die Kopfplatzwunde wird verbunden. Alle anderen Patienten werden mit Getränken versorgt. Zusammen mit den jeweils behandelnden Teams und dem Leiter der Feuerwehr entscheidet der LNA nach Stabilisierung der Lage, dass nur der Patient mit der Kopfplatzwunde in ein Krankenhaus gebracht werden muss. Die übrigen vier Jugendlichen werden von ihren Eltern abgeholt und sollen sich zu Hause ausruhen. Es wird beschlossen, die Übung zu beenden und unter anderen klimatischen Verhältnissen neu anzusetzen.

Transport und Übergabe

Der Transport wird ohne Notarztbegleitung von einem RTW durchgeführt. Unter sich zusehends stabilisierenden Blutdruckwerten verbessert sich auch das subjektive Befinden des Patienten. Bei der Übergabe wird neben der Verdachtsdiagnose „Hitzesynkope" ebenfalls auf das Sturzgeschehen hingewiesen, das neben der Platzwunde auch eine Commotio Cerebri nicht ausschließen lässt. Dem übernehmenden Pflegepersonal wird eine sorgfältige Dokumentation des Hergangs und des Verlaufs überreicht.

Klinischer Verlauf

Nach Versorgung der Platzwunde und einer internistischen Untersuchung wird der Patient noch am gleichen Tag in stabilem Zustand entlassen.

Kommentar

Nicht selten entwickeln sich rettungsdienstliche Situationen so dynamisch, wie im vorliegenden Fall geschildert. Wer hätte angesichts fünf plötzlich bewusstlos kollabierender Jugendlicher im ersten Augenblick ruhig und entspannt an diesen völlig harmlosen Verlauf gedacht? Es geht auch anders: In frühen Phasen können auch schwer verletzte Patienten durchaus noch vital und gesund wirken – bevor ihr Kreislauf kurz darauf dekompensiert oder das SHT nach freiem Intervall eine tiefe Bewusstlosigkeit auslöst. Dynamik und Intransparenz sind Kernprobleme rettungsdienstlicher Situationen – man weiß nie genau, wie sich die Lage entwickelt.

Trotzdem gilt es, diesbezügliche Prognosen zu formulieren, Gefahrenpotenziale zu analysieren und auf dieser Basis Entscheidungen zu treffen.

Das wird nur dann gelingen, wenn der Informationssammlung ein besonderer Raum innerhalb der Versorgung eingeräumt wird: Auffindesituation, Berichte über den Unfallhergang und eine einfache körperliche Untersuchung gehören zu den wichtigsten Informationsquellen des Rettungsdienstes. Der im vorliegenden Fall gezeigte Umgang mit diesen Informationen hat rasch den Erkrankungsmechanismus aufgedeckt, dem ein wenig Besorgnis erregendes Gefahrenpotenzial zugeordnet werden konnte.

7 Neurologische Notfälle

7.1 Apoplektischer Insult

Einsatzmeldung / Anfahrt

Mit dem Einsatzstichwort „Unfall, leicht; V. a. Armfraktur" wird um 11.21 Uhr ein mit zwei Rettungsassistenten besetzter RTW alarmiert. Nach sechsminütiger Anfahrt wird der Einsatzort erreicht.

➡ **Welches Material wird in die Wohnung mitgeführt?**

Die Kollegen entscheiden sich, den Notfallkoffer, ein Pulsoxymeter und die Vakuumschienen mit in die Wohnung zu nehmen, um Atmung und Kreislauf kontrollieren zu können und ggf. eine Extremitätenschienung vornehmen zu können.

Situation am Notfallort / Erstbefund

Auf der letzten Stufe einer Treppe sitzt ein ca. 50-jähriger Mann, der von seiner Ehefrau gestützt wird. Er hält seinen angewinkelten rechten Arm mit der linken Hand vor dem Bauch fest. Aus seinem rechten Mundwinkel läuft Speichel. Der Patient ist wach und ansprechbar, wirkt jedoch verunsichert und kann nicht äußern, was passiert ist. Auf die Frage, ob er Schmerzen habe, schüttelt er den Kopf. Die Ehefrau berichtet, dass ihr Mann schon seit dem Frühstück (ca. 8.00 Uhr) sehr „unkonzentriert" sei. Er habe mehrfach Gegenstände fallengelassen und sei nun schon zum zweiten Mal an diesem Tag gestolpert. Da sie hinter ihm gegangen sei, konnte sie ihn stützen und so einen Sturz verhindern. Den Rettungsdienst habe sie nun alarmiert, weil ihr Mann nach dem Stolpereignis seinen Arm nicht mehr richtig bewegen würde. Sie möchte nun eine Armfraktur ausgeschlossen wissen.

➡ **Welche weiteren Informationen sollten jetzt gewonnen werden?**

Das Rettungsteam erkennt, dass der von der Ehefrau geäußerte Verdacht auf eine Armfraktur nicht im Mittelpunkt des diagnostischen Interesses steht: Warum hält der Patient seinen Arm fest, kann ihn nicht bewegen – hat aber keine Schmerzen? Warum kann ein mobiler Patient, der „mit beiden Beinen im Leben steht", keine adäquaten Antworten auf einfache Fragen geben? Warum lässt er plötzlich Dinge fallen und stolpert?

Nach den Vorerkrankungen ihres Mannes gefragt, gibt die Ehefrau an, dass bei einer Routineuntersuchung vor einigen Jahren ein insulinpflichtiger Diabetes mellitus und ein Bluthochdruck erkannt worden seien. Beide Erkrankungen würden medikamentös behandelt, hätten aber noch nie zu Problemen geführt. Weiterhin besteht Vorhofflimmern. Die Einnahme von Marcumar wird jedoch verneint. Der Patient injiziert Protaphane® (8-0-16 IE) und Actrapid® nach dem Blutzucker. Zusätzlich wird ASS (100 mg, 1-0-0) und Lisinopril (5 mg, 1-0-1) eingenommen. Weder die nähere Inspektion noch die Palpation und passive Bewegung des rechten Arms durch einen der Rettungsassistenten provozieren Schmerzen oder geben einen anderen Anhaltspunkt für eine Verletzung. Der Patient wird aufgefordert, den Arm zu bewegen, was ihm gelingt. Nun soll er die Augen schließen und beide Arme mit nach oben gerichteten Handflächen hochheben. Dabei fällt auf, dass der rechte Arm nicht so hoch gehoben wird wie der linke und dabei zudem deutlich schwankt sowie daumenwärts nach innen rotiert.

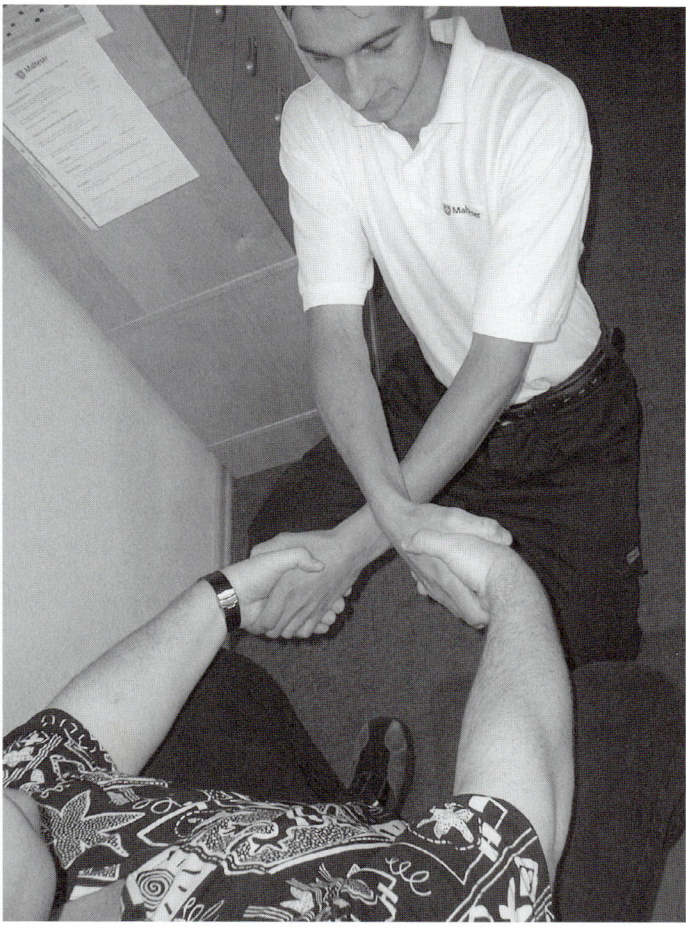

Abb. 7.1: Armhalteversuch, Kreuzgriff

Die Aufforderung des RA, die über Kreuz ergriffenen Hände so fest wie möglich zu drücken, ergibt eine deutliche Kraftminderung auf der rechten Seite. Auch der rechte Fuß wird weniger kraftvoll angehoben als der linke. Der rechte Mundwinkel hängt schlaff nach unten, sodass Speichel austreten kann.

Der Puls ist bei einer Frequenz von ca. 80/min unregelmäßig tastbar; der Blutdruck beträgt 200/100 mmHg; die Sauerstoffsättigung liegt unter Raumluft bei 96 %. Ein Blutzuckertest ergibt einen Wert von 118 mg/dl. Das nachträglich zur Einsatzstelle gebrachte EKG zeigt eine Arrhythmia absoluta bei Vorhofflimmern mit einer Frequenz von ca. 100/min. Der Patient ist normotherm (36,9 °C).

P: 80/min, RR: 200/100 mmHg, SpO$_2$: 96 %, BZ: 118 mg/dl, EKG: Arrhythmia absoluta bei Vorhofflimmern, Temperatur: 36,9 °C

Verdachtsdiagnose

Abweichend von dem Verdacht der Ehefrau auf eine Armfraktur geht das Rettungsteam von einem Apoplex aus.

➡ **Wie wird sich der Patientenzustand entwickeln, welche Gefahren bestehen?**

Zu wünschen ist eine komplette Rückbildung der Symptomatik, wie es im Rahmen einer transitorischen ischämischen Attacke (TIA) innerhalb von 24 Stunden oder eines prolongierten reversiblen ischämischen Defizits (PRIND) innerhalb einer Woche zu beobachten ist.

Zu beobachten ist jedoch häufig eine persistierende Symptomatik, die eine lebenslange Behinderung für den Patienten darstellen kann („Complete Stroke").

Zu befürchten ist eine voranschreitende Symptomatik („Progressive Stroke"), sodass eine vitale Gefährdung durch Bewusstseinsstörungen, Krampfanfälle oder Atemlähmungen entstehen kann. Diese Komplikationen entstehen vor allem bei Blutungen oder Ödembildungen.

Eine sichere Prognose für den mit den diagnostischen Mitteln des Rettungsdienstes untersuchten Patienten ist nicht möglich. Gut ist, dass weder eine Bewusstseinsstörung, welche Hinweis auf einen expansiven intrakraniellen Prozess, wie z. B. ein Hirnödem, sein kann, noch eine Verschlechterung der Symptomatik seit ihrem Auftreten vor einigen Stunden stattgefunden hat. Der Blutdruck ist zwar erhöht, jedoch nicht in einem Maße, das eine sofortige medikamentöse Intervention zur Hirnblutungsprophylaxe erforderlich machen würde. Das Vorhofflimmern könnte die mögliche Emboliequelle – nämlich den „stehenden" Herzvorhof – anzeigen, führt aber aktuell nicht zu einer nennenswerten zirkulatorischen Auswirkung, weil eine normale Kammerfrequenz besteht.

Durchgeführte Maßnahmen

RA: O$_2$ (4 l/min), i. v. Zugang → kristalloide Lösung, Sicherung des Patienten

Während einer der Kollegen die Trage in die ebenerdige Wohnung holt, appliziert der zweite RA 4 l/min Sauerstoff über eine Nasensonde und sichert einen intravenösen Zugang mit einer kristalloiden Lösung am nicht paretischen linken Arm. Der Patient wird in Oberkörperhochlage (20°) auf der Trage gelagert. Um Verletzungen des paretischen Armes durch Herunterfallen oder Druck zu vermeiden, wird ein Kissen zur Umpolsterung benutzt. Arm und Kissen werden mit Anschnallgurten sicher fixiert.

Transport und Übergabe

Der Patient wird in einem nahe gelegenen Krankenhaus, das über eine Stroke Unit (spezielle Behandlungseinrichtung für Schlaganfallpatienten) verfügt, vorangemeldet. Die Ehefrau begleitet ihren Mann in die Klinik. Während des Transports erfolgt ein kontinuierliches Monitoring. Nach sechsminütiger Fahrt wird der Patient um 11.59 Uhr in unverändertem Zustand in der Notfallaufnahme an das Pflegepersonal und den bereits anwesenden Neurologen übergeben. Zu dieser Übergabe gehören neben der Auffindesituation und der Schilderung des Hergangs durch die Ehefrau die ermittelten Werte, eine Dokumentation der Vorerkrankungen und der aktuellen Medikation sowie eine chronologische Rekonstruktion der Ereignisse. Letztere Information ist hinsichtlich der Frage, ob der Patient für eine

Lysetherapie in Frage kommt, ungemein bedeutend, denn die medikamentöse Auflösung eines Thrombus in einem Hirngefäß sollte möglichst innerhalb von drei Stunden nach dem Ereignis durchgeführt werden. Der Verlauf kann in diesem Fall nicht sicher nachvollzogen werden. Erste Anzeichen wurden von der Ehefrau wahrscheinlich bereits beim Frühstück um ca. 8.00 Uhr wahrgenommen, aber fehlinterpretiert. Möglicherweise liegt der Symptombeginn noch weiter zurück.

Klinischer Verlauf

Computertomografisch kann ein Infarkt im Versorgungsgebiet der linken A. cerebri media nachgewiesen werden. Eine Lysetherapie wird aufgrund der unklaren Zeitspanne seit Symptombeginn nicht durchgeführt. Der Patient erhält unfraktioniertes Heparin im therapeutischen Bereich. Am Abend des Einweisungstages kommt es zur Besserung der Symptomatik. Der Patient kann sich wieder uneingeschränkt verbal artikulieren. Die Lähmungserscheinungen nehmen ab, bilden sich jedoch nicht gänzlich zurück. Der mehrtägigen Therapiephase im Akutkrankenhaus folgt eine Rehabilitationsphase. Aufgrund des Vorhofflimmerns und des stattgehabten apoplektischen Insults erfolgt eine Marcumarisierung.

Nachgewiesener Apoplex, leichte Besserung, keine vollständige Heilung → Rehabilitation

Kommentar

Die Symptomatik des Schlaganfalls ist nicht immer spektakulär. Das ist nicht uneingeschränkt positiv: Eine Alarmierung des Rettungsdienstes erfolgt umso schneller, je höher der Leidensdruck wahrgenommen wird! Im vorliegenden Fall wurden Symptome fehlinterpretiert, sodass erst eine sorgfältige Untersuchung den Verdacht auf einen Apoplex lenkte.
Ursächlich verantwortlich für einen Apoplex ist meistens der thrombotische bzw. embolische Verschluss eines Gehirngefäßes mit nachfolgender Ischämie im Versorgungsgebiet oder seltener eine Hirnblutung mit Hämatombildung im Gehirn. Für diese Verdachtsdiagnose spricht neben der Sprachstörung die Hemiparese – also die unvollständige Lähmung – der rechten Körperhälfte. Der Patient kann zwar noch gehen und seinen Arm bewegen, aber mit deutlich eingeschränkter Kraft und Kontrolle, sodass die vorhergegangenen kleineren „Unfälle" wie das Stolpern und Fallenlassen von Gegenständen erklärbar werden. Daneben fällt ein erhöhter Blutdruck auf, der in diesem Zusammenhang als Regulationsmechanismus verstanden werden kann, um die vermutlich eingeschränkte Durchblutung und somit unzureichende Sauerstoffversorgung eines Gehirnareals so gut wie möglich aufrechtzuerhalten.
Auf eine Notarztnachforderung wurde angesichts des derzeit stabilen Patientenzustandes verzichtet: Der Blutdruck musste aktuell weder gesenkt (ab ca. 220 mmHg systolisch) noch angehoben (ab ca. 120 mmHg) werden. Ein zu senkendes – da den Sauerstoffbedarf des Gehirns erhöhendes – Fieber lag nicht vor.

Blutdrucksenkung bei RR syst. > 220 mmHg; Blutdruckerhöhung bei RR syst. < 120 mmHg

Medikamentöse Eingriffe in die Blutgerinnung (z.B. Heparin) sind zu diesem Zeitpunkt nicht indiziert, da präklinisch nie sicher zwischen einem Gefäßverschluss und einer Gefäßruptur differenziert werden kann. Während bei unblutigen Schlaganfällen positive Wirkungen zu erwarten wären, könnte der Einsatz bei einem blutigen Ereignis fatal verlaufen. Da dieses Risiko unverhältnismäßig hoch ist, muss zunächst eine Computertomografie im Krankenhaus klären, ob eine thrombembolische oder hämorrhagische Form des Schlaganfalls vorliegt.

7.2 Krampfanfall

Einsatzmeldung / Anfahrt

Am 16. Mai um 18.45 Uhr werden RTW und NEF von der zuständigen Rettungsleitstelle über Funkmeldeempfänger mit dem Einsatzstichwort „Person mit Krampfanfall" alarmiert. Das Wetter ist gut und es herrscht eine Umgebungstemperatur von +16 °C. Einsatzort ist ein ca. neun Kilometer entfernter Sportplatz.

Situation am Notfallort / Erstbefund

Der RTW trifft als erstes Fahrzeug um 18.53 Uhr am Sportplatz ein. Bereits an der Einfahrt werden sie von einem Sportler im Trainingsanzug erwartet, der das RTW-Team begrüßt, ihnen mitteilt, dass der Patient in der Umkleidekabine sei, und ihnen den Weg dorthin zeigt. Der RTW kann direkt am Hintereingang des Umkleidehauses neben der Tür geparkt werden.

➡️ **Welche Materialien sollten Sie unbedingt schon jetzt mit an den Einsatzort nehmen?**

Egal um welche Notfallmeldung es sich handelt, wenn Sie zum Einsatzort gehen, sind unbedingt der Notfallkoffer, das EKG sowie die Sauerstoffeinheit mitzunehmen. Ebenfalls mitgeführt werden sollten die Trage und die Schaufeltrage. So erspart man sich unnötige Wegstrecken. Außerdem können Sie Ihr gesamtes Equipment einfach auf die Trage legen.

18-jähriger, männlicher, somnolenter Patient

In der Umkleidekabine angekommen finden die beiden Rettungsassistenten einen männlichen, etwa 18 Jahre alten und somnolenten Patienten in Sportbekleidung auf Decken liegend vor. Der Patient wird von drei Sportlern betreut.

➡️ **Welche wichtigen Maßnahmen sollten Sie und Ihr Team jetzt möglichst zeitgleich durchführen?**

Am Anfang der Versorgung eines Notfallpatienten wird zuerst das BAK-Schema, bestehend aus Kontrolle des Bewusstseins, der Atmung und des Kreislaufs, durchgeführt. Je nach Befund wird dann mit der Sicherung der Vitalfunktionen begonnen. Zeitgleich sollte bei bewusstlosen Patienten immer auch eine Fremdanamnese erhoben werden.

Bei der ersten, orientierenden Untersuchung werden folgende Parameter festgestellt:

- Somnolenter, sehr müder, fast bewusstloser Patient.
- Auf Ansprache erfolgen langsame und verzögerte Antworten.
- Der Patient wirkt desorientiert.
- Er hat einen starren Blick.
- Die Atmung ist flach und unregelmäßig.
- Der Patient hat sich eingenässt.
- Er hat einen Zungenbiss.

Die betreuenden Sportler geben an, der Patient habe nach dem Fußballspiel in der Kabine plötzlich angefangen zu schreien, sei dann einfach umgefallen und habe am ganzen Körper gezuckt. Daraufhin hätten sie versucht, den Patienten festzuhalten und vor allen Dingen ein Aufschlagen des Kopfes auf den Boden durch das Unterlegen von Handtüchern zu verhindern.

Verdachtsdiagnose

Tonisch-klonischer Krampfanfall

Durchgeführte Maßnahmen

Etwa vier Minuten nach dem RTW ist auch das NEF eingetroffen. Dem Arzt werden die ermittelten Parameter mitgeteilt und man beginnt gemeinsam mit der Versorgung. Zunächst wird der mittlerweile etwas besser ansprechbare Patient in eine 30°-Oberkörperhochlagerung gebracht. Dann erfolgt eine intensive Beruhigung des Patienten zur Vermeidung weiterer Anfälle. Dazu werden von einem Rettungsassistenten unauffällig, aber bestimmt auch alle Spielerkollegen – bis auf einen – aufgefordert, die Kabine zu verlassen.

Der Patient erhält 4 l Sauerstoff pro Minute über eine Sauerstoffbrille. Das Monitoring mit Messung von Blutdruck, Pulsfrequenz und SpO_2 sowie EKG wird eingeleitet, um insbesondere auch Rhythmusstörungen, Hypo- bzw. Hypertonien oder Hypoxien als Auslöser für den Krampfanfall auszuschließen. Parallel wird vom Notarzt ein venöser Zugang gelegt, um eine gezielte medikamentöse Notfalltherapie sicherstellen zu können. Gerade auch bei Patienten, die zu Anfallserien oder einem Status epilepticus neigen, kann damit auch viel besser reagiert werden.

Der andere Rettungsassistent führt zwischenzeitlich eine BZ-Messung durch, um eine Hypoglykämie als Auslöser oder auch Folge eines Krampfanfalls auszuschließen.

Da der Patient in zunehmendem Maße aufklart, erfolgt eine Fortführung der Anamnese. Dabei erfährt das Rettungsteam, dass der Patient am Tag vorher bis in die frühen Morgenstunden auf einer Party gefeiert hat und heute den ganzen Tag starke Kopfschmerzen hatte und sehr müde war. Beim Fußballspiel sei er sogar ausgewechselt worden, weil er sich so „schlapp" gefühlt habe.

RA und NA: Oberkörperhochlagerung, O_2 (4 l/min), Monitoring, venöser Zugang

Transport und Übergabe

Anschließend wird der Patient vorsichtig auf die Trage gehoben und in den RTW gebracht. Dort wird er ordentlich gesichert. Während des schonenden Transports ohne Sonderrechte ergeben sich keine Komplikationen und so wird der Patient nach einer detaillierten Übergabe durch den Notarzt stabil in der Zielklinik abgegeben.

➡ **Warum ist bei dem vorliegenden Patienten ein schonender Transport ohne Sonderrechte einem Transport mit Sonderrechten unbedingt vorzuziehen?**

In der postkonvulsiven Phase eines tonisch-klonischen Krampfanfalls ist die Reizschwelle des Gehirns stark herabgesetzt, sodass bereits Gerüche, Bewegungen, Lichtblitze oder Geräusche einen weiteren Anfall auslösen können. Das Martinshorn oder nachts die Blaulichtblitze können einen erneuten Anfall auslösen.

Klinischer Verlauf

Innerklinisch erfolgt eine umfassende Diagnostik, u. a. mit Laborblutanalyse, Elektroenzephalografie (EEG), Computertomografie sowie Magnetresonanztomografie. Als Ergebnis wird festgestellt, dass keine morphologischen Veränderungen vorliegen und es sich offensichtlich um einen idiopathischen generalisierten tonisch-klonischen Krampfanfall gehandelt hat. Entsprechend wird eine standardisierte antiepileptische Therapie eingeleitet.

Kommentar

Ein Krampfanfall ist Ausdruck einer plötzlichen, reversiblen, exzessiven Entladung größerer Neuronenverbände des Gehirns, die sich meist als Krämpfe oder Myoklonien an beiden Körperhälften zeigen. Ein Krampfanfall ist nicht gleichbedeutend mit Epilepsie. Von Epilepsie wird erst gesprochen, wenn solche Ereignisse wiederholt und unprovoziert vorliegen.

Ca. 5 % der europäischen Bevölkerung erleiden einen oder mehrere Krampfanfälle im Leben, wobei nur 10 % davon eine Epilepsie haben. Innerhalb der Ursachen von Krampfanfällen unterscheiden sich zwei Gruppen:

1. Idiopathische Anfälle, bei denen keine morphologischen Veränderungen nachweisbar sind
2. Krampfanfälle, bei denen erkennbare Veränderungen des Gehirns vorliegen.

Die o. g. Ursachen führen zum Missverhältnis zwischen Hemmung und Stimulation im ZNS. Folge sind dann Krampfanfälle in unterschiedlichen Ausdrucksformen.

Wichtig ist, dass sich nicht alle Krampfanfälle eindeutig einordnen lassen. Daher sollte präklinisch nicht zwanghaft versucht werden, eine Zuordnung vorzunehmen. Vielmehr sollte aufmerksam beobachtet werden, welche Symptome der Patient zeigt oder (über Fremdanamnese erhoben) gezeigt hat.

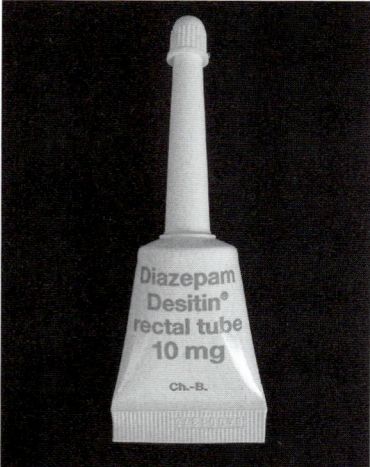

Abb. 7.2.1: Diazepam rectiole

Bei einem krampfenden Patienten ist die Anlage eines venösen Zugangs häufig sehr problematisch und auch langwierig. Alternative Mittel der Wahl wären die Gabe einer Diazepam-Rectiole (10 mg) oder von Lorazepam (2,5 mg) als Schmelztablette (Tavor Expidet®). Vorteil der Schmelztablette: Sie kann meist ohne Schwierigkeiten in die Wangentasche geschoben werden, wo sie sich sofort auflöst und über die Schleimhaut resorbiert wird. Dagegen gestaltet sich die Gabe der Rectiole, bedingt durch die Streckkrämpfe bei erwachsenen Patienten, häufig schwieriger und birgt einen hohen Stressfaktor.

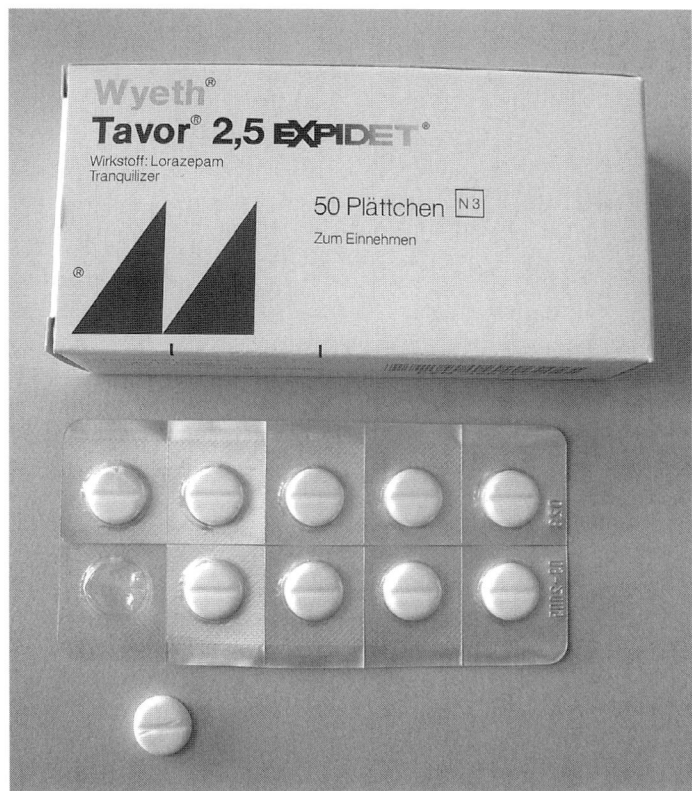

Abb. 7.2.2: Tavor Expidet®

Wenn das Legen eines venösen Zugangs gut gelingt, sind 1–4 mg Clonazepam (Rivotril®) i. v. das Mittel der Wahl. Wegen der Gefahr von Atemwegsstörungen muss Clonazepam sehr langsam gespritzt werden. Der Vorteil von Clonazepam gegenüber anderen Benzodiazepinen, wie z.B. Diazepam, liegt darin, dass kein schneller Übergang ins Fettgewebe erfolgt, wodurch ansonsten unter Umständen eine Wiederholung des Krampfanfalls möglich ist. Außerdem hat Clonazepam keine ausgeprägt sedierende Wirkung, wodurch die Vigilanz des Patienten für den Neurologen beurteilbar bleibt.

Eine besondere Vorgehensweise ist beim Status epilepticus indiziert: Dieser Krampfanfall ist ein lebensbedrohlicher Zustand, der umgehend unterbrochen werden muss. Hier ist eine umgehende Intubation und Beatmung erforderlich, um die Vitalfunktionen erfolgreich zu sichern. Zur Narkoseeinleitung ist Thiopental (3–5 mg/kg KG i. v.) geeignet. Suxamethonium (1 mg/kg KG i. v.), Diazepam (0,25 mg/kg KG i. v.) und Fentanyl (0,1–0,2 mg i. v.) können zur Relaxierung und Analgosedierung zusätzlich notwendig werden. Wenn das Krampfereignis fortdauert, ist ein Thiopentalperfusor (1–5 mg/kg KG/h) notwendig.

7.3 Bandscheibenvorfall

Einsatzmeldung/Anfahrt

Anforderung KTW →
Eintreffen nach ca. acht
Minuten

Am 6. November wird um ca. 15.10 Uhr der KTW, besetzt mit einem Rettungssanitäter und einem Rettungshelfer (Zivildienstleistender), von der Leitstelle zu einem Krankentransport angefordert. Laut Aussage des Disponenten ist der ärztliche Notdienst vor Ort und erwartet den KTW. Was genau vorliege, könne er nicht sagen. Es sei aber ausdrücklich ein KTW angefordert worden. Der KTW trifft nach ca. acht Minuten am Einsatzort an.

Situation am Notfallort/Erstbefund

50-jähriger Patient, bekannte Bandscheibenproblematik → konservative Methoden ausgeschöpft

Vor der Tür des Mehrfamilienhauses wird das KTW-Team vom Arzt des Notdienstes in Empfang genommen. Dieser berichtet dem Team vom Zustand des Patienten und überreicht eine Einweisung sowie den notwendigen Transportschein. Der ca. 50-jährige, männliche Patient habe vermutlich einen Bandscheibenvorfall. Er habe schon seit Jahren immer wieder Probleme mit den Bandscheiben und sei deshalb auch regelmäßig in Behandlung. Er habe schon einige Male Diclofenac als Antiphlogistikum injiziert bekommen. Ebenfalls sei schon mehrmals mit Xylocain eine Blockade durchgeführt worden. Der Zustand des Patienten habe sich in den letzten Wochen immer mehr verschlimmert, weshalb er auch seit sechs Wochen nicht mehr arbeiten gehen konnte. Nun sei die konservative Therapie ausgeschöpft und es helfe nur noch eine OP. Er habe die neurochirurgische Klinik bereits verständigt und mit dem aufnehmenden Arzt gesprochen. Der Patient wird dort bereits erwartet.

Nach dieser Übergabe verabschiedete sich der Arzt und fuhr zum nächsten Patienten. Da es sich um ein Mehrfamilienhaus handelte und die Wohnung des Patienten im zweiten Stock lag, entschied sich das KTW-Team, zunächst die Gegebenheiten zu erkunden, um dann den Patienten so einfach und schonend wie möglich in das Fahrzeug zu transportieren. Das Treppenhaus erschien in jedem Fall breit genug, falls der Patient nicht mehr laufen könnte und man ihn mit der Trage nach unten bringen müsste.

Beim Patienten angekommen bot sich folgendes Bild: Er war adipös, wog geschätzte 130 Kilogramm und lag auf dem Rücken im Ehebett. Seine Frau war gerade damit beschäftigt, die nötigsten Sachen für die Klinik einzupacken. Er war wie vermutet orientiert und ansprechbar und litt unter starken Schmerzen. Er könne sich praktisch nur unter großen Schmerzen bewegen und komme alleine nicht aus dem Bett. Er sei einiges gewohnt, aber so stark seien die Schmerzen noch nie gewesen.

Verdachtsdiagnose

Bandscheibenvorfall

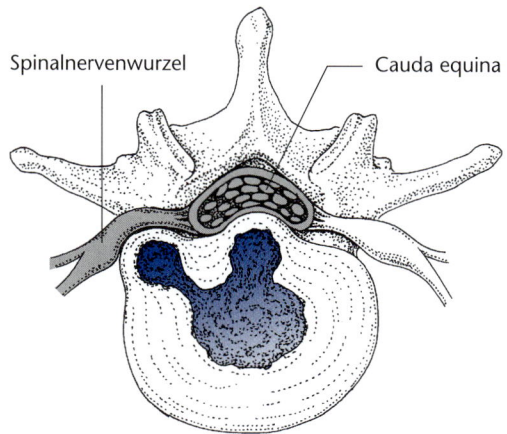

Abb. 7.3.1: Bandscheibenvorfall

➡ **Welche Differentialdiagnosen gilt es zu beachten?**

Rückenschmerzen können auch beim Infarkt auftreten. Allerdings kann dies hier ausgeschlossen werden, da der Patient dieselben Schmerzen verspürt wie auch in den Wochen zuvor.

➡ **Mit welchen Komplikationen müssen Sie rechnen?**

Das größte Problem besteht in den starken Schmerzen und der Bewegungsun- fähigkeit. Eine Lebensgefahr für den Patienten ist auszuschließen.

Durchgeführte Maßnahmen

➡ **RS/RA**

Der prophylaktisch ermittelte Blutdruck war mit 140/70 mmHg nur leicht erhöht. Die Pulsfrequenz betrug 98/min. Nach kurzer Überlegung und Absprache unter den Kollegen war klar, dass sie diesen Patienten unmöglich alleine bis zum Fahr- zeug transportieren konnten. Zum einen fehlte das nötige Equipment und zum anderen war der Patient zu schwer. Aus diesem Grund wurde nun ein RTW zur Trageunterstützung angefordert.

Nachforderung RTW → Tragehilfe

Der RTW, besetzt mit zwei Rettungsassistenten, traf nach ca. acht Minuten am Notfallort ein. Gemeinsam einigte man sich darauf, auf die weitere Alarmierung eines Notarztes zur Analgesie zu verzichten, da der ärztliche Notdienst bereits eine Analgesie durchgeführt hatte, die nun auch langsam ihre Wirkung entfaltete. Mit einem kompletten Sistieren der Schmerzen war auch nicht zu rechnen.

Da eine weitere vitale Gefährdung ebenfalls ausgeschlossen werden konnte, wurde auch auf die Anlage eines venösen Zugangs verzichtet. Der Patient wurde vom Bett aus durch alle Helfer auf ein Spineboard umgelagert und sicher fixiert. Danach wurde zunächst die Trage mit aufgelegter Vakuummatratze vor dem Hauseingang vorbereitet. So konnte der Patient sicher und einigermaßen schonend die Treppe hinuntergetragen und auf der bereitstehenden Trage gelagert werden.

Lagerung und Transport auf Spineboard → Fahrtrage mit Vakuum- matratze

Der RTW meldete sich wieder einsatzbereit und der KTW führte den Transport durch.

➡ **Warum müssen diese Maßnahmen durch das Rettungsfach-personal ergriffen werden? Was ist dabei zu beachten?**

Damit der Patient möglichst ohne Schmerzen die Treppen nach unten getragen werden konnte, waren bei seinem Gewicht neben einer höheren Anzahl von Helfern auch spezielle Hilfsmittel wie in diesem Fall das Spineboard notwendig. Alternativ wäre auch eine Schaufeltrage möglich gewesen. Da diese im KTW nicht vorhanden war, wurde der RTW nachgefordert. Bei diesen Geräten ist vor allem auf eine sichere Fixierung zu achten, da gerade ein Spineboard auf der Oberfläche sehr glatt ist und zum Abrutschen führen könnte. Die Vakuummatratze sorgt dann anschließend für einen schonenden Transport.

Transport und Übergabe

Während des Transports ergaben sich keine weiteren Probleme. Der Patient wurde in der zentralen Notfallaufnahme übergeben, war dort aber bereits angemeldet.

➡ **Was ist während des Transports besonders zu beachten?**

Schonende Fahrweise → Schmerzen

Während des Transports gilt eine besonders schonende, vorausschauende Fahrweise. Weitere Maßnahmen müssen nicht zwingend getroffen werden. Gegebenenfalls können der Blutdruck und der Puls noch einmal nachgemessen werden.

Klinischer Verlauf

Nach Sicherung der Diagnose mittels Computertomografie (CT) wurde der Patient am nächsten Tag operativ versorgt. Dabei wurde das hervorstehende Bandscheibengewebe ausgeräumt. Zehn Tage nach der OP wurde er in die Rehabilitation überwiesen. Seine Arbeitsfähigkeit wurde nach Abnahme von 40 Kilogramm voll wiederhergestellt.

Kommentar

Man unterscheidet drei Ursachen, die zur Entstehung eines Bandscheibenvorfalls (Diskusprolaps) führen:
- Angeborene Insuffizienz des Bandscheibengewebes
- Schnelle und plötzliche Drehbewegungen des Oberkörpers
- Schweres Heben und Schieben.

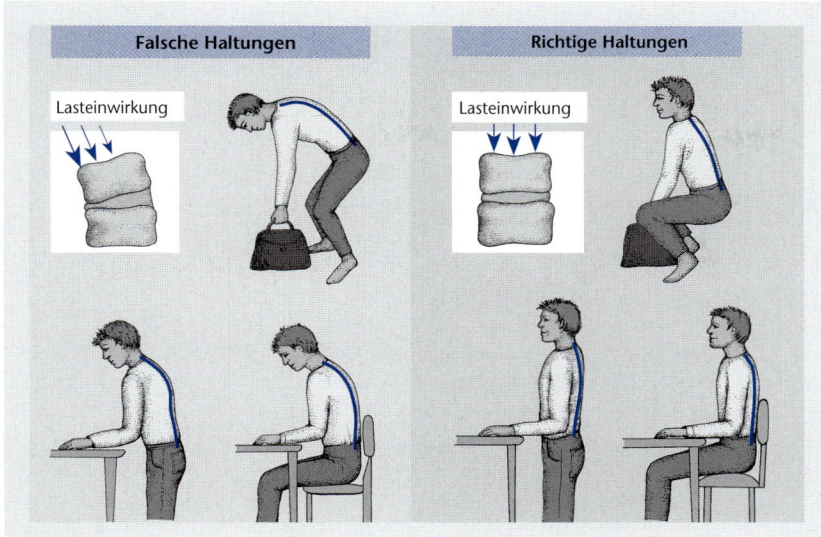

Abb. 7.3.2: Vorbeugung von Wirbelsäulenschäden

Das Risiko wird durch eine schlechte Rückenmuskulatur sowie Übergewicht verstärkt, und auch Rauchen wirkt sich negativ auf die Stärke des Bandscheibengewebes aus. Die meisten Vorfälle ereignen sich im Alter zwischen 30 und 50 Jahren, im Bereich der Lendenwirbelsäule, da die Druckbelastung hier am größten ist. Seltener dagegen sind Vorfälle im Bereich der Halswirbelsäule. In der Brustwirbelsäule sind sie durch die eingeschränkte Beweglichkeit in diesem Bereich extrem selten.

Beim Prolaps kommt es durch Austritt des weichen Nucleus pulposus (Gallertkern) durch den eingerissenen Anulus fibrosus (Faserring) zum Druck auf die vorhandenen Nervenstränge, was dann zur entsprechenden Symptomatik führt. Eine Vorstufe des Prolaps ist die Diskusprotrusion (Bandscheibenvorwölbung), bei welcher der Faserring nicht vollständig eingerissen ist. Die zum kompletten Bild gehörenden Einrisse entstehen im Laufe des Lebens durch die oben angeführten Ursachen. Bei einigen Menschen heilen sie von selbst, während sie bei anderen früher oder später zum Vollbild eines Diskusprolaps führen.

Symptome eines Bandscheibenvorfalls treten immer dann auf, wenn der Nucleus pulposus gegen die Nerven drückt. Am häufigsten sind starke Scherzen im Arm oder Bein der betroffenen Seite, verbunden mit Parästhesien (Gefühlsstörungen der betroffenen Regionen). Diese Beschwerden (vom Kreuz über das Gesäß bis ins Bein) werden auch als Lumboischialgie bezeichnet. Sie können beim Husten, Niesen oder allgemeinen Pressen zunehmen und haben ihren Ursprung im Nervus ischiadicus ("Ischiasnerv"), welcher sich als dickster Nervenstrang des menschlichen Körpers durch die beschriebenen Gebiete zieht. Liegt der Prolaps im Bereich von L5-S1, findet sich oft ein positives Lasègue-Zeichen (gestrecktes Bein des liegenden Patienten im Hüftgelenk beugen; wenn Beugung bis 90° aufgrund der Schmerzen nicht möglich, ist das Zeichen positiv).

Beim Druck der Bandscheibe gegen das Rückenmark oder die Cauda equina können Blasen- und Enddarmfunktionsstörungen bis zu totalem Ausfall und Kraftlosigkeit sowie Taubheit beider Arme und Beine entstehen. Diese Symptomatik gilt als dringliches Alarmzeichen. Der Patient muss dann relativ schnell in die Klinik zur weiteren Diagnosesicherung und umgehenden Behandlung gebracht werden.

Anhand der oben beschriebenen Symptome und in Zusammenhang mit einer gründlichen Anamnese gestaltet sich die Verdachtsdiagnose relativ einfach und schnell. Wirkliche Sicherheit kann dann nur die klinische Untersuchung mittels Computertomografie oder Kernspintomografie (MRT) bringen.

7.4 Subarachnoidalblutung (SAB)

Einsatzmeldung/Anfahrt

Am 3. Juli erhalten der RTW und das NEF um 18.25 Uhr einen Einsatz über Funk-meldeempfänger. Die Einsatzmeldung lautet „NAP" (nicht ansprechbare Person). Der Einsatzort liegt ca. drei Kilometer von der Rettungswache entfernt. Das NEF hat einen Anfahrtsweg von ca. sieben Kilometern. Der RTW trifft ca. vier Minuten später am Notfallort ein. Während der Anfahrt ergeben sich bis auf den relativ dichten Feierabendverkehr keine Probleme.

Situation am Notfallort/Erstbefund

Patient plötzlich „zusammengesackt", kurzzeitig bewusstlos, starke Kopfschmerzen

Am Einsatzort angekommen wird den Rettungsassistenten die Haustür von der aufgeregten Ehefrau geöffnet. Sie berichtet, dass ihr Mann beim Abendessen am Tisch plötzlich zusammengesackt sei, nachdem er seit ca. 30 Minuten über heftige, schlagartig eingetretene Kopfschmerzen geklagt habe. Dabei habe er ein wenig gezuckt. Sie habe ihn dann auf die Seite gedreht und die „112" angerufen. Er sei aber nach kurzer Zeit wieder ansprechbar gewesen und habe dann das Wohnzimmer aufgesucht. Dort habe er sich dann auf das Sofa gesetzt.
Als die Rettungsassistenten beim Patienten ankommen, erscheint dieser schläfrig, aber ansprechbar. Während ein Rettungsassistent die Vitalwerte ermittelt, beginnt der andere mit der Eigenanamnese. Dem ca. 60 Jahre alten Mann sei plötzlich schwindelig geworden. Danach könne er sich an nichts erinnern, aber laut Aussage seiner Frau sei er wohl bewusstlos gewesen. Er habe sich in den letzten Tagen immer wohl gefühlt. Ihm sei jetzt übel und er habe starke Kopf- und Nacken-schmerzen. Da der Mann auf den Boden gestürzt ist, führt der RA einen kranio-kaudalen Basischeck durch, bei welchem sich aber keine Sturzverletzungen verifi-zieren lassen. Ein Zungen- oder Lippenbiss findet sich ebenfalls nicht. Die Pupillen sind isokor und reagieren auf Licht. Der nun vorliegende Blutdruck ergibt einen Wert von 160/90 mmHg. Der Puls ist regelmäßig und gut tastbar. Die Frequenz ist 90/min.

Verdachtsdiagnose

Subarachnoidalblutung (SAB)

➡ ### Welche Differentialdiagnosen gilt es zu beachten?

Synkope unklarer Genese, Apoplex, zerebraler Krampfanfall

→ **Welche Leitsymptome erhärten die Verdachtsdiagnose?**

Leitsymptome sind die kurze Bewusstlosigkeit sowie die starken Kopfschmerzen, die vor allem im Bereich des Nackens lokalisiert sind. Die endgültige Diagnose kann in diesem Fall nur innerklinisch gestellt werden. Bis dahin sind auch die Differentialdiagnosen im Blick zu behalten und nicht auszuschließen.

Bewusstlosigkeit → Kopf- und Nackenschmerzen

→ **Mit welchen Komplikationen müssen Sie rechnen?**

Es besteht die Gefahr einer erneuten Bewusstlosigkeit. Durch Beteiligung des Gehirns kann es zur Verschlimmerung der vegetativen Symptomatik kommen.

Durchgeführte Maßnahmen

→ **RS/RA**

Noch in der Wohnung bekommt der Patient von den RA eine Sauerstoffmaske mit einem Flow von 6 l/min. Ebenfalls werden ein EKG sowie die Pulsoxymetrie ermittelt. Das EKG zeigt einen Sinusrhythmus mit einigen Extrasystolen. Die Pulsoxymetrie ergibt einen Wert von 96 %.
Während die RA einen venösen Zugang mit einer angeschlossenen Vollelektrolytlösung sichern, trifft der Notarzt in der Wohnung des Patienten ein. Die Rettungsassistenten übermitteln ihm die Vitalparameter und die durchgeführten Maßnahmen. Daraufhin entscheidet der Notarzt, den Patienten so schnell wie möglich in ein neurochirurgisches Zentrum zu transportieren. Während ein RA mit dem Kollegen des NEF die Trage vorbereitet und in das Haus bringt, wird prophylaktisch der Blutzucker bestimmt. Er ergibt einen Wert von 106 mg/dl. Während der Aufklärung des Patienten und seiner Ehefrau über die nun folgenden Maßnahmen wird dieser auf der Trage gelagert und in das Fahrzeug transportiert. Während dieser Zeit trübt der Patient zunehmend ein und erbricht. Er klagt weiterhin über zunehmende Kopf- und Nackenschmerzen.

Zunehmende Eintrübung des Patienten, zunehmende Nackenschmerzen, Erbrechen

→ **Warum müssen diese Maßnahmen durch das Rettungsfachpersonal ergriffen werden? Was ist dabei zu beachten?**

Da der Patient vital bedroht erscheint, sind sämtliche Monitoringmaßnahmen angezeigt. Die Sicherung eines venösen Zugangs sowie die Applikation von Sauerstoff gehören somit zu den vom Rettungsfachpersonal durchzuführenden Basismaßnahmen.

→ **NA**

Aufgrund der nun vollständig eingetretenen Bewusstlosigkeit und des Fehlens sämtlicher Schutzreflexe entschließt sich der Notarzt, den Patienten zu intubieren um damit die Atemwege zu sichern. Dazu bereitet ein Rettungsassistent 20 mg Etomidat, 100 mg Succinylcholin und 0,5 mg Fentanyl vor. Der zweite RA richtet währenddessen die Absaugpumpe, das Intubationsbesteck samt Endotrachealtubus sowie einen Beatmungsbeutel mit Demand-Ventil her. Nach Vorbereitung des Materials werden zunächst 0,2 mg Fentanyl und 20 mg Etomidat über den bereits liegenden Zugang appliziert. Daraufhin gelingt die Intubation problemlos. Das Muskelrelaxans wird somit nicht benötigt. Nach Sicherung der Tubuslage und Fixierung wird der Patient an den Kapnografen und das mittlerweile eingestellte Beatmungsgerät konnektiert. Folgende Parameter werden eingestellt: I:E = 1:2, AF: 12, AZV: 8 ml/kg KG, FiO$_2$: 1,0. Der Kapnograf zeigt einen Wert von 32, wonach der Patient leicht hyperventiliert wird. Nach nochmaliger Tubuskontrolle mittels Auskultation und Fixierung aller Schläuche wird der Patient mit leichter Oberkörperhochlage (20°) unter Voranmeldung in das neurochirurgische Zentrum transportiert.

➡ **Warum müssen diese Maßnahmen durch den Notarzt ergriffen werden? Was ist dabei zu beachten?**

Gefahr des kompletten Ausfalls von Schutzreflexen → dringende Indikation zur Intubation; Vermeidung von Muskelfaszikulationen

Durch den Verdacht auf eine intrakranielle Blutung und die zunehmende Bewusstlosigkeit mit komplettem Ausfall der Schutzreflexe ergibt sich die dringende Indikation zur Intubation. Da es bei der Gabe von Etomidat zu gefürchteten Muskelfaszikulationen kommen kann, welche den Hirndruck erhöhen, muss ein hoch potentes Analgetikum oder ein Sedativum vorweg appliziert werden. Auch der Einsatz von Succinylcholin kann den Hirndruck erhöhen und ist somit nur im Notfall einzusetzen. Auf den Einsatz eines Muskelrelaxans kann oft verzichtet werden, da mit ihm auch einige Gefahren (z.B. bei fehlender Beatmungsmöglichkeit) verbunden sind.

Transport und Übergabe

Während des Transports werden die Vital- und Beatmungsparameter engmaschig kontrolliert. Der EtCO$_2$ wird bei 35 mmHg gehalten. Die Sättigung zeigt 99 % und die Herzfrequenz liegt bei 88/min. Der systolische Blutdruck beträgt weiterhin 160 mmHg. Während des Transports werden noch 0,2 mg Fentanyl und 5 mg Dormicum® (Midazolam) injiziert. Die Pupillen sind weiterhin isokor. Der weitere Transport verläuft ohne Komplikationen.

Klinischer Verlauf

CT → Diagnosesicherung; operative Versorgung

Beim Patienten wurde zunächst eine kranielle Computertomografie durchgeführt, welche die Diagnose einer Subarachnoidalblutung bestätigte. Über Nacht wurde er konservativ auf der Intensivstation behandelt. Am darauf folgenden Tag wurde er operativ versorgt, um den Hirndruck zu senken und die Blutungsquelle zu lokalisieren und zu versorgen. Drei Wochen später verlegte man ihn mit leichten neurologischen Defiziten in die Rehabilitation.

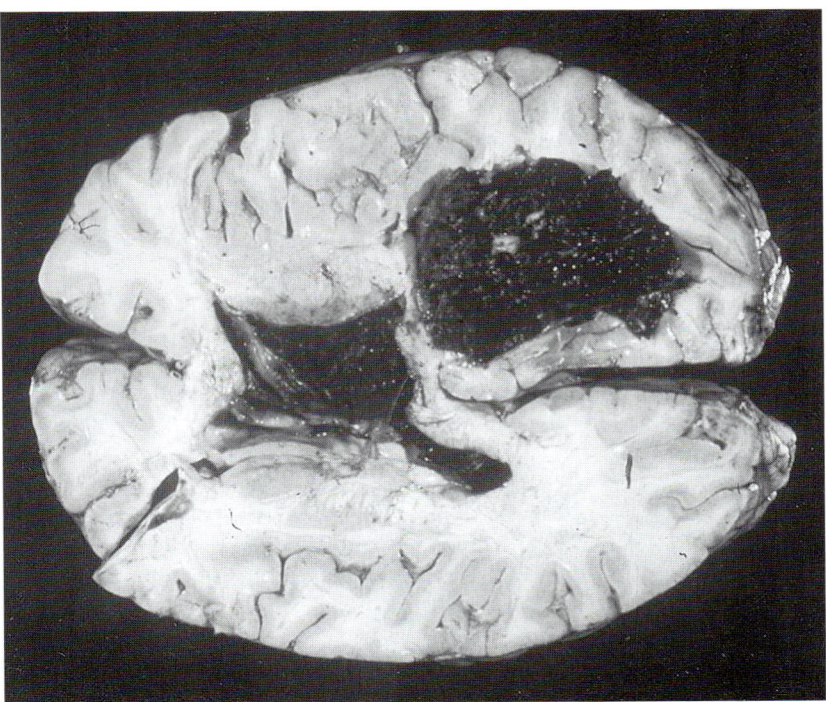

Abb. 7.4: Massenblutung

Kommentar

Bei der Subarachnoidalblutung kommt es intrakraniell (innerhalb des Gehirns) zu Blutungen zwischen der Arachnoidea und der Pia Mater. Sie entsteht meist durch Ruptur eines sackförmigen Aneurysmas. Weitere ätiologische Ursachen sind arteriovenöses Angiom, hämorrhaghische Diathesen, Leukämie oder Hirntumoren. Meist kommt es dabei spontan zu den gefürchteten Blutungen, ohne dass sich diese vorher angekündigt haben. Bei ca. 10 % aller Apoplexien findet man eine SAB. Die eigentliche Diagnose ist präklinisch nicht immer einfach zu stellen, vor allem nicht, wenn der Zustand des Patienten eine Anamnese nicht zulässt.
Die verschiedenen Schweregrade teilt man nach Hunt und Hess ein.

Gradeinteilung der SAB (nach Hunt und Hess)	
Grad	Klinische Symptome
I	Geringer Kopfschmerz, leichter Meningismus
II	Starker Kopfschmerz, Meningismus, Hirnnervenlähmung
III	Leichte Bewusstseinseintrübung, Verwirrtheit, leichte Herdsymptome
IV	Tiefe Bewusstseinseintrübung, deutliche Herdsymptome
V	Tiefes Koma, moribundes Erscheinungsbild.

Tab. 7.4

Die Therapie richtet sich nach dem Schweregrad. Zur Beurteilung in der Klinik ist es wichtig, möglichst wenig Sedativa einzusetzen, um den Grad der Schwere einwandfrei bestimmen zu können. Dies erübrigt sich ab dem Grad V. Hier stehen die Sicherung der Vitalfunktionen mittels Intubation und das Halten des Blutdrucks auf einem normalen Level im Vordergrund. Alle anderen einzuleitenden Maßnahmen sind symptomorientiert. Standardmonitoring und Basismaßnahmen gehören unbedingt dazu. Hier ist auf eine hirndruckentlastende Oberkörperhochlage von ca. 20° zu achten. Letztendlich ist der schnelle, aber schonende Transport des Patienten ausschlaggebend für seine Prognose.

7.5 Bewusstlosigkeit

Einsatzmeldung / Anfahrt

1. Mai 2004, 16.34 Uhr, Alarmierung des RTW mit dem Einsatzstichwort „hilflose Person" – zum sechsten Mal an diesem sonnigen Feiertag. Das riecht nach Alkohol! Der Nierenschalenvorrat neigt sich dem Ende entgegen. Die Fahrzeugbesatzung, bestehend aus Rettungsassistent und Rettungssanitäter, sehnt den eigenen Feierabend herbei, ist sich jedoch der Gefahren, die aus einer gewissen Voreingenommenheit bei bestimmten Einsatzstichworten resultieren können, sehr bewusst. Wachsam und konzentriert steuert der RS den RTW also am Bollerwagenstau auf dem Waldweg vorbei und erreicht um 16.45 Uhr eine Lichtung, die als Grillplatz fungiert. Zwei deutlich angetrunkene Ersthelfer geben sich winkend zu erkennen und geleiten den RTW zu einer auf einer Decke auf dem Boden liegenden Person.

Situation am Notfallort / Erstbefund

50-jähriger Patient, keine Reaktion auf Ansprache und Schmerzreize, Lippenzyanose, GCS 7, erbrochen

Während der RS von den umstehenden Personen erfährt, dass ihr ca. 50-jähriger Begleiter wohl doch etwas zu viel getrunken und sich daher „schlafen" gelegt habe, untersucht der RA den Patienten. Auf Ansprache erfolgt keine Reaktion, die Augen sind geschlossen. Ein starker Schmerzreiz über dem Schlüsselbein führt zu ungezielter Schmerzabwehr und unartikulierter Lautbildung, die Augen bleiben geschlossen. Der Glasgow-Coma-Scale-Wert liegt somit bei 7 Punkten. Es ist eine schnarchende Atmung zu hören, die Lippen sind zyanotisch, im Mundraum ist Erbrochenes zu sehen.
Sofort wird die Untersuchung zugunsten prioritärer Maßnahmen unterbrochen: Der RA dreht den Patienten auf die Seite und räumt den Mundraum zunächst mit den Fingern frei, bis der RS die geforderte Absaugpumpe herbeigeschafft hat. Es folgt die oropharyngeale Absaugung und anschließend die Überstreckung des Kopfes. Der Mund des in der stabilen Seitenlage liegenden Patienten wird geöffnet und tief gelagert, sodass Erbrochenes ungehindert der Schwerkraft folgend ablaufen kann. Über das mitgeführte Handy des RS wird der Notarzt mit dem Stichwort „unklare Bewusstlosigkeit" nachgefordert.

Puls regelmäßig, normfrequent

Ein Puls ist sowohl an der A. carotis als auch an der A. radialis regelmäßig, normofrequent und gut tastbar. Auf Nachfrage berichten die Umstehenden, dass der Patient auffallend gangunsicher gewesen sei, weshalb man ihn hingelegt habe. Er habe zu diesem Zeitpunkt nur noch „gelallt". Das sei verwunderlich, weil der Patient laut Absprache der Fahrer der Ausflugsgesellschaft sei und eigentlich nur ein oder zwei Flaschen Bier trinken wollte. So unvernünftig, dass er sich nun scheinbar doch habe „vollaufen lassen", kenne man ihn gar nicht.

➡ **Welche weiteren Informationen sollten jetzt gewonnen werden, wie kann die Bewusstlosigkeit erklärt werden?**

Die Ursache für die Bewusstlosigkeit ist noch unklar. Eine Alkoholintoxikation ist zwar angesichts der Auffindesituation nahe liegend, aber nicht bewiesen. Daher soll eine systematische Untersuchung nähere Hinweise auf das zugrunde liegende Krankheitsbild liefern:
Verantwortlich für die Bewusstlosigkeit könnte eine Kreislaufstörung sein, die zu einer Sauerstoffmangelversorgung des Gehirns führt. Die Herzfrequenz beträgt 76/min; der Puls ist rhythmisch; im EKG ist ein Sinusrhythmus zu sehen; der Blutdruck liegt bei 160/90 mmHg. Demnach liegt kein Anhalt für eine zerebrale Mangelperfusion vor.
Eine aus einer Atemstörung resultierende Hypoxie kann ebenfalls ausgeschlossen werden, da nach Freimachen der Atemwege die Lippen wieder rosig werden. Die Atemfrequenz beträgt 12/min, bei normaler Atemzugtiefe. Das Pulsoxymeter zeigt eine Sauerstoffsättigung von 97 % an. Eine Auskultation der Lungen ergibt eine seitengleiche Belüftung.
Eine Blutzuckermessung ergibt einen Wert von 98 mg/dl, sodass eine Stoffwechselentgleisung wie eine Hypo- oder Hyperglykämie die Bewusstlosigkeit ebenfalls nicht erklärt.
Ein Krampfleiden sei nicht bekannt, zuckende Bewegungen konnten von den Umstehenden nicht beobachtet werden. Der Patient hat weder eingenässt noch ist ein Zungenbiss feststellbar, sodass auch ein vor dem Eintreffen stattgefundener Krampfanfall als wenig wahrscheinlich eingeschätzt wird.
Es ist sonnig, die Haut des Patienten fühlt sich warm, aber nicht heiß an. Eine thermische Ursache wie ein Hitzschlag oder eine Unterkühlung kommt also ebenfalls nicht als Auslöser für die Bewusstlosigkeit in Frage.
Eine entzündliche Erkrankung des Gehirns oder seiner Häute – Enzephalitis bzw. Meningitis – würde wahrscheinlich mit Fieber einhergehen. Leber- oder Nierenschäden könnten in einer fortgeschrittenen Phase zwar eine Bewusstlosigkeit erklären, hätten sich aber zuvor durch Symptome wie beispielsweise eine veränderte Hautfarbe und einen spezifischen Ausatemgeruch angekündigt.
Der Patient riecht mäßig nach Alkohol. Ein Mitglied der Gesellschaft offenbart sich als bester Freund des Patienten. Er sei den ganzen Tag mit ihm zusammen gewesen und könne beschwören, dass er lediglich eine Flasche Bier und ansonsten nur Wasser getrunken habe. Andere Drogen würde sein Freund definitiv nicht konsumieren. Da er nie ernsthaft krank gewesen sei, müsse er auch keine Medikamente zu sich nehmen. In den Taschen des Patienten findet sich ebenfalls kein Anhaltspunkt für eine mögliche Intoxikation, sodass diese zwar nicht ausgeschlossen werden kann, aber nach der glaubhaften Aussage des Freundes als nicht sehr wahrscheinlich angenommen wird.
Immer wahrscheinlicher wird hingegen eine zentralnervöse Störung, hervorgerufen durch ein Schädel-Hirn-Trauma oder eine Hirnblutung. Es liegt kein Anhalt für ein Trauma vor. Ein Sturz ist nicht beobachtet worden. Die Suche nach Hämatomen, Ödemen oder Wunden bleibt ergebnislos. Dafür kann eine Anisokorie und eine Blickabweichung festgestellt werden. Die rechte Pupille ist weit und reagiert nicht auf Licht, der Blick ist nach oben rechts gerichtet.

Anisokorie (Pupille rechts weit), Blickdeviation

153

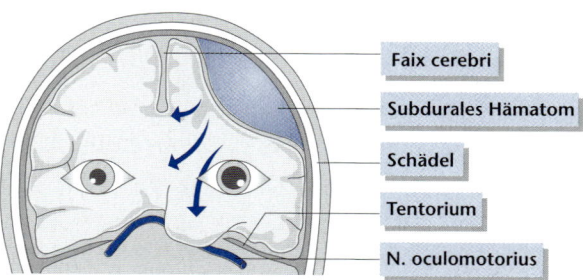

Abb. 7.5: Pupillendifferenz bei Herniation

Schmerzreize, die an der rechten Körperhälfte gesetzt werden, führen zu einer – zwar ungezielten, aber deutlichen – Reaktion des rechten Arms, während vergleichbare linksseitig gesetzte Reize keine Reaktion provozieren.

Verdachtsdiagnose

Nach Abschluss der Untersuchung lautet die Verdachtsdiagnose „Hirnblutung". Zu dieser Annahme führen neben der plötzlich eingesetzten Bewusstlosigkeit die Pupillendifferenz und die durch Schmerzreize entlarvte Hemiparese bzw. -plegie. Darüber hinaus ist diese Verdachtsdiagnose auch durch den Ausschluss anderer Ursachen (z.B. Hypoglykämie) gefestigt worden. Aufgrund der limitierten diagnostischen Mittel des Rettungsdienstes bleibt diese Diagnose allerdings so lange eine „Verdachtsdiagnose", bis die spezifischere Klinikdiagnostik (z.B. CT) den Verdacht erhärtet bzw. beweist.

➡ Welche Gefahren bestehen?

Atemwegsverlegung, Aspiration, steigender Hirndruck

Unabhängig von der evtl. dynamisch voranschreitenden Grunderkrankung weist allein der Zustand der Bewusstlosigkeit ein erhebliches Gefahrenpotenzial auf. Im Rahmen der allgemeinen Muskelerschlaffung kann die Zunge in den Rachenraum zurückfallen und den Atemweg verlegen. Zudem sinkt der Magenverschlussdruck – in Kombination mit dem Verlust wichtiger Schutzreflexe (Husten, Schlucken) kann es somit leicht zu einer Aspiration kommen, die primär die Atemwege verlegen und sekundär eine gefährliche Pneumonie hervorrufen kann.

Die vermutete Hirnblutung kann zu einem Anstieg des Hirndrucks führen, sodass die zerebrale Perfusion behindert wird und eine Kompression (noch) gesunder Hirnareale stattfinden kann. In der Folge könnten evtl. Krampfanfälle, Kreislaufstörungen und Atemstörungen bis hin zum Atemstillstand zu beobachten sein.

Durchgeführte Maßnahmen

➡ Welche Maßnahmen sind geeignet, um das Gefahrenpotenzial zu reduzieren?

Um einer Hirndruckentwicklung entgegenzuwirken wäre eine leichte Oberkörperhochlagerung sinnvoll. Da die Aspirationsgefahr jedoch das vordringliche Problem darstellt, verbleibt der Patient in der stabilen Seitenlage. Eine Kombination beider Lagerungen widerspricht sich, da eine suffiziente Seitenlage eine Abflussmöglichkeit für Erbrochenes durch eine abschüssige Bahn vom Magen bis zum

Mund impliziert. Der RS postiert sich absaugbereit am Kopf des Patienten und appliziert 6 l/min O_2 über eine Nasensonde, während der RA einen i. v. Zugang (17 G) am nicht paretischen Arm anlegt. Im Vorgriff auf die vermutete Entscheidung des noch nicht eingetroffenen Notarztes, den Patienten zu intubieren, um einen dauerhaften Aspirationsschutz und eine bestmögliche Oxygenierung zu erreichen, wird die Narkose vorbereitet.

➡ **Welche Maßnahmen ergreift der Notarzt?**

Um 16.57 Uhr trifft das nachgeforderte NEF an der Einsatzstelle ein. Der Notarzt informiert sich beim RA des RTW kurz über die Lage, überprüft nochmals Pupillenstatus und GCS und beschließt dann, die Narkose mit Fentanyl, Thiopental® und Pantolax® einzuleiten. Die Intubation gelingt nach Narkoseeinleitung problemlos. Mittels der auf dem NEF mitgeführten Kapnometrie kann die Beatmung so gesteuert werden, dass ein endexspiratorischer CO_2-Wert im unteren Normbereich erreicht wird. Von einer gefäßverengenden und damit durchblutungsbeeinträchtigenden Hyperventilation wird abgesehen. Nach der Narkoseeinleitung ist ein Blutdruckabfall auf systolische Werte von 120 mmHg zu verzeichnen, der möglicherweise auf die kreislaufsupprimierende Nebenwirkung der Narkosemedikamente zurückzuführen ist. Um die durch den vermutlich angestiegenen Hirndruck ohnehin beeinträchtigte zerebrale Perfusion nicht auch noch durch einen Abfall des mittleren arteriellen Drucks zu gefährden, wird der Blutdruckabfall umgehend mit einer Volumengabe beantwortet.

Narkoseeinleitung → Intubation

Transport und Übergabe

Die Narkose wird mit Dormicum® und Fentanyl aufrechterhalten. Zur dauerhaften Relaxierung wird Norcuron® eingesetzt. Der Blutdruck steigt während des Transports auf systolische Werte von 150 mmHg. Während der Übergabe an den Neurochirurgen der aufnehmenden Klinik fällt auf, dass nunmehr beide Pupillen weit und lichtstarr sind.

Klinischer Verlauf

Das sofort durchgeführte CT zeigt eine ausgedehnte intrazerebrale Blutung. Der Patient verstirbt noch am selben Tag.

Kommentar

Eine Bewusstlosigkeit erfordert ein streng prioritätengeleitetes Vorgehen. Es gilt im ersten Schritt, die Sauerstoffversorgung sicherzustellen. Daher erfolgt zunächst die Kontrolle der sauerstoffversorgenden Vitalfunktionen Atmung und Kreislauf. Da beide Systeme (noch) intakt waren, richtet sich der erste Therapieschritt auf deren Erhalt: Eine Bewusstlosigkeit gefährdet – unabhängig vom auslösenden Krankheits-/Verletzungsbild – die Atemwege durch die möglicherweise zurückfallende Zunge und eine Aspiration. Zur Sicherung des freien Atemweges wurde also umgehend die stabile Seitenlage durchgeführt.

Im zweiten Schritt lief dann die intensive Fahndung nach dem Auslöser der Bewusstlosigkeit an, indem unter Ausschöpfung aller Möglichkeiten der präklinischen Diagnostik nach Symptomen für potenzielle Ursachen gesucht wurde. Besondere Bedeutung kommt dem Ausschluss solcher Ursachen zu, die durch ein-

Oberstes präklinisches Therapieziel → Vermeidung von Sekundärschäden

fache Maßnahmen reversibel sind (z. B. Hypoglykämie). Im Fall einer Hirnblutung ist keine kausale Therapie möglich. Die rettungsdienstliche Aufgabe liegt in der Vermeidung eines Sekundärschadens – also einer Ausdehnung der Hirnschädigung nach dem primären Geschehen oder einer Aspiration aufgrund mangelnder Schutzreflexe.

8 Sonstige Notfälle

8.1 Augenverätzung

Einsatzmeldung/Anfahrt

Während eines zweiten Frühstücks auf der Wache wird die Besatzung des MZF 70-42 zu einem Schulunfall gerufen. Über Funk erfahren die beiden Besatzungsmitglieder, ein Rettungsassistent und ein Rettungssanitäter im Zivildienst, dass sie im städtischen Schulzentrum am Eingang zur Realschule erwartet werden. Es sei zu einem Unfall im Chemielabor gekommen, berichtet der Disponent der Leitstelle. Genaueres sei ihm nicht bekannt. Das Fahrzeug ist zunächst alleine alarmiert, wenn das NEF benötigt würde, sollte sich die Besatzung noch mal bei der Leitstelle über Funk melden, zurzeit seien beide Notärzte durch andere Einsätze gebunden.

Die Anfahrt zur Schule erfolgt ohne weitere Vorkommnisse, nach vier Minuten erreicht das Fahrzeug die Schule. Am Eingang werden die zwei Besatzungsmitglieder von einem Schüler erwartet.

➡ **Welches Material wird mit in die Schule genommen?**

Da die beiden nicht wissen, was sie in der Schule erwartet, beschließen sie, neben dem Notfallrucksack EKG und Sauerstoffinhalationseinheit mit in die Schule zu nehmen. Vom Schüler, der sie einweist, erfahren der Rettungsassistent und der Sanitäter, dass ein Mitschüler Säure ins Gesicht bekommen habe. Er führt sie in den entsprechenden Klassenraum.

Material: Notfallrucksack, EKG und Sauerstoffinhalationseinheit

Situation am Notfallort/Erstbefund

Außer dem verletzten Schüler treffen Rettungsassistent und Sanitäter im Klassenraum einen Lehrer und einen Mitschüler, die den Verletzten betreuen; alle anderen Schüler befinden sich vor dem Raum. Der Verletzte steht vor einem Waschbecken und hält seinen Kopf seitlich gekippt unter den Wasserhahn. Der Lehrer erklärt, man habe heute ein Experiment mit schwacher Salzsäure durchführen wollen, dabei sei dem Schüler etwas Salzsäure ins linke Auge gespritzt. Der Unfall habe sich etwa vor acht bis zehn Minuten ereignet, seitdem spüle der Schüler sein Auge unter dem Wasserhahn.

Der Rettungsassistent bittet nun den Schüler, das Spülen kurz zu unterbrechen und ihn anzuschauen, damit er das Auge betrachten könne. Da der Verletzte das Auge zusammenkneift, ist zunächst außer einem geröteten Augenlid nichts zu erkennen. Daraufhin versucht der Rettungsassistent nach Rücksprache mit dem jungen Patienten das Auge mit den Fingern zu öffnen, es ist eine deutliche Rötung der Sklera zu erkennen. Auf Nachfrage gibt der Junge an, dass das Auge immer noch brennen würde.

Gerötetes Augenlid, Rötung der Sklera, starkes Brennen

Verdachtsdiagnose

Das stark gerötete Auge und die Schmerzen, die den Jungen zwingen das Auge zuzukneifen, lassen darauf schließen, dass es zu einer Verätzung des Auges gekommen ist. Das Hautareal um das Auge, besonders die Wange des Patienten, ist gerötet, was dafür spricht, dass es auch mit Säure in Berührung gekommen ist. Da der Schüler das zweite Auge öffnen kann, geht der Rettungsassistent davon aus, dass dieses nicht mit der Säure in Kontakt gekommen ist.

➡ **Mit welchen Komplikationen müssen Sie rechnen?**

Erblindung, Verletzung des gesunden Auges

Im schlimmsten Fall droht dem Patienten die Erblindung des betroffenen Auges. Daher sollte das Auge vor jeder weiteren Maßnahme ausgiebig gespült werden. Während des Spülens sollte darauf geachtet werden, dass keine Spülflüssigkeit über das gesunde Auge läuft, damit dieses nicht auch noch verletzt wird.

Durchgeführte Maßnahmen

Der Rettungsassistent bittet nun den Rettungssanitäter, die Augenspülflasche aus dem Wagen zu holen, er könne dabei den Sauerstoff und das EKG schon wieder mit zum Wagen nehmen. Den Lehrer bittet er, ihm ein sauberes Ein- oder Zwei-Litergefäß zu geben. Nach Rücksprache beschließt die Besatzung, keinen Notarzt nachzufordern, da dieser zum einen wahrscheinlich sehr lange für die Anfahrt brauchen würde und zum anderen auch nicht viel mehr machen könnte als sie selber.

➡ **Auf welche Art sollte nun korrekterweise das Auge gespült werden?**

Der Rettungsassistent bittet den Schüler sich mit dem Rücken auf einen freien Labortisch zu legen, dabei soll der Kopf über dem angrenzen Waschbecken liegen. Den Kopf soll der Junge leicht nach links drehen. Nachdem er dem Jungen geholfen hat sich hinzulegen, füllt er das vom Lehrer gereichte Gefäß mit lauwarmem Wasser. Er versucht nun das Augenlid des Jungen zu öffnen und spült mit Hilfe des Gefäßes das linke Auge. Dabei achtet er darauf, dass das Wasser von der Nase zur Seite weg abfließt, sodass kein Spülwasser mit dem rechten Auge in Kontakt kommt.
Nach einigen Minuten kommt der Rettungssanitäter zurück, er füllt die mitgebrachte Augenspülflasche mit einer isotonen NaCl-Lösung aus dem Notfallrucksack. Anschließend helfen sie dem Patienten vom Tisch, erklären ihm die Augenspülflasche und bitten ihn, damit das Auge weiter selbstständig zu spülen und das Auge offen zu halten.

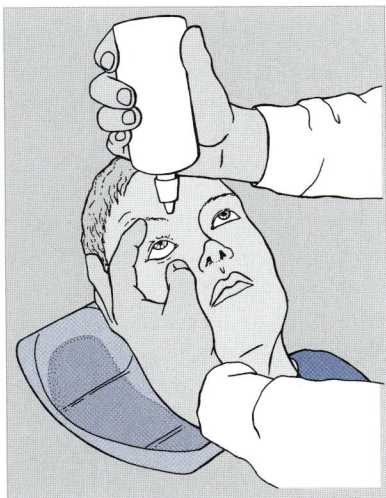

Abb. 8.1: Augenspülung

Nach Rücksprache mit dem Lehrer über die Transportmodalitäten wird vereinbart, dass ein Mitschüler den Jungen begleitet. Der Lehrer benachrichtigt die
Eltern. Abschließend notiert sich der Rettungssanitäter noch die genaue Bezeichnung und Stärke der verwendeten Chemikalie.

Durchgängige Spülung mit Augenspülflasche

Transport und Übergabe

Den Weg zum MZF geht der junge Patient zu Fuß, dabei nimmt der Rettungsassistent ihn aufgrund der eingeschränkten Sehfähigkeit an den Arm. Um das Auge
auch während der Fahrt spülen zu können, wird der Patient auf den Betreuerstuhl
gesetzt. Der Fahrer lässt unterdessen den Patienten über die Leitstelle in der städtischen Klinik mit einer Augenambulanz anmelden. Der Transport dauert zehn
Minuten und erfolgt ohne Komplikationen.

Klinischer Verlauf

Bei der Übergabe im Krankenhaus gibt der Patient an, dass das Brennen nachgelas-
sen habe, er das Auge aber immer noch nicht wieder richtig öffnen könne. Er wird
vom Rettungsdienst direkt zum diensthabenden Augenarzt gebracht. Dieser appliziert dem Jungen vier Tropfen Conjuncain® (Oxybuprocain), ein Lokalanästhe-
tikum, direkt ins Auge. Der Arzt kann nun das Auge zunächst besser spülen und
anschließend betrachten. Er diagnostiziert eine Rötung der Bindehaut und eine
Erosion (Abschürfung der oberflächlichen Hornhautschicht). Der Junge kann noch
am gleichen Tag das Krankenhaus verlassen. Nach mehreren ambulanten Behand-
lungen heilt der Schaden am Auge ohne Narbenbildung und ohne Sehverlust aus.

Lokalanästhesie → Untersuchung → Erosion → ambulante Weiterbe-handlung

Kommentar

Generell sollte bei einer Augenverätzung durch eine Säure oder Lauge immer ausreichend lange gespült werden, d.h. mindestens 20–30 Minuten, wobei Laugen
aufgrund ihrer Wirkung aufs Gewebe schädlicher einzustufen sind als Säuren.

Wenn eine Augenspülflasche vorhanden ist, sollte auch auf dem Weg ins Krankenhaus weiter gespült werden. Für die erste Hilfe gilt, dass sofort mit dem Spülen des Auges begonnen werden sollte, dabei ist es egal, mit was gespült wird. Wenn kein Wasser greifbar ist, kann auch mit Brause oder anderen Getränken gespült werden. Milch sollte allerdings aufgrund des Fettanteils nicht verwendet werden.

Ist die Augenoberfläche mit ungelöschtem Kalk in Kontakt gekommen, ist aufgrund der drohenden massiven Wärmeentwicklung zunächst kein Wasser zum Spülen zu verwenden. Es sollte versucht werden, den Kalk mit einer Tupferecke oder einem Wattetupfer aus dem Auge zu entfernen. Sind die wesentlichen Kalkreste entfernt, sollte das Auge wie bei Verätzungen lange und gründlich gespült werden.

Spülung immer von medial nach lateral

Beim Spülen selbst sollte darauf geachtet werden, dass das Auge, wenn nötig auch von außen, offen gehalten wird. Des Weiteren muss das betroffene Auge immer von medial nach lateral, d.h. von der Nase nach außen, gespült werden, sodass das zweite Auge nicht auch noch mit dem ätzenden Gegenstand in Kontakt kommt.

Ist ein Fremdkörper in das Auge gelangt, sollte dieser nur unter größter Vorsicht aus dem Auge entfernt werden. Ist eine sichere Entfernung nicht möglich, wird dem Patienten ein beidseitiger Augenverband angelegt, er kann dann zwar nichts mehr sehen, bewegt somit aber auch beide Augen weniger, und die Gefahr einer weiteren Schädigung des Auges wird gemindert. In dieser Situation ist der Patient auf keinen Fall alleine zu lassen, da er sich nicht mehr orientieren und sicher bewegen kann. Ist ein Fremdköper unter das Oberlid geraten, kann das Oberlid gegen einen dünnen Gegenstand nach oben umgeklappt werden und so der Fremdkörper evtl. entfernt werden.

8.2 Beinahe-Ertrinken

Einsatzmeldung/Anfahrt

Der RTW einer kleinen Hafenstadt an der Nordsee wird am 17. August um 15.30 Uhr über Funkmeldeempfänger mit dem Stichwort „Person ertrunken" alarmiert. Der Einsatzort liegt an einem ca. drei Kilometer langen Strandabschnitt, der von der DLRG betreut wird. Auf Nachfragen bei der Leitstelle erfährt die Besatzung, die DLRG habe eine ertrunkene Person aus dem Wasser gezogen. Außerdem sei der zuständige RTH alarmiert worden, da das NEF des Kreises durch einen anderen Einsatz gebunden sei. Es ist ein schöner und heißer Sommertag mit +28 °C Umgebungstemperatur.

Situation am Notfallort/Erstbefund

Nach fünf Minuten Anfahrt trifft der RTW an der Station der DLRG ein. Dort wird das Rettungsteam bereits von einem DLRG-Helfer erwartet. Dieser teilt den beiden Rettungsassistenten mit, dass alles „halb so schlimm" sei und es dem Patienten schon wieder besser gehe.

Da sich der eigentliche Einsatzort ca. 200 Meter entfernt am Wasser des dicht besetzten Strandabschnittes am Flutsaum befindet, laden die Rettungsassistenten den Notfallkoffer, das EKG, die Sauerstoffeinheit sowie das Spineboard auf die Fahrtrage und rollen damit bis zum Ende der Holzplatten. Dort wird die Fahrtrage entriegelt und der Weg zum Wasser nur mit dem Oberteil der Trage und den Geräten fortgesetzt.

Aufgrund der zahllosen Schaulustigen fällt es den Rettungsassistenten schwer, direkt zum Patienten zu gelangen. Der mitgeeilte DLRG-Helfer leistet aber gute Dienste und sorgt für eine deutliche Gassenbildung.

Auf dem Boden im feuchten Sand liegend findet das Team einen nur mit einer Badehose bekleideten, ca. 60-jährigen, ca. 75 Kilogramm schweren, männlichen Patienten vor, der von zwei weiteren DLRG-Helfern betreut wird.

Einer der beiden DLRG-Helfer berichtet, der Mann sei schwimmen gewesen und ein Strandbesucher habe gesehen, dass er mit den Armen um Hilfe winke, ehe er untergegangen sei. Ein sich in der Nähe befindender Schwimmer habe das mitbekommen und den Mann ins stehtiefe Wasser gezogen. Dort hätten die DLRG-Helfer ihn dann mit Hilfe eines Schwimmbretts an den Strand gezogen. Initial sei der Mann bewusstlos gewesen, aber nachdem er eine große Menge Wasser ausgespuckt und erbrochen habe, sei er wieder zu Bewusstsein gekommen.

60-jähriger, männlicher Patient, ca. 75 Kilogramm schwer, initiale Bewusstlosigkeit, erbrochen

➡ **Welche wichtigen Maßnahmen sollten Sie und Ihr Team jetzt möglichst zeitgleich durchführen?**

Am Anfang der Versorgung eines Notfallpatienten wird zuerst das BAK-Schema, bestehend aus Kontrolle des Bewusstseins, der Atmung und des Kreislaufs, durchgeführt. Je nach Befund wird dann mit der Sicherung der Vitalfunktionen begonnen. Das BAK-Schema und die parallel durchgeführte Anamnese ergeben folgende Informationen:

- Sehr erregter, aber ansprechbarer Patient
- Deutliche Anzeichen einer Dyspnoe
- Zyanose
- Blutiger Schaum aus Mund und Nase
- Gut tastbarer Puls.

Verdachtsdiagnose

Beinahe-Ertrinken in Salzwasser

Durchgeführte Maßnahmen

Als wichtigste Maßnahme steht die Beruhigung des Patienten und die Sicherung der Atemwege im Vordergrund. Deshalb wird der Patient mit leicht erhöhtem Oberkörper bequem gelagert. Er erhält umgehend 6 l/min Sauerstoff über eine O_2-Brille. Ein Rettungsassistent bittet die DLRG-Helfer, die Einsatzstelle großräumig abzusperren und die Schaulustigen umgehend wegzuschicken.

Anschließend wird umgehend ein Basismonitoring, bestehend aus Messung von von Blutdruck, Pulsfrequenz und SpO_2 sowie EKG, eingeleitet und sichergestellt. Der Blutdruck liegt bei 160/110 mmHg, der Puls bei ca. 120/min und die Sauerstoffsättigung beträgt 65 %. Die Auskultation der Lunge ergibt deutlich hörbare Rasselgeräusche. Der Patient muss ständig husten und erbricht ein weiteres Mal rosafarbenen Schleim.

RA: Basismonitoring, Oberkörperhochlagerung, O_2 (6 l/min)

➡ **Woran ist bei diesem Patienten – trotz des heißen Wetters – unbedingt zu denken?**

RA: Wärmeerhalt, Temperaturmessung, venöser Zugang inkl. Ringer-Lösung, Laborblutentnahme

Auch bei hohen Umgebungstemperaturen ist dem Auskühlen eines Patienten unbedingt vorzubeugen. Gerade wenn der Patient wie in diesem Fall längere Zeit im kalten Meerwasser gewesen ist, kommt der Wärmeerhaltung bzw. dem Auskühlen eine große Bedeutung zu. Dem Patienten wird daher die Badehose ausgezogen und er wird vorsichtig auf die Trage gelegt und mit einer Decke gut zugedeckt. Die Temperaturmessung im Ohr zeigt einen Wert von 35,5 °C an.

Ein Rettungsassistent bereitet eine Infusion vor, während der andere Kollege eine Vene am rechten Handrücken des Patienten punktiert. Nach der Laborblutentnahme wird eine Ringer-Lösung angehängt und mit einer Geschwindigkeit von ca. 800 ml/h laufen gelassen.

Parallel versucht ein Rettungsassistent anamnestische Daten vom Patienten zu erheben. Der Patient berichtet unter großer Anstrengung, er sei ein guter Schwimmer und gehe im Sommer fast jeden Tag hier ins Wasser, um seinen Kreislauf in Schwung zu bringen und fit zu bleiben. Heute sei er nicht gut drauf gewesen und habe irgendwie plötzlich Wasser schlucken müssen und keine Luft mehr gekriegt. Dann könne er sich an nichts mehr erinnern, nur dass plötzlich die vielen Leute um ihn herum gestanden seien.

Da der Notarzt noch nicht eingetroffen ist, wird der Patient unter Beibehaltung des Monitorings und der Betreuung durch einen Rettungsassistenten zum Fahrgestell der Trage und anschließend zum RTW gebracht. Dem Patienten geht es schon wieder etwas besser und er möchte am liebsten aus dem RTW aussteigen und nach Hause gehen.

➡ **Was sollten die beiden Rettungsassistenten jetzt machen?**

Ertrinken und Beinahe-Ertrinken sind plötzliche, unerwartete und dramatische Ereignisse, die – auch wenn nach außen alles in Ordnung zu sein scheint – große psychologische Wirkungen bei den Patienten, aber auch deren Angehörigen haben. Deshalb reden die Rettungsassistenten dem Patienten gut zu und versuchen ihn unbedingt davon abzuhalten, den RTW zu verlassen, obwohl es ihm schon besser geht. Außerdem wird das allgemeine Monitoring mit Blutdruckmessung, Pulskontrolle, SpO_2-Messung und EKG fortgesetzt und dann gemeinsam mit dem Patienten auf das Eintreffen des Notarztes gewartet.

➡ **Warum sollte der Patient auf jeden Fall – auch bei weiterer Verbesserung seines Zustandes – mit in ein Krankenhaus zur Überwachung genommen werden?**

Jeder Patient sollte zur Abklärung in die Klinik, um dort mindestens 24 Stunden überwacht zu werden.

Bei jedem Ertrinkungsunfall kann sich Minuten bis Stunden nach dem Ereignis ein Lungenödem bilden. Dieses sekundäre Ertrinken ist gerade bei Salzwasserertrinkungsunfällen sehr gefährlich. Deshalb gehört jeder Patient, dem ein Ertrinkungsunfall bzw. ein Beinahe-Ertrinken zugestoßen ist, zur Überwachung in ein Krankenhaus.

Zwischenzeitlich ist der RTH gelandet und der Notarzt im RTW eingetroffen. Ein Rettungsassistent informiert den Notarzt über alle bis dahin erhobenen Informationen und ergriffenen Maßnahmen.

➡ **Welche Maßnahmen sind bei der weiteren Behandlung zu treffen?**

Aufgrund der von den Rettungsassistenten mitgeteilten Informationen entscheidet der Notarzt, keine weiteren Maßnahmen, z.B. Kortikoidtherapie (umstritten!) oder das Legen einer Magensonde, durchzuführen und den Patienten unter Fortführung des kontinuierlichen Monitorings (RR, P, SpO$_2$, EKG, Temperatur) mit dem RTW in das Hafenkrankenhaus mit internistischer Intensivstation zu transportieren und auch zu begleiten.

Transport und Übergabe

Nach dem schonenden 15-minütigen Transport mit Notarztbegleitung wird der Patient um 16.20 Uhr auf der Intensivstation des Hafenkrankenhauses übergeben.

Klinischer Verlauf

Auf der Intensivstation kommt es acht Stunden nach der Einlieferung zu einer Verschlechterung der Sauerstoffsättigung und zu einer deutlichen respiratorischen Insuffizienz. Der Patient wird intubiert und mit 10 cmH$_2$O PEEP-beatmet. Es kommt zu einem massiven Lungenödem mit der weiteren Folge eines Kammerflimmerns. Der Patient wird mehrfach erfolgreich reanimiert, verstirbt aber schließlich ca. 28 Stunden nach dem tragischen Unfallereignis.

Verschlechterung des Zustandes → Intubation, Beatmung → Kammerflimmern → Tod

Kommentar

Kommt es im Rahmen von Untertauchen in Flüssigkeiten zum klinischen Tod durch Ersticken, spricht man von Ertrinken, kommt es zu einer lebensbedrohlichen Notfallsituation, die vom Patienten mindestens 24 Stunden bis nach dem Ereignis überlebt wird, spricht man vom Beinahe-Ertrinken.

Süßwasser schädigt und inaktiviert bei einem Beinahe-Ertrinken direkt den alveolären Surfactant sowie Alveolar- und Gefäßendothelzellen. Als Folge treten ein interstitielles und alveoläres Lungenödem sowie Atelektasen im Lungenparenchym auf. Wie im vorliegenden Fall führt Salzwasser durch seine hohe Osmolarität zum Einstrom von Plasmaflüssigkeit aus Lungenkapillaren in Alveolen mit Ausbildung eines alveolären Lungenödems. Der initiale Flüssigkeitseintritt in die Atemwege führt häufig reflektorisch zu Bronchospasmus. Durch zunehmende Störung des Ventilations-Perfusions-Verhältnisses in den Lungen entwickeln die Patienten eine schwere Hypoxämie. Der vermehrte Flüssigkeitsgehalt der Lungen und der Verlust an oberflächenaktiver Substanz vermindern die Volumendehnbarkeit (Compliance) der Lungen und dies kann zu beträchtlicher, vom Patienten nicht mehr tolerabler Erhöhung der Atemarbeit mit der Notwendigkeit einer Intubation und maschineller Beatmung führen.

Der vorliegende Fall zeigt eindrücklich die gesamte Problematik des Beinahe-Ertrinkens auf. Zunächst geht es um eine hoch dramatische und lebensbedrohliche Situation für den Patienten, die auch bei den eingesetzten und alarmierten Rettungskräften spürbar wird. Dann kommt es zu einer trügerischen Entwarnung, weil alles doch nicht so gravierend erscheint und der Patient sich scheinbar schnell und gut erholt. Die Rettungsassistenten und der Notarzt handeln professionell und vorbildlich, indem sie auf die Einlieferung des Patienten in ein Krankenhaus bestehen, und leisten eine aufgrund der Symptome und Diagnose adäquate Versorgung. In der letzten Konsequenz kann der Patient aber trotzdem nicht gerettet werden, weil das Salzwasser die Lungenalveolen offensichtlich zu stark geschädigt hat und eine Kompensation dieses sekundären Ertrinkens trotz intensivmedizinischer Behandlung nicht gelingt.

Ertrinken und Beinahe-Ertrinken sind in entwickelten Industrienationen wie der Bundesrepublik Deutschland eher seltene Ereignisse, umso wichtiger ist es, sich bei diesen seltenen Einsätzen die Gefährlichkeit und die große Letalität bewusst zu machen.

8.3 Tauchunfall

Einsatzmeldung/Anfahrt

Am 15. September um 16.40 Uhr werden RTW und NEF über FME alarmiert. Die Einsatzmeldung lautet „Tauchunfall". Bei dem Einsatzort handelt es sich um einen von verschiedenen Tauchvereinen gemieteten, nahe gelegenen See, in dem ausschließlich getaucht wird. Aufgrund dieser Tatsache und des häufigen Vorkommens von Tauchunfällen wird dort eine vereinseigene Erstversorgungsmöglichkeit bereitgehalten.

Die Anfahrtszeit für RTW und NEF beträgt ca. acht Minuten. So treffen beide Fahrzeuge fast zeitgleich um 16.49 Uhr am Notfallort ein.

Situation am Notfallort/Erstbefund

Aus dem Fahrzeug ist der Einsatzort nahe des Seeeinstiegs zu erkennen. In ca. 100 Meter Entfernung steht eine Menschentraube um einen am Boden liegenden Taucher. Am Parkplatz werden sie von einem Sporttaucher erwartet und eingewiesen. Ein direktes Anfahren an den Patienten ist nicht möglich.

➡ **Welches Material gehört in jedem Fall mit an den Einsatzort?**

Material: Notfallrucksack, EKG/Defibrillator, Sauerstoffinhalationseinheit, Fahrtrage, Schaufeltrage

Desorientiert, Schmerzen, Einblutungen, Taubheitsgefühl, RR: 110/70 mmHg, Pulsfrequenz: 92/min, SpO$_2$: 98 %

Um sich zusätzliche Wege zu ersparen muss sämtliches Material mitgenommen werden. Hierzu gehört neben Notfallrucksack, EKG/Defibrillator auch die Trage nebst Schaufeltrage, um den Patienten nach Erstversorgung umgehend in das Fahrzeug zu transportieren. Wichtigstes Equipment ist hier die Sauerstoffeinheit, da die Sauerstoffgabe bei der Versorgung des Tauchunfalls Maßnahme erster Wahl ist.

Die RTW-Besatzung legt ihr Material auf die Trage, während der Notarzt und der RA des NEF mit dem Notfallrucksack und der Sauerstoffeinheit vorauseilen. Beim Patienten angekommen werden sie sogleich vom Ersthelfer über den Zustand des Patienten informiert. Er ist ansprechbar, wirkt aber leicht desorientiert. Er klagt über Taubheitsgefühl in der rechten Körperhälfte, Ohrensausen und Schwindel sowie Schmerzen in den Knochen. An einigen Körperstellen des bis auf die Badehose entkleideten Tauchers sind fleckenförmige Einblutungen zu sehen. Die Ersthelfer wurden durch den Tauchpartner alarmiert. Nachdem der Taucher an Land gebracht worden war, wurde umgehend mit der Sauerstoffgabe begonnen. Während der Tauchpartner des Patienten dem Notarzt vom Unfallhergang berichtet, übernehmen die Rettungsassistenten den Patienten und beginnen mit der Erstversorgung.

Nach Schilderung des Partners waren die beiden Sporttaucher gemeinsam auf ca. 45 Meter abgestiegen. Nach ca. 15 Minuten in dieser Tiefe signalisierte sein Partner ein Problem und wollte aufsteigen. Er wirkte auch ein wenig verwirrt. Praktisch im gleichen Moment blies er sein Tarierjacket komplett auf und ging unkontrolliert nach oben. Er sei dann hinterhergetaucht, habe aber die nötigen Sicherheitsstopps eingehalten, um sich nicht auch noch einer entsprechenden Gefahr auszusetzen. Nachdem er oben aufgetaucht sei, habe er gesehen, dass andere Taucher seinen Partner bereits an Land gebracht hätten. Er sei dann umgehend dazugekommen um sich über seinen Zustand zu informieren.

Mittlerweile haben die Rettungsassistenten die weiteren Vitalparameter erhoben. Der Blutdruck ist mit 110/70 mmHg leicht erniedrigt und die Herzfrequenz beträgt 92/min. Die Sättigung beträgt unter der jetzigen Sauerstofftherapie 98 %. Das ebenfalls angelegte EKG zeigt einen Sinusrhythmus.

Verdachtsdiagnose

Dekompressionsunfall

➡ **Welche Leitsymptome erhärten die Verdachtsdiagnose?**

Für einen Dekompressionsunfall sprechen die Anamnese und die beschriebenen klassischen Symptome. In zweiter Instanz ist abzuklären, warum der Patient unter Wasser ein medizinisches Problem hatte, welches es ebenfalls zu therapieren gilt.

➡ **Mit welchen Komplikationen müssen Sie rechnen?**

Die Symptomatik kann sich weiterhin verschlechtern. Es kann neben Parästhesien auch zu Bewusstseinsstörungen und Krämpfen kommen.

Durchgeführte Maßnahmen

Während einer der RA einen venösen Zugang legt, bereitet der andere die Umlagerung auf die Trage vor, welche auch umgehend nach Fixieren des Zugangs durchgeführt wird. Der Notarzt entschließt sich, den Patienten zunächst unter Beibehaltung der Sauerstofftherapie in den RTW zu bringen. Ebenfalls weist er den RA des NEF an, einen RTH zu alarmieren, um den Patienten schnellstmöglich in eine Druckkammer zu transportieren. Während die Leitstelle den RTH alarmiert, wird auch die nächste Druckkammer angefragt.

Im RTW wird ein zweiter Zugang gelegt und insgesamt werden 1500 ml kristalloide Infusion bis zum Eintreffen des RTH infundiert. Die tragbare Sauerstoffeinheit der Ersthelfer wird vom Patienten genommen und durch ein Demand-Ventil mit Maske ersetzt. Hierüber werden nun 100 % Sauerstoff appliziert. Zur Thrombozytenaggregationshemmung werden 500 mg Aspirin® i. v. gegeben. Ebenfalls erhält der Patient 0,05 mg Fentanyl zur Analgesie. Unter dieser Therapie bessert sich der Zustand des Tauchers bis zum Eintreffen des Hubschraubers erheblich. Er wird zunehmend orientierter und auch die Schmerzen haben abgenommen. Er kann sich nun auch wieder an das Geschehen unter Wasser erinnern. Er habe nach Blick auf seinen Tauchcomputer plötzlich Angst bekommen, da er bis dato nie tiefer als 30 Meter getaucht sei, und wollte eigentlich langsam aufsteigen. Nachdem er zu viel Luft in seine Jacke geblasen habe, sei ihm die Kontrolle völlig verloren gegangen und er sei so nach oben „geschossen".

> I. v. Zugang → kristalloide Lösung (1500 ml), RTH- und Druckkammeranfrage, O_2 über Demand-Ventil, Aspirin® (500 mg), Fentanyl (0,05 mg)

Während der Notarzt den Patienten über die weiteren Schritte aufklärt, landet der Hubschrauber auf dem mittlerweile geräumten Parkplatz. Nach der Übergabe und dem Arzt-zu-Arzt-Gespräch wird der Patient unter Beibehaltung der Therapie in den RTH umgelagert. Es wird darauf geachtet, dass der Tauchcomputer zum Auslesen der Daten am Patienten bleibt. Mittlerweile ist auch bekannt, dass die Anfrage nach der Druckkammer positiv verlief, sodass der Patient in die ca. zehn Flugminuten entfernte Druckkammer geflogen werden kann.

➡ **Warum müssen diese Maßnahmen durch den Notarzt ergriffen werden? Was ist dabei zu beachten?**

Wichtigste Maßnahme ist die Applikation von Sauerstoff mit einem möglichen FiO_2 von 1,0. Die Gabe von Acetylsalicylsäure (Aspirin®) ist umstritten, soll aber in dieser Dosierung positive Effekte aufweisen.

Transport und Übergabe

Während des Fluges wird die engmaschige Kontrolle der Vitalparameter fortgeführt. Der Patient wird nach ca. 15 Minuten Transportzeit in verbessertem Zustand dem Arzt der Druckkammer übergeben.

➡ **Was ist während des Transports besonders zu beachten?**

Wichtig beim Transport von Patienten nach einem Dekompressionsunfall ist die Einhaltung einer möglichst niedrigen Flughöhe. Hier sollten 300 Meter nicht überschritten werden, um einer weiteren Vergrößerung der Druckdifferenz vorzubeugen.

Klinischer Verlauf

Druckkammerbehandlung mit 2,8 bar → völlige Wiederherstellung

In der Druckkammer wurde umgehend die Kompression mit 2,8 bar eingeleitet. Hierunter bildeten sich alle Symptome vollständig zurück. Nach einem weiteren Tag zur Beobachtung in der Klinik konnte der Patient völlig wiederhergestellt nach Hause entlassen werden.

Kommentar

Derzeit ereignen sich bei 1,5 Millionen Sporttauchern ca. 500 Tauchunfälle pro Jahr in Deutschland. Der gefürchtetste Notfall ist die Dekompressionskrankheit. Der Umgebungsdruck auf Meereshöhe beträgt ungefähr 1,0 bar. Beim Abtauchvorgang steigt der Wasserdruck um jeweils 1 bar pro 10 Meter Wassertiefe. Beim Abtauchen wird eine Gasblase komprimiert, beim Auftauchen dehnt sie sich wieder aus. Bei zu schnellem Auftauchen kommt es zum Ausperlen des Gases, besonders von Stickstoff (N_2), in Geweben mit hohem Lipidanteil, wie z.B. Gehirn und Rückenmark, und in Geweben mit einer sehr geringen Durchblutung, z.B. Knochen, Sehnen und Bänder.

Das Auftreten von Symptomen wie Schmerzen im Bereich der Knochen, Gelenke etc. kann zeitverzögert sein (bis zu 24 Stunden nach Auftauchen), sodass beim Eintreffen des Rettungsdienstes nicht immer alle Symptome vorliegen. Zu den Hautsymptomen (fleckförmige, juckende Hautrötungen – „Taucherflöhe") kommt es infolge kleiner subkutaner Gasblasen, die durch Ruptur und Mikrotraumatisierung zu einer Einblutung in das Gewebe führen.

In schweren Fällen kann es zur Schädigung von zentralem Nervensystem und Lungen kommen. Häufig ist die Rückenmarksbeteiligung mit dem klinischen Bild einer inkompletten Querschnittssymptomatik. Der Patient hat neurologische Ausfälle wie Muskelschwäche, Gangunsicherheit, Taubheitsgefühl, Parästhesien, Harn- und Stuhlinkontinenz, Paraparesen oder -plegien bis hin zur Tetraplegie. Bei zerebraler Beteiligung kann es zu Übelkeit, Erbrechen, Sehstörungen, Ohrgeräuschen, Schwindel, Sprachstörungen, Bewusstseinsstörungen und typischen schlaganfallähnlichen Symptomen kommen.

Therapie der Wahl ist die sofortige hyperbare Sauerstofftherapie in einer Druckkammer. Da diese Druckkammern sehr häufig weit vom eigentlichen Notfallort entfernt sind, sollte ein primärer Transport mit einem Rettungshubschrauber durchgeführt werden. Auf keinen Fall darf ein Tauchverunfallter mit dem Bild einer Dekompressionskrankheit im Wasser unter Begleitung eines Tauchers rekompressiert werden. Der Zustand eines Patienten kann jederzeit von bewusstseinsklar zu komatös umschlagen, ein Beinahe-Ertrinken könnte die Folge sein.

Die Beatmung mit 100 % Sauerstoff führt zu einer vier- bis fünfmal schnelleren Elimination des Stickstoffgases aus dem Blut als bei normalen Umgebungs-Sauerstoffanteilen. Bei einem bewusstseinsklaren Patienten bietet sich die spontane Atmung mit Beatmungsmaske und Demand-Ventil an. Nasensonden und Sauerstoffbrillen sind nicht ausreichend, da der maximale FiO_2 nur etwa bei 30–40 % liegt. Alternative ist die Sauerstoffapplikation mit einer Maske und angeschlossenem Reservoirbeutel. Sollte die Indikation einer Intubation gestellt werden, ist unbedingt vor der eigentlichen Intubation das Vorliegen eines Pneumo- oder Spannungspneumothoraxes auszuschließen. Gegebenenfalls ist eine Entlastungspunktion durchzuführen.

Eine ausreichende Zufuhr von Infusionslösungen, z.B. von 1000 ml kristalloider Elektrolytlösung, kann zur Erhöhung der Strömungsgeschwindigkeit und damit zur Verbesserung der Stickstoffelimination führen. Kontrovers wird die Gabe von Korticosteroiden, z.B. 100 mg Dexamethason i. v., diskutiert. Eine generelle Gabe wird nicht empfohlen, scheint aber auch nicht schädlich. Stickstoffperlen können in den Gefäßen zu einem Verschluss und zu einer Aktivierung der Blutgerinnung führen. Deshalb scheint der Einsatz von Thrombozytenaggregationshemmern, wie z.B. 500 mg Aspirin® i. v., sinnvoll. Die Anwendung von Heparin in der Behandlung der Dekompressionskrankheit konnte sich nicht durchsetzen.

Der bewusstseinsklare Patient mit starken Schmerzen sollte hochpotent analgetisch behandelt werden. Es bieten sich hierzu 5–10 mg Morphin i. v. oder 0,05–0,1 mg Fentanyl an. Charakteristisch ist jedoch das geringe Ansprechen der Schmerzen auf Analgetika. Häufig nehmen nur die Nebenwirkungen zu, ohne dass eine Verbesserung der Symptomatik eintritt. Gegebenenfalls bietet sich zusätzlich eine antiemetische Therapie mit 10–20 mg Metoclopramid i. v. an.

Bei jeder Form des Taucherunfalls ist es von eminenter Bedeutung, eine genaue Tauchanamnese durchzuführen, dabei sollten die maximale Tauchtiefe, die Einhaltung der Dekompressionszeiten, die Anzahl der Tauchgänge hintereinander, technische Defekte am Tauchgerät, äußere Umstände bei Symptombeginn, akute oder chronische Erkrankungen, z.B. Erkältung, Asthma bronchiale, ermittelt werden. Mittlerweile besitzen viele Taucher einen Tauchcomputer, der mit in die Klinik genommen werden muss.

> Immer den Tauchcomputer mit in die Klinik nehmen.

In den Druckkammerzentren können diese Tauchcomputer mittels einer speziellen Software dann ausgelesen werden, um den aufnehmenden Ärzten einen genauen Aufschluss über den absolvierten Tauchgang und die damit evtl. verbundenen pathologischen Auswirkungen zu geben.

8.4 Akutes Abdomen

Einsatzmeldung/Anfahrt

Am 7. März um 10.05 Uhr wird der RTW über Funkmeldeempfänger mit dem Stichwort „Patient mit starken Bauchschmerzen" alarmiert. Der Einsatzort liegt in einer ca. drei Kilometer entfernten Straße. Es ist 2 °C kalt und die Sonne scheint.

Situation am Notfallort/Erstbefund

Fünf Minuten nach der Alarmierung trifft der RTW am Einsatzort, einem freistehenden Einfamilienhaus, ein.

➡ **Worauf sollten Sie vor dem Verlassen des Fahrzeuges achten und welche Materialien sollten Sie mit in die Patientenwohnung nehmen?**

Unabhängig von der Notfallmeldung sollten immer direkt der Notfallkoffer, das EKG sowie die Sauerstoffeinheit zum Patienten mitgenommen werden. Ebenfalls mitgeführt werden sollten die Trage und das Tragetuch.

38-jähriger, männlicher Patient, gekrümmte Haltung, starke Bauchschmerzen

Die Haustür ist bereits geöffnet und die beiden Rettungsassistentinnen werden von einer ca. 35-jährigen Frau begrüßt und aufgefordert, mit ins Schlafzimmer zu kommen. Im Schlafzimmer finden sie einen 38 Jahre alten Mann vor, der in gekrümmter Haltung auf der Seite liegt. Der Patient ist ansprechbar und erzählt nach der gegenseitigen Begrüßung und Vorstellung, dass er seit dem Vorabend „fürchterliche" Bauchschmerzen habe.

➡ **Welche zwei Fragen stehen für Sie zunächst im Mittelpunkt?**

1. Ist die Situation lebensbedrohlich?
Das heißt ist der Blutdruck zu niedrig, die Pulsfrequenz zu hoch, besteht eine Kaltschweißigkeit, eine Bewusstseinsstörung, kurzum: Sind Hinweise auf einen Schock gegeben, ist ggf. umgehend ein Notarzt nachzufordern?
2. Gibt es Hinweise auf die Ursache der Bauchschmerzen?
Hierzu ist eine präzise Anamnese notwendig:

- In welcher Situation sind die Beschwerden aufgetreten? Zum Beispiel kurz nach dem Essen (= Nahrungsmittelallergie/-intoxikation) oder in nüchternem Zustand?
- Sind Vorerkrankungen bekannt? Zum Beispiel Diabetes mellitus, Ulkusleiden, Angina pectoris oder Herzinfarkt, Nieren- oder Gallensteine?
- Gibt es Auffälligkeiten beim Stuhlgang? Zum Beispiel bezüglich der Häufigkeit, Farbe, Konsistenz?
- Hat der Patient erbrochen? Zum Beispiel vor oder nach dem Essen, Farbe und Konsistenz des Erbrochenen, Häufigkeit?
- Nimmt der Patient Medikamente oder Genussmittel ein? Zum Beispiel Antazida, nicht steroidale Antiphlogistika (z. B. Acetylsalicylsäure, Diclofenac, Nikotin, Alkohol)?

Die Durchführung des BAK-Schemas, bestehend aus Kontrolle des Bewusstseins, der Atmung und des Kreislaufs, und die parallel vorgenommene Anamnese ergeben folgende Informationen:

- RR 120/80 mmHg
- Puls 100/min, rhythmisch, aber von flacher Qualität
- Kaltschweißigkeit
- Atmung auskultatorisch o. B.
- Die Bauchschmerzen waren anfangs kolikartig und sind mittlerweile stetig vorhanden
- Die Palpation des Abdomens ergibt eine deutlich wahrnehmbare abdominelle Abwehrspannung
- Die Auskultation des Abdomens ergibt fehlende Darmgeräusche im Bereich des dritten Quadranten
- Anamnese: insgesamt unauffällig, „Darmoperation" im Kindesalter.

Schließlich berichtet der Patient, er habe in den letzten Tagen immer Schwierigkeiten mit dem Stuhlgang gehabt und sei seit drei Tagen trotz der zwischenzeitlichen Einnahme eines Abführmittels nicht mehr auf der Toilette gewesen, außerdem müsse er häufig und unangenehm aufstoßen und habe das Gefühl eine „Blähbauchs".

Seit drei Tagen kein Stuhlgang, Aufstoßen

Verdachtsdiagnose

Akutes Abdomen aufgrund eines Ileus.
Unter der Bezeichnung „akutes Abdomen" werden alle Erkrankungen des Bauchraumes, die ein akutes Eingreifen erfordern, zusammengefasst.

Durchgeführte Maßnahmen

Da die genaue Diagnose am Notfallort kaum möglich ist und die Ursache eines akuten Abdomens präklinisch meist nicht bekämpft werden kann, sind alle Maßnahmen nur symptomorientiert. Der Patient erhält umgehend 4 l/min Sauerstoff über eine O_2-Brille. Aufgrund der starken Schmerzsymptomatik fordert eine Rettungsassistentin über das Telefon im Haus einen Notarzt bei der Leitstelle nach. Als Voraussetzung für eine gezielte medikamentöse Therapie wird am linken Unterarm des Patienten ein venöser (16 G) Zugang gelegt und anschließend Laborblut entnommen. Als Infusionslösung wird eine kristalloide Ringer-Lösung angeschlossen. Die Infusion wird nur langsam zum Offenhalten der Vene laufen gelassen. Es folgt die Einleitung und Fortsetzung des allgemeinen Monitorings mit Blutdruckmessung, Pulskontrolle, SpO_2-Messung und EKG.

RA: O_2 (4 l/min), venöser Zugang inkl. Ringer-Lösung, Basismonitoring

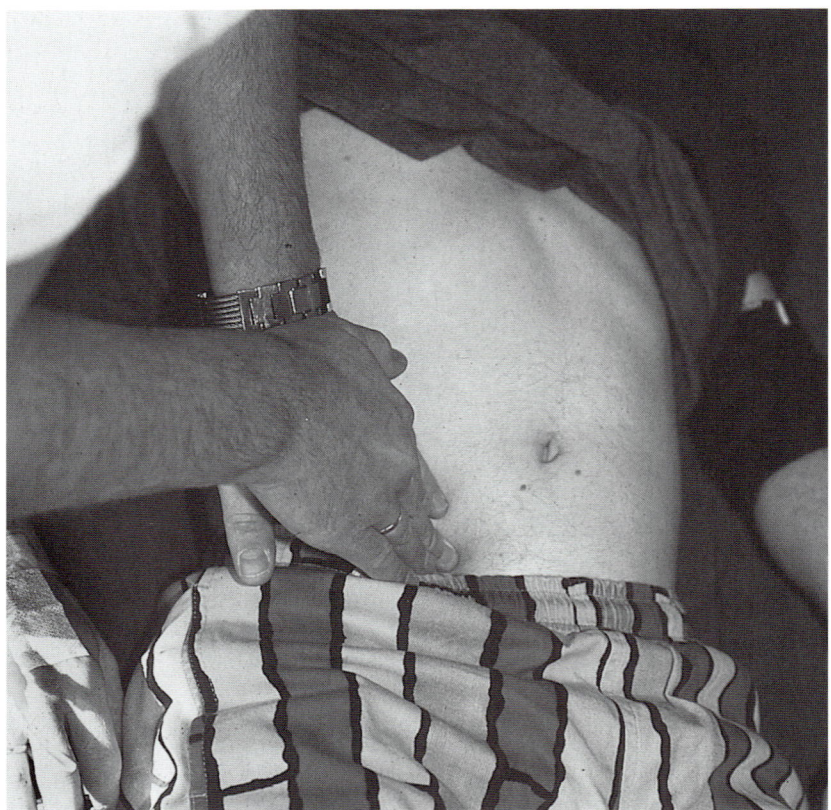

Abb. 8.4.1: Palpation des akuten Abdomens

Transport und Übergabe

Der Patient wird schonend mit dem Tragetuch auf die im Schlafzimmer bereitgestellte Fahrtrage umgelagert. Anschließend erfolgt eine Lagerung mit angezogenen Knien unter Einbeziehung einer zusammengerollten Decke unter den Knien, um durch die Entspannung der Bauchdecke eine größtmögliche Schmerzlinderung zu erreichen. Außerdem erfolgt eine leichte Oberkörperhochlagerung, um bei Erbrechen eine Aspiration zu vermeiden.

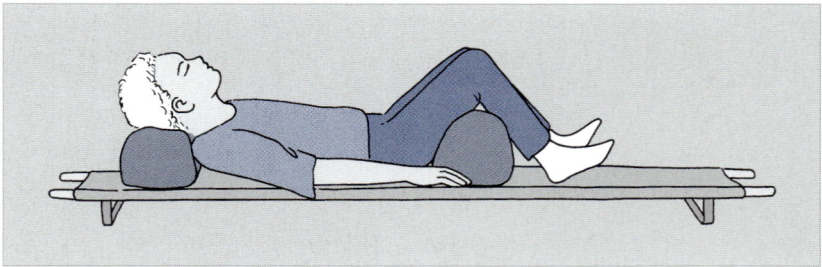

Abb. 8.4.2: Lagerung beim akuten Abdomen

Nachdem eine Kollegin eine zweite Decke aus dem RTW geholt hat, wird der Patient gut zugedeckt und dann in den RTW verbracht. Dort wird aus prophylaktischen Gründen der Tragetisch kopfwärts abgesenkt, um dem Schockgeschehen vorzubeugen. Eine Rettungsassistentin beginnt unter Einbeziehung des Patienten mit dem Ausfüllen der medizinischen Dokumentation, während die andere Kollegin die Ehefrau des Patienten darüber informiert, dass das Team noch auf das Eintreffen des Notarztes wartet, um eine Schmerztherapie beginnen zu können.

Als der Notarzt nach kurzer Zeit eintrifft, findet eine präzise und umfassende Übergabe statt. Daraufhin entschließt sich der Notarzt, dem Patienten aufgrund der kolikartigen Schmerzen 1 g Metamizol i. v. langsam zu applizieren. Anschließend erfolgt der schonende Transport mit Notarztbegleitung in das zwölf Kilometer entfernte Klinikum.

NA: Metamizol (1 g i. v.)

Klinischer Verlauf

In der Klinik erfolgen noch in der Notaufnahme eine Fortführung der Erstmaßnahmen und eine systematische weiterführende Diagnostik, u.a. mit Sonografie, Röntgenübersichtsaufnahme des Abdomens, 12-Kanal-EKG, Laborblutanalyse. Es wird schließlich ein mechanischer Dickdarmileus diagnostiziert. Aufgrund der Voroperation und des damit verbundenen Verdachts auf eine Bride wird der Patient laparoskopiert. Es zeigen sich mehrere Verwachsungen im Bereich des Colon descendens, welche erfolgreich gelöst werden können. Der weitere klinische Verlauf ist unauffällig. Ein enteraler Kostaufbau kann am zweiten postoperativen Tag erfolgen. Der Patient wird sieben Tage nach der Aufnahme in beschwerdefreiem Zustand bei reizlosen Narbenverhältnissen entlassen.

Kommentar

Als Ursache für ein akutes Abdomen sind eine Vielzahl von Baucherkrankungen denkbar, sodass der Anamnese und Differentialdiagnose bei einem solchen Einsatz große Bedeutung zukommt. Insbesondere das Leitsymptom „akute Bauchschmerzen" ist ein Symptom für eine Vielzahl möglicher Erkrankungen. Hervorgerufen werden diese Schmerzen meist durch eine Reizung des Bauchfells (Peritoneum). Alle Bauchorgane sind vom Bauchfell überzogen und bei Störungen der Bauchorgane, z.B. Entzündung oder Perforation, ist i.d.R. zunächst das sie bedeckende Blatt betroffen, was zu Symptomen wie diffusen Schmerzen und Übelkeit führt. Wenn die Störungen auch das parietale Blatt, das die Bauch- und Beckenhöhle auskleidet, erreicht haben, werden die Schmerzen lokalisierbar (z.B. Appendizitis) und es kommt zu Abwehrspannung, Klopfschmerz, Loslassschmerz sowie Erschütterungsschmerz. Zur Konkretisierung der Diagnose sind insbesondere die Begleitsymptome des Leitsymptoms „akute Bauchschmerzen" zu beachten.

Leitsymptom „akute Bauchschmerzen"		
Begleitsymptom	**Patient**	**Verdachtsdiagnose**
Todesangst	Kaltschweißigkeit, Übelkeit, Erbrechen, Schmerzlokalisation eher im Oberbauch	Myokardinfarkt
Krampfartige, stechende Schmerzen	Bekannte Gallen- oder Nierensteine	Nierenkolik, Gallenkolik
BZ > 400 mg/dl	Kaltschweißigkeit, vermehrte Exsikkose, Azidosegeruch	Diabetische Ketoazidose (Pseudoperitonitis)
Nervosität, Stress in der Anamnese, Behandlung mit nicht steroidalen Antiphlogistika	Magenschmerzen, evtl. Teerstuhl	Ulkus
Gewanderter Schmerz → Loslassschmerz im rechten Unterbauch (evtl. kontralateral) bei der Palpation	Fieber, Inappetenz	Appendizitis
Rückenschmerzen		Aortenaneurysma, Pankreatitis
Vaginale Blutungen	Nach längerem Ausbleiben der Regel, kaltschweißig, Blutdruckabfall, Anstieg der Pulsfrequenz	Schwangerschaftskomplikationen, spontaner Fruchtabgang, evtl. extrauterine Gravidität
Fehlende Darmgeräusche	Obstipation, aufgetriebenes Abdomen, häufig Schluckauf oder Aufstoßen	Paralytischer Ileus

Tab. 8.4

Wichtig beim akuten Abdomen ist ein sofortiges Handeln. Da eine genaue Diagnose am Notfallort jedoch kaum möglich ist und die Ursache meist präklinisch nicht bekämpft werden kann, sollten sich die Maßnahmen des Rettungsteams immer an den Leitsymptomen des Patienten orientieren, eine schnelle Herstellung der Transportfähigkeit zum Ziel haben und einen zügigen, aber schonenden Transport in eine chirurgische Zielklinik beinhalten.

8.5 Gastrointestinale Blutung

Einsatzmeldung/Anfahrt

Am 10. August wird um 23.11 Uhr der Rettungswagen zu einem ca. vier Kilometer entfernten Notfallort in einem städtischen Obdachlosenasyl gerufen. Die Einsatzmeldung lautet „männliche ansprechbare Person mit Kreislaufproblemen". Nähere Angaben zum Einsatz konnten vom Leitstellendisponenten nicht gemacht werden.

Ein NEF war aufgrund der unklaren Situation nicht mit alarmiert worden. Der RTW trifft nach ca. fünf Minuten Fahrzeit um 23.18 Uhr am Notfallort ein.

Situation am Notfallort/Erstbefund

Das Einsatzteam wird an der Eingangstür von einem Mitarbeiter des Obdachlosenheims in Empfang genommen. Er erzählt, dass ein Heiminsasse, den er nicht näher kennt, seit etwa 30 Minuten Blut erbricht. Die RTW-Besatzung findet einen ca. 60 Jahre alten, männlichen Patienten in einem Bett eines Zehn-Betten-Schlafraums auf dem Rücken liegend vor. In dem Zimmer befindet sich noch eine andere Person, die dem Patienten einen Fünf-Liter-Eimer vorhält. Der Patient ist ansprechbar, zeitlich und örtlich orientiert. Im Eimer befinden sich etwa 1,5 l hellrotes Blut. Auf dem Boden liegt eine kleine Lache, bei der es sich um bräunliches, wässriges Erbrochenes handelt. Das Erbrechen geht nach Auskunft des Zimmernachbarn seit mehr als 30 Minuten, begann plötzlich und hat seitdem nicht an Stärke abgenommen. Er kenne den Patienten schon seit über einem Jahr, könne aber keine Angaben zu seinen Vorerkrankungen machen. Medikamente nehme er keine. Alkoholkonsum wird bejaht. Der Patient trinke viel Alkohol, bis zu 2 l Rotwein, einer halben Flasche Schnaps oder mehreren Bieren an einem Tag. Ihr Gespräch wird durch abermaliges, schwallartiges Erbrechen von Blut unterbrochen. Aufgrund des offensichtlich hohen Blutverlustes wird ein Notarzt schon jetzt nachbestellt.

Mehrmaliges Bluterbrechen (hellrot), Patient ansprechbar und orientiert

Verdachtsdiagnose

Ösophagusvarizenblutung

➡ **Welche Differentialdiagnosen gilt es zu beachten?**

Tiefer liegende Blutungsquellen, z. B. aus dem Magen.

➡ **Mit welchen Komplikationen müssen Sie rechnen?**

Neben dem hohen Blutverlust und der Gefahr eines massiven Schocks spielt auch die Aspirationsgefahr eine große Rolle.

Aspiration, Schock

Durchgeführte Maßnahmen

➡ **RS/RA**

Während ein Rettungsassistent mit dem Messen von Blutdruck und Puls beginnt, beruhigt der andere den Patienten. Sie lagern den ansprechbaren Patienten mit erhöhtem Oberkörper, um das Aspirationsrisiko so gering wie möglich zu halten. Nach Anlage des Pulsoxymeters und des EKG zeigt dieses einen tachykarden Sinusrhythmus mit einer Frequenz von 140/min. Die Sauerstoffsättigung liegt mit 95 % noch im Normbereich. Nach mehrmaligem Nachmessen steht nun auch der Blutdruck mit systolisch 65 mmHg und der Puls mit 140/min fest. Der diastolische Blutdruckwert ist zu diesem Zeitpunkt nicht messbar.

Ein Rettungsassistent legt an der rechten Seite, an der er schon den Blutdruck gemessen hat, einen großlumigen (2,0 mm) venösen Zugang. Über ihn wird mit einem Druckinfusionsgerät Ringer-Laktat-Lösung infundiert. Während am anderen Arm ein weiterer Zugang gelegt wird, trifft der Notarzt ein. Das Team teilt die-

Sinusrhythmus, P: 140/min, SpO$_2$: 95 %, RR: systolisch 65 mmHg

sem sogleich die ermittelten Parameter mit: „60-jähriger Patient mit bekanntem C2-Abusus, seit 30 Minuten Bluterbrechen, Verdacht auf obere gastrointestinale Blutung".

➡ **Welche anatomische Struktur unterscheidet eine obere von einer unteren gastrointestinalen Blutung und wie stellt sich die Klinik bei diesen verschiedenen Blutungsarten dar?**

Alle Blutungen oberhalb des Treitz'schen Bandes, der Grenze zwischen Duodenum und Jejunum, werden als obere gastrointestinale Blutung bezeichnet. Mögliche Blutungsquellen sind also demnach Ösophagus, Magen und das Duodenum. Es sollte aber immer auch an extraintestinale Blutungsquellen, wie z. B. starkes Nasenbluten oder Bluthusten, gedacht werden. Eine untere Blutungsquelle umfasst den restlichen Teil des Gastrointestinaltraktes, wie Dünndarm, bestehend aus Jejunum und Ileum, Kolon und Rektum.

➡ **NA**

Mittlerweile trübt der Patient zunehmend ein. Der Notarzt hat bei der Auskultation über der Lunge grobblasige, feuchte Rasselgeräusche festgestellt, die seiner Meinung nach am ehesten auf eine Aspiration zurückzuführen sind. Auf seine Anweisung wird darauf die endotracheale Intubation vorbereitet. Zur Narkoseeinleitung wird der Patient auf den Boden des Zimmers gelegt.

➡ **Welches Narkosemedikament bietet sich für Patienten im Schock an?**

Medikament der Wahl ist in diesem Fall Hypnomidate® (Etomidat), da es am wenigsten kreislaufdepressiv wirkt. Eine Einleitung wäre aber auch mit dem eher sympathomimetischen und deshalb im Schock bevorzugten Hypnotikum Ketanest-S® möglich. Barbiturate, wie z. B. Trapanal® (Thiopental) und Disoprivan® (Propofol), sollten aufgrund ihrer durchaus starken blutdrucksenkenden Wirkung nicht verabreicht werden.

Narkoseeinleitung → problemlose Intubation → Absaugung → Beatmung → Volumengabe

Nach Gabe von 5 mg Dormicum® und 0,1 mg Fentanyl werden insgesamt 20 mg Hypnomidate® appliziert. Der Patient wird unter Absaugen des Hypopharynx problemlos intubiert. Eine Magensonde, die reichlich Blut fördert, wird ebenfalls unter laryngoskopischer Sicht eingeführt. Die am Beatmungsgerät eingestellten Parameter sind wie folgt: Atemzugvolumen (AZV): 500 ml, Atemfrequenz (AF): 10/min, PEEP: 5 cmH$_2$O. Der ermittelte EtCO$_2$ liegt bei 37 mmHg. Der Patient wird auf die bereitgestellte Trage gelagert und aus dem ebenerdigen Heim zum RTW transportiert. Mittlerweile wurden 2 l Ringer-Laktat-Lösung und 1,5 l HAES (6%ig) infundiert. Der Blutdruck steigt unter dieser Therapie auf systolisch 80 mmHg an.

➡ **Bei der weiteren Untersuchung des Patienten fällt ein Venengeflecht im Bereich des Bauchnabels auf. Wie heißt diese Erscheinung und auf was deutet sie hin?**

Das beschriebene Bild entspricht einem sog. Medusenhaupt (Caput medusae), wie es bei einem Hochdruck im Pfortaderkreislauf entstehen kann. Mit 75 % die häufigste Ursache einer portalen Hypertension sind intrahepatische Blöcke. Der absolute Spitzenreiter bei diesen Ursachen ist der bindegewebige Umbau von Lebergewebe, die

Leberzirrhose. Andere Ursachen können Leber- oder Milzvenenthrombose, Tumoren, Tropenerkrankungen oder Herzerkrankungen sein. Der Druck in der Pfortader des Gesunden beträgt 5–12 mmHg. Bei Widerstandserhöhung im portalen Stromgebiet, z. B. durch eine Zirrhose, kommt es zu einem „Backward Flow" und erhöhter Durchblutung im arteriellen Stromgebiet („Forward Flow"). Steigt die Druckdifferenz zwischen Pfortaderdruck und unterer Hohlvene (Vena cava inferior) über 10 mmHg, so ist die Ausbildung von Umgehungskreisläufen wahrscheinlich. Ein sichtbarer Vertreter ist das Medusenhaupt, bei dem es zwischen Nabel- und epigastrischen Venen zu einem Umgehungskreislauf kommt.

Transport und Übergabe

Der weitere Transport unter fortlaufender Druckinfusion und kontinuierlichem Monitoring verläuft problemlos. Die Magensonde fördert insgesamt 850 ml hellrotes Blut. Während der Transportphase wird der Patient engmaschig kontrolliert. Um 0.14 Uhr wird der Patient in der internistischen Notaufnahme an den diensthabenden Internisten übergeben.

Klinischer Verlauf

In der Klinik bestätigt sich der Verdacht auf eine Ösophagusvarizenblutung. Hier wird versucht die blutenden Varizen zu veröden, was allerdings nur schwer gelingt. Aufgrund des fortgeschrittenen Verfalls des Körpers verstirbt der Patient einen Tag später am massiven Blutverlust und der fehlenden Kompensationsmöglichkeit.

Kommentar

Die häufigste Art der gastrointestinalen Blutung ist mit 80–90 % die obere, mit 10–20 % folgt die untere. 50 % aller oberen GIT-Blutungen entfallen auf Ulzerationen (25 % im Duodenum, 21 % im Magen, 2 % im unteren Ösophagus), 35 % auf Erosionen und 10 % auf Varizen im Magenfundus und im Ösophagus.

Beim beschriebenen Fall handelt es sich um den klassischen Fall einer oberen gastrointestinalen Blutung. Unterschieden werden das Erbrechen von Blut und das typische kaffeesatzartige Erbrechen. Die kaffeesatzartige Ausflockung (Hämatin) des Hämoglobins entsteht durch die Einwirkung der Salzsäure. Aber Vorsicht, wenn Hämatin auftritt, so braucht das Blut nicht zwangsläufig nur aus dem Magen zu stammen, das Blut hatte lediglich Kontakt mit der Magensäure. Die Blutungsquelle kann ebenso aus dem Nasen-Rachen-Raum, der Speiseröhre oder dem oberen Duodenum (Zwölffingerdarm) in den Magen gelangt sein. Hämatemesis ist aber kein obligates Symptom einer oberen gastrointestinalen Blutung, im Gegensatz zum Teerstuhl (Melaena) bei der unteren gastrointestinalen Blutung. Bei massiver Blutung kann es zu einer so starken Verdünnung des Magensaftes kommen, dass es nicht mehr zu einer Andauung und Ausflockung des Hämoglobins mit Salzsäure zum Hämatin kommt.

Es kann präklinisch keine kausale Therapie einer akuten Ösophagusvarizenblutung vorgenommen werden. Die früher oft genutzten Sengstaken-Blakemore-Sonden oder die Linton-Nachlasssonde sind aufgrund ihrer schwierigen Anwendung für den Ungeübten aus der Präklinik verschwunden. Man geht bei einer Ösophagusvarizenblutung also symptomorientiert vor. Im Vordergrund stehen die Aspirationsgefahr und der hämorrhagische Schock. Es sollten also beim geringsten Verdacht

80–90 % obere GIT-Blutung → 50 % Ulzerationen, 10–20 % untere GIT-Blutung

auf eine Blutung aus dem oberen oder unteren Gastrointestinaltrakt mehrere großlumige Zugänge gelegt werden. Zur Volumensubstitution werden je nach Ausprägung des Schocks 20–40 ml/kg KG kristalloide Volumenersatzmittel (z. B. NaCl, 0,9 %) gegeben. Ebenfalls sollte nicht mit kolloidalen Volumenersatzmitteln gespart werden. Eine Alternative wäre die Small-Volume-Resuscitation (SVR).

Trübt der Patient zunehmend ein, so sollte er notfallmäßig intubiert und beatmet werden. Notfalls sollte ein eher dünnlumiger, blockbarer Tubus (z. B. 6,5 mm) in die Speiseröhre vorgeschoben werden. Nach abermaligem Absaugen kann oftmals die Sicht verbessert werden. Über diesen Tubus könnte nun sehr einfach eine Sengstaken-Blakemore-Sonde zur Ösophagusvarizenkompression oder eine Magensonde zur Entlastung des Magen-Darm-Traktes eingeführt werden.

Neben dem üblichen Monitoring, wie kontinuierliche Blutdruck- und Pulsmessung, EKG und Kontrolle der Sauerstoffsättigung, sollte schon frühzeitig vor Massiv-Infusion Kreuzblut in einem oder zwei Särumröllchen abgenommen werden. Gegebenenfalls kann das NEF mit dem Kreuzblut vorweggeschickt werden.

Eine Klinik sollte nur unter vorheriger Voranmeldung mit Angabe wichtiger Einzelheiten, z. B. kreislaufinstabil, intubiert, beatmet, angefahren werden. Eine internistische Abteilung mit Endoskopieabteilung wäre von Vorteilung.

9 Einsatztaktik/MANV

9.1 Kirmesunfall

Einsatzmeldung/Anfahrt

Es ist Samstag, ca. 16.00 Uhr, warmes, trockenes Sommerwetter mit Temperaturen von ca. +25 °C bei leichtem Nordwest-Wind. Über die Direktleitung der Polizei wird ein schwerer Unfall auf der zurzeit stattfindenden Kirmes gemeldet. Über die genaue Einsatzstelle herrscht Unklarheit, zumal einige ähnlich lautende Anrufe eingehen, in denen aber unterschiedliche Einsatzorte genannt werden. Auch über den Umfang der Lage gibt es keine eindeutigen Informationen, wohl aber, dass es eine Vielzahl verletzter Personen geben soll. Die integrierte Leitstelle alarmiert daraufhin drei Rettungswagen, zwei Notarzteinsatzfahrzeuge und die Feuerwehr mit mehreren Fahrzeugen sowie den Einsatzführungsdienst (B-Dienst). Der RTW 22-41 und das NEF 22-31 treffen als erste Rettungsmittel an der vermuteten Einsatzstelle ein, da sie sich noch auf der Rückfahrt von einem Einsatz befinden und nur etwa 200 Meter entfernt an einer Ampelkreuzung standen.

Schwerer Unfall, unklare Lage, Vielzahl verletzter Personen

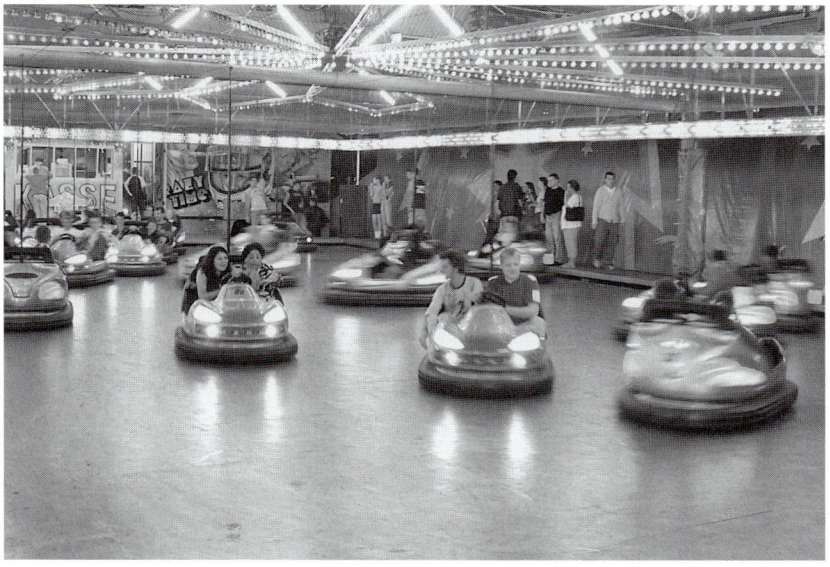

Abb. 9.1: Kirmes

Situation an der Einsatzstelle

Auf der kurzen Anfahrt zum Kirmesplatz über eine Seitenstraße blockieren immer wieder Menschen die Fahrt des RTW und des NEF, sodass sich die Anfahrt problematisch gestaltet. Etwa 50 Meter vor der gemeldeten Einsatzstelle (jedes Fahrzeug ist mit einem Stellplan des Kirmesplatzes ausgestattet) ist die Weiterfahrt nicht mehr möglich. Die beiden Fahrzeugbesatzungen entscheiden sich, die Fahrzeuge stehen zu lassen. Mitgenommen werden, da die Lage auch zu diesem Zeitpunkt völlig unklar ist, nur zwei Handfunkgeräte im 2-m-Band sowie ein Notfallkoffer. Der Fahrer des RTW verbleibt mit einem weiteren HFG im Fahrzeug und soll so die Verbindung zur Leitstelle sicherstellen. Vor dem Verlassen der Fahrzeuge erfolgt noch eine kurze Lagemeldung an die Leitstelle: **„Keine Weiterfahrt mehr möglich, verlassen die Fahrzeuge zur Erkundung, Funk 22-41 bleibt besetzt, Weiteres folgt."**

Mit Annäherung der Teams an die gemeldete Einsatzstelle wird die Menschenmenge immer dichter, selbst zu Fuß ist ein Durchkommen nahezu unmöglich und sehr zeitintensiv. Nach einigen Minuten treffen die Teams auf eine Person, die am Kopf blutet. Eine kurze Befragung ergibt, dass es etwa zehn Meter weiter noch mehr Verletzte geben soll. Was aber genau passiert ist, kann der offensichtlich unter Schock stehende Verletzte auch nicht sagen. Da die Lage somit immer noch völlig intransparent ist, wird von einer weiteren Befragung und Versorgung des Verletzten abgesehen und dieser in die Obhut eines Passanten übergeben. Tatsächlich treffen die Teams nach etwa zehn Metern auf mehrere am Boden liegende weitere verletzte Personen. Darunter fällt sofort eine junge Frau mit schwersten Kopfverletzungen auf. Die Menschen liegen auf dem Boden und teilweise auch auf der Treppe eines Fahrgeschäfts, das in halber Höhe steht. Die Musik erscheint „überlaut", sodass die Verständigung untereinander nur sehr eingeschränkt möglich ist. Die Menschenmenge ist auf etwa 30 Metern deutlich ausgedünnt und am Ende dieser „Gasse", direkt vor einer Bierbude, steht eine Gondel, die augenscheinlich zu dem Fahrgeschäft gehört. In dieser „Gasse" liegen noch weitere verletzte Personen auf dem Boden, bei denen auch Ersthelfer oder Angehörige knien. Vom Eintreffen am Kirmesplatz bis zum Erreichen der endgültigen Einsatzstelle sind etwa vier Minuten vergangen.

➡ Problemanalyse

Etwa zwei Stunden nach Eröffnung der örtlichen Kirmes ist es augenscheinlich zu einem schweren Unfall an einem Fahrgeschäft gekommen. Bei dem betroffenen Fahrgeschäft handelt es sich um ein großes „Speichenrad", an dem außen schwingbar gelagerte Gondeln befestigt sind. In jeder Gondel können zwei Menschen sitzen, die Sicherung erfolgt durch einen über der ganzen Gondel angebrachten Aluminiumkäfig, der teilweise zum Einstieg zur Seite geschoben werden kann. Wenn die maximale Drehzahl des Fahrgeschäfts erreicht ist, richtet sich das gesamte Rad mit den Gondeln auf und stellt sich senkrecht. Durch die Fliehkraft werden die Gondeln nach außen gedreht. Anschließend senkt sich der ganze Drehkranz wieder und bei abnehmender Geschwindigkeit schwingen die Gondeln wieder in ihre Normalposition zurück. Augenscheinlich hat sich eine dieser Gondeln, besetzt mit zwei Besuchern, aus dem Verbund des Fahrgeschäfts gelöst und steht jetzt auf dem Kirmesplatz, etwa 30 Meter entfernt vom Fahrgeschäft. In dieser absteigenden Flugbahn wurde eine unbekannte Anzahl Personen von der Gondel getroffen. Weiterhin scheint das Fahrgeschäft selbst die Fahrt auch nicht korrekt beendet zu haben, denn es ist in einer Neigung von etwa 15–20° stehen geblieben. Im Fahrgeschäft befindet sich noch eine unbekannte Anzahl Personen. Erschwerend kommt hinzu, dass eine nicht quantifizierbare Menge an Kirmesbesuchern direkt vor dem Fahrgeschäft und der „Gasse" mit den offensichtlich verletzten Personen steht. Die Kirmesbesucher sind zurzeit nicht in der Lage, die Unfallstelle zu verlassen, da von hinten durch die engen Budengassen immer neue Besucher nachrücken, die teilweise vom Geschehen noch gar nichts mitbekommen haben.

➡ **Risikoanalyse**

Es ist nicht sicher auszuschließen, dass das Fahrgeschäft nicht plötzlich doch noch abgesenkt wird bzw. seine Fahrt bis in die Endposition fortsetzt. Daher wird das Plateau des Fahrgeschäfts zunächst einmal nicht betreten. Ein darüber hinaus gehendes Risiko für die Einsatzkräfte ist an dieser Einsatzstelle nicht erkennbar. Eine jedoch nicht zu unterschätzende Gefahr stellen die Besucher des Kirmesplatzes dar, die zu einem großen Teil den Unfall selbst gesehen haben. Mit hoher Wahrscheinlichkeit zeigen diese in kurzer Zeit „Angstreaktionen" auf das Erlebte und es kommt unter Umständen zu einer Massenpanik mit dem daraus typischerweise resultierenden Fluchtverhalten. Weitere Verletzte, vor allem ältere Menschen und Kinder, sind dann nicht auszuschließen.

➡ **Planung**

Die Lage ist nach wie vor unübersichtlich, der Mittel- und Kräfteansatz für eine qualifizierte Versorgung aller Verletzten ist aber augenscheinlich zu gering. Es handelt sich eindeutig um einen Unfall mit einer Vielzahl schwer verletzter Personen. Die vor Ort befindlichen Einsatzkräfte, ein Rettungsassistent des RTW, ein Rettungsassistent des NEF und ein Notarzt, können daher nicht nach den Regeln der Individualmedizin vorgehen, sondern müssen zunächst einsatztaktische Kriterien abarbeiten. Der Fahrzeugführer (RA) des RTW übernimmt die rettungsdienstliche Einsatzleitung und stellt eine erste grobe Einsatzplanung auf. Er verteilt folgende Aufgaben:

Befehlsgebung
„Erster Notarzt zur ersten Sichtung/Registrierung der in der Gasse liegenden Verletzten."
„RA des NEF zur Lageerkundung am Fahrgeschäft, Rückmeldung an einsatzführenden RA und Übernahme des Einsatzabschnittes ‚Fahrgeschäft'."
„Einsatzführender RA gibt eine erste Lagemeldung über den RTW an die Leitstelle und erkundet anschließend die Lage auf dem Platz rund um das Fahrgeschäft."

Lagemeldung
„**Einsatzstelle auf dem Kirmesplan, Fahrgeschäft Nr. 45, Gondel von Fahrgeschäft gerissen, unbekannte Anzahl schwer verletzter Personen auf dem Platz, ebenfalls unbekannte Anzahl von Personen noch im stehenden Fahrgeschäft, lösen Sie MANV 3 aus, Anfahrt der Rettungsmittel über Osnabrücker Straße, dort Bereitstellungsraum einrichten, direkte Zufahrt zur Einsatzstelle nicht möglich, Weiteres folgt.**"

Erste Einsatzmaßnahmen

Die nun folgenden ersten Einsatzmaßnahmen sollen der besseren Darstellung und Übersicht halber nacheinander beschrieben werden, laufen aber selbstverständlich im Einsatz parallel ab. Zunächst wird die Erkundung am Fahrgeschäft durch den RA des NEF betrachtet.

➡ Lagefeststellung am Fahrgeschäft: Erkundung/Kontrolle

Ca. 60 Personen in den Gondeln, Absenken der Gondeln in ca. zehn Minuten beendet.

Der RA sucht sofort eine Person, die für ihn erkennbar zum Personal gehört. Er trifft auf einen ziemlich aufgeregten jungen Mann, der sich als Inhaber und „Maschinenführer" des Fahrgeschäfts vorstellt. Er habe das Karussell zum Unfallzeitpunkt gefahren. Nach seiner Aussage gab es beim Aufstieg des Speichenrades, die volle Umfangsgeschwindigkeit war schon erreicht, in einem Winkel von etwa 30° einen lauten Knall und er sah, wie eine Gondel zunächst vorne und dann hinten aus den Halterungen gerissen wurde und in nahezu aufrechter Position aus dem Verbund herausflog. Daraufhin kam es zur Unwucht des Rades und das Karussell leitete automatisch eine Notbremsung ein. Das Fahrgeschäft blieb dann sofort stehen und ist seither unverändert. Eine Gefahr besteht nicht, da die Absenkung nur manuell erfolgen kann. Nach seinen Angaben war die Runde ausverkauft, wonach noch ca. 60 Personen in den Gondeln sitzen müssten. Mit der Absenkung ist schon begonnen worden. Der Vorgang dauert aber noch ca. zehn Minuten, bis die Gondeln geöffnet werden können. Die Insassen sind, entsprechend der für diesen Fall trainierten Verhaltensanweisungen, über ein „technisches Problem" mittels Lautsprecherdurchsage informiert worden, sodass noch keine Panik ausgebrochen zu sein scheint. Die weitere Erkundung auf dem Plateau des Fahrgeschäfts und im Bereich des Unterbaus zeigt, dass sich dort keine verletzten Personen mehr befinden.

➡ Planung am Fahrgeschäft: Beurteilung/Entschluss

Die Lageerkundung am Fahrgeschäft ergibt, dass an dieser Stelle keine gesundheitlichen Gefährdungen mehr zu erwarten sind und es dort ebenfalls keine weiteren Verletzten mehr gibt. Dennoch besteht die Gefahr der Ausbreitung, wenn im Ausstiegsvorgang den Besuchern aus den Gondeln die tatsächliche Tragweite des Geschehens bewusst wird bzw. sie die Ursache der technischen Störung plötzlich erkennen. 60 Personen können unmöglich durch einen Helfer (RA) in der Bewegung der Massen kanalisiert werden.

➡ Befehlsgebung auf dem Fahrgeschäft

Anweisung, die Gondeln nur auf Anweisung zu öffnen → Verhindern einer Massenpanik

Der RA weist den jungen Mann des Fahrgeschäfts an, den Absenkvorgang zu verlangsamen, weitere Lautsprecherdurchsagen mit dem Hinweis auf ein technisches Problem zu veranlassen und auf keinen Fall die Gondeln zu öffnen, bevor er dazu nicht eine eindeutige Anweisung vom Rettungsassistenten bzw. dem Einsatzleiter bekommt. Er lässt sich dies ausdrücklich bestätigen. Anschließend setzt sich der „Abschnittsleiter Fahrgeschäft" über 2-m-HFG mit dem einsatzführenden RA in Verbindung und meldet diesem die Lage auf dem Fahrgeschäft sowie die eingeleiteten Maßnahmen im Einsatzabschnitt.

➡ Lagefeststellung auf dem Kirmesplatz: Erkundung/Kontrolle

Erneute Lagefeststellung → vermutlich 23 schwer verletzte Personen

Der einsatzführende Rettungsassistent erkundet die Lage auf dem Kirmesplatz ausschließlich unter taktischen Gesichtspunkten. Er geht zunächst auf der rechten Seite der Gasse, von den Treppen des Fahrgeschäfts aus gesehen, an den Verletzten vorbei bis hin zum Standort der Gondel direkt vor einer Bierbude. Die Entfernung vom Fahrgeschäft bis zur Gondel beträgt etwa 30 Meter. In der Gasse liegen 21 Personen, die somit zunächst als schwer verletzt einzustufen sind. In der Gondel selbst sitzen eine junge Frau und ein junger Mann, die augenscheinlich nicht verletzt sind, jedoch völlig apathisch und orientierungslos erscheinen. Mehrere Personen versuchen die Gondel zu öffnen, was aber nicht gelingt. Der RA umrundet die Gondel und läuft auf der anderen Seite der Gasse zum Fahrgeschäft zurück. Dabei nimmt er in den Mengen der Besucher etwa zehn bis zwölf weinende Menschen wahr. Weitere Verletzte außerhalb der beschriebenen Gasse, die wahrscheinlich die Flugbahn der Gondel darstellt, sind nicht erkennbar. An den Stufen des Fahrgeschäfts trifft er auf den RA des NEF und weitere Einsatzkräfte der Feuerwehr und des Rettungsdienstes, die zu den erstalarmierten Kräften gehören und in diesem Moment auch zu Fuß die Einsatzstelle erreicht haben.

➡ **Planung der Gesamtlage: Beurteilung/Entschluss**

Nach Abstimmung mit dem RA aus dem Abschnitt Fahrgeschäft ergibt sich folgendes Bild der Lage: Es handelt sich um einen Massenanfall von Verletzten, wobei die Zahl der Verletzten zurzeit 23 schwer verletzte Personen beträgt, von denen zwei Personen eingeklemmt bzw. momentan nicht aus der Gondel zu befreien sind. Alle anderen Personen sind frei zugänglich. Die genauen Verletzungsmuster sind zu diesem Zeitpunkt zur Lagebeurteilung nicht relevant. Im Fahrgeschäft selbst befinden sich noch ca. 60 Personen, ebenso rund um die Einsatzstelle eine unbekannte Anzahl Kirmesbesucher, die unter Umständen in Panik geraten könnten. Mit den nachfolgenden Kräften ist auch der Gruppenführer des LF 24 (C-Dienst) an der Einsatzstelle eingetroffen, der somit die Einsatzleitung übernimmt. Um möglichst sofort eine Einsatzstellenstruktur herzustellen, bildet er zwei taktische Abschnitte. Der RA des RTW (bisher einsatzführender RA) leitet den Abschnitt „Rettungsdienst" und der Gruppenführer des LF 16 übernimmt den Einsatzabschnitt „Menschenrettung". Eine räumliche Abschnittsbildung erscheint aufgrund der überschaubaren Größe der Einsatzstelle nicht mehr notwendig.

➡ **Befehlsgebung**

Folgende Aufträge/Befehle erhalten die Abschnitte vom Einsatzleiter:

Befehlsgebung

„Im Abschnitt ‚Rettungsdienst' Aufbau einer geordneten Verletztenversorgung, Unterstützung durch nachgeforderte SEG, Aufbau eines Behandlungsraumes nach Räumung der Einsatzstelle, Transportkoordination aus dem Abschnitt."
„Im Abschnitt ‚Fahrgeschäft' kontrollierte Absenkung des Fahrgeschäfts und Wegführen der Personen durch Feuerwehrkräfte hinten aus dem Fahrgeschäft, Sammeln der Personen zwecks Registrierung/Nachsorge, mit Unterstützung durch Polizei und weitere eigene Kräfte, Abfluss der Besucher entlang der Gasse, Registrierung Betroffener und evtl. Nachsorge organisieren, großräumige Absperrung des Raumes, technische Rettung an der Gondel."
Nachfolgend findet die Absprache mit der Polizei statt, die mittlerweile auch eingetroffen ist. Sie wird gebeten, den Hauptweg auf dem Kirmesplatz möglichst komplett zu räumen und die aufgeklappten Buden schließen zu lassen. Nur so können Rettungsmittel zweispurig (An- und Abfahrt) zum Behandlungsraum vorrücken.

➡ **Sichtung Notarzt**

Der Notarzt, ausgebildet auch zum Leitenden Notarzt, und nach der Rettungsdienstgesetzgebung in den meisten Bundesländern auch als erster Notarzt im Sinne eines Leitenden Notarztes tätig, macht eine Pre-Triage. Im Rahmen dieser Pre-Triage werden nur Rettungsreihenfolgen der Patienten festgelegt, soweit dies

Durchnummerierung und Kennzeichnung der Verletzten mit Filzschreiber

zu diesem Zeitpunkt möglich ist. Weiterhin kennzeichnet er, in Ermangelung eines Systems zur Registrierung Verletzter, jeden Patienten mit einem Filzschreiber. Jeder Patient bekommt schon zu diesem Zeitpunkt eine Nummer und ein Kreuz, falls er sofort versorgungspflichtig sein sollte. Weitergehende medizinische Maßnahmen, auch Sofortmaßnahmen, unterbleiben aufgrund der Menge der Patienten. Die Patienten scheinen in Abhängigkeit von der Flughöhe der Gondel verletzt worden zu sein. Aufgrund der hohen Energie beim Zusammenprall sind die Patienten durchweg schwer verletzt, teilweise auch polytraumatisiert.

Weitere Vorgehensweise

Organisation der Strukturen, Koordination des Rettungsmittelflusses

Der Notarzt stimmt sich nach der Durchführung der Pre-Triage mit dem Abschnittsleiter „Rettungsdienst" ab. Mit dem Eintreffen weiterer Rettungskräfte ist in etwa vier bis fünf Minuten zu rechnen, die kompletten Strukturen eines Behandlungsraumes stehen in etwa 30 Minuten zur Verfügung. Aufgrund der guten Wetterlage entschließen sich der Notarzt und der Abschnittsleiter „Rettungsdienst", keine Zelte zum Einsatz zu bringen, sondern die Patienten nach der Sichtung entsprechend den vier Sichtungskategorien an der Unfallstelle zu ordnen. Aufgrund der Lage der Unfallstelle und der Struktur des Rettungsdienstbereiches ist relativ schnell mit genügend Versorgungs- und Transportkapazitäten zu rechnen. Durch den Abschnittsleiter „Rettungsdienst", dessen Funktion identisch ist mit der eines Organisatorischen Leiters Rettungsdienst, wird ein Rettungssanitäter aus den nachrückenden Rettungsmitteln mit einem 2-m-HFG in den Bereitstellungsraum geschickt, um nachfolgend den Fluss der Rettungsmittel zu koordinieren. Der Notarzt teilt einen der nachfolgenden Notärzte als Sichtungsarzt ein, der sofort mit der exakten Sichtung der bereits mit einem Kreuz gekennzeichneten Patienten beginnt. Ein weiterer anrückender Notarzt wird Versorgungsarzt und beginnt mit der Versorgung der gesichteten Patienten.

➡ Führungsstrukturen

Nach Eintreffen des B-Dienstes als Einsatzführungsdienst übernimmt dieser die Gesamteinsatzleitung. In der Führungsebene darunter leitet der Gruppenführer des LF 24 als C-Dienst die Abschnitte „Rettungsdienst" und „Fahrgeschäft" über die in diesen Abschnitten tätigen Abschnittsleiter. Die nachfolgenden Kräfte werden den einzelnen Abschnitten bedarfsgerecht zugewiesen, die Zugführer der Schnelleinsatzgruppen direkt dem C-Dienst unterstellt. Jeder Abschnitt handelt innerhalb des Einsatzauftrages völlig selbstständig. Sind Entscheidungen, die über den Abschnitt hinausgehen, zu treffen, werden diese mit dem C-Dienst abgestimmt. Der im Einsatzabschnitt „Rettungsdienst" tätige Abschnittsleiter ist in dieser Lage gleichzusetzen mit dem Organisatorischen Leiter Rettungsdienst.

➡ Organisationsstrukturen

Behandlungsraum vor dem Fahrgeschäft, Sammlung zu betreuender Patienten vor einem Container, Registrierung aller Beteiligten

Vor dem Fahrgeschäft wird ein Behandlungsraum, aufgrund der Wetterlage ohne Versorgungszelte, aufgebaut. Alle nicht zu versorgenden, aber zu betreuenden Patienten werden am Rand des Kirmesplatzes an einem Betreuungscontainer gesammelt und dort vom nachgerückten Notfallseelsorger und seinem Team betreut. Alle Patienten und Betroffenen werden registriert und im Einsatzleitwagen vor Ort auf Vordrucken zentral zusammengeführt. Den Bereitstellungsraum der Rettungsmittel leitet ein erfahrener Rettungsassistent, der nur Fahrzeuge nach Bedarf über die mittlerweile komplett geräumte Hauptgasse auf dem Kirmesplatz anfahren lässt.

➡ **Kommunikationsstrukturen**

Taktischen Erwägungen mit dem Grundsatz, die Kommunikationsstrukturen so minimalistisch wie möglich zu halten, folgend, sind lediglich der Einsatzleiter (B-Dienst), der C-Dienst, die Abschnittsleiter und die Zugführer der Schnelleinsatzgruppen mit Handfunkgeräten im 2-m-Band ausgerüstet worden. Innerhalb dieser Strukturen erfolgt nochmals eine Kanalaufteilung. Die Abschnitte und Zugführer der SEG erhalten einen Funkkanal, ein weiterer wird zwischen ELW und Einsatzleiter geschaltet. Die Verbindung zur integrierten Leitstelle erfolgt über einen zusätzlich geschalteten Funkkanal im 4-m-Band, der extra für außergewöhnliche Lagen vorgehalten wird. Auf die Schaltung einer Drahtanbindung wird verzichtet, da voraussichtliche Einsatzdauer und Kommunikationsdichte eine solche Schaltung nicht erforderlich machen.

Kommentar

Massenanfälle von Verletzten gehören nicht zum rettungsdienstlichen Alltag, nehmen aber in ihrer Häufigkeit deutlich zu. Da das Rettungsfachpersonal für diesen Einsatzfall kaum Routine entwickeln kann, muss sich die Vorgehensweise an strengen Algorithmen orientieren. Meist bestimmen auch Emotionen die Handlung der Rettungsassistenten, insbesondere des ersteintreffenden Rettungsmittels. Und gerade im beschriebenen Fall, ein Massenanfall von Verletzten an einem Ort, an dem eigentlich Spaß und Freude vorherrschen sollen, sind emotionale Entscheidungen der Einsatzkräfte unter Umständen nicht zu vermeiden. Die beschriebene Vorgehensweise entspricht grundsätzlich der taktisch sinnvollen Einsatzabwicklung in allen unklaren Lagen. Hier kommt erschwerend hinzu, dass viele Menschen direkt an der Einsatzstelle stehen, zwar nicht betroffen sind, aber dennoch die Einsatzstelle nicht schnellstmöglich verlassen können.

Vorgehensweise entspricht der taktisch sinnvollen Einsatzabwicklung.

Die engen Budengassen auf einem Kirmesplatz und die nachrückenden Menschen machen es den Einsatzkräften extrem schwer, den erforderlichen Freiraum zur Einsatzabwicklung zu schaffen. Der erste Notarzt übernimmt die rein ärztliche Tätigkeit der Sichtung. Die hierzu erforderliche Erfahrung und das theoretische Wissen um die Sichtungskriterien sind oftmals nicht vorhanden, da es nur in geringem Umfang Bestandteil der notärztlichen Ausbildung ist. Hier sollte der erfahrene Rettungsassistent unterstützend tätig sein. In der Schweiz besteht neben der meist zeitaufwändigeren Sichtung die Möglichkeit, eine Pre-Triage oder auch Bergetriage durchzuführen. Es wird lediglich die Rettungspriorität festgelegt, ohne den Patienten direkt einer Sichtungskategorie zuzuordnen. Das vereinfacht die Entscheidungsfindung für den Notarzt deutlich. Im weiteren Verlauf des Einsatzes werden Einsatzabschnitte gebildet. Diese Vorgehensweise bietet dem Gesamteinsatzleiter den Vorteil, nicht die ganze unübersichtliche Einsatzstelle führen zu müssen. Die Abschnittsbildung kann nach räumlichen oder taktischen (aufgabenbezogenen) Gesichtspunkten erfolgen. Im Fall „Kirmesunfall" erfolgte die Abschnittsbildung sowohl räumlich (Abschnitt „Fahrgeschäft") als auch taktisch (Abschnitt „Rettungsdienst") orientiert. Entscheidungen in den Abschnitten werden völlig autark getroffen, alle Entscheidungen, die über den Abschnitt hinausgehen, werden durch den Einsatzleiter koordiniert. Bei einer solchen Lage mit einer Vielzahl von Augenzeugen des Unfalls, muss immer auch an frühzeitige Betreuung der umstehenden Menschen gedacht werden. Hierzu

Frühzeitig an Betreuung Unverletzter denken → KIT, Notfallseelsorge etc.

gibt es vielfältige Systeme (Kriseninterventionsteams, Notfallseelsorger usw.), die möglichst frühzeitig alarmiert werden sollten.

Abschließend sei noch bemerkt, dass in jedem Rettungsdienstbereich auch für einen Massenanfall von Verletzten, unabhängig davon, in welchem Umfeld dieser passiert, vor allem geeignete Führungsstrukturen vorzuhalten sind. Geeignet sind diese dann, wenn sie innerhalb kürzester Zeit, evtl. auch abgestuft, zum Einsatz gebracht werden, alle Führungskräfte über eine qualifizierte Führungsausbildung verfügen und alle Rahmenbedingungen des Führungssystems nach Dienstvorschrift 100 (DV 100) gegeben sind.

9.2 Verkehrsunfall – Person eingeklemmt

Einsatzmeldung/Anfahrt

Alarmierung RTW und NEF → Verkehrsunfall auf der Autobahn

Es ist Weihnachten, in der Nacht vom Heiligen Abend auf den ersten Weihnachtsfeiertag, leichter Schneefall mit Temperaturen um den Gefrierpunkt, die Uhrzeit ist 2.30 Uhr. Der RTW 22-41 und das NEF 22-31 werden zu einem Verkehrsunfall auf der Autobahn gerufen. Alarmierungsstichwort der integrierten Leitstelle ist „Verkehrsunfall BAB A1 in Höhe Kilometer 221,5, auffahren Anschlussstelle Neuenkirchen-Vörden, Fahrtrichtung Bremen, PKW im Graben". Das Notarzteinsatzfahrzeug befindet sich auf der Rückfahrt von einem Einsatz und steht zum Zeitpunkt der Alarmierung in unmittelbarer Nähe der Autobahnauffahrt. Es ist besetzt mit einem erfahrenen Rettungsassistenten und einem relativ jungen Notarzt, Fachrichtung Anästhesie. Der Rettungswagen befindet sich an der Rettungswache, Anfahrtszeit etwa 13 Minuten, vor allem vor dem Hintergrund der Wetterlage wird sich diese unter Umständen aber noch verlängern. Das Fahrzeug ist besetzt mit einem langjährig tätigen Rettungsassistenten und einer Rettungssanitäterin, die sich zurzeit in der Ausbildung zur Rettungsassistentin befindet. Einsätze auf dem Verkehrsträger Autobahn stellen für die Rettungswache nichts Besonderes mehr dar, aufgrund der hohen Verkehrsdichte sind auf dieser Autobahn fast wöchentlich Verkehrsunfälle mit Personenschäden zu verzeichnen sind. Die Entfernung zwischen der gemeldeten Unfallstelle (Kilometer 221,5) und der von der Leitstelle genannten Auffahrt beträgt etwa 2,5 Kilometer, die nächste Anschlussstelle in Fahrtrichtung Bremen ist ca. vier Kilometer entfernt. Dazwischen existiert noch eine nicht öffentliche Ausfahrt auf dem Gelände einer Autobahnraststätte, deren Straße allerdings in einem sehr schlechten Zustand ist. Unterwegs zur Einsatzstelle, in der Kurve zur Auffahrt, stellt der RA des NEF fest, dass die Fahrbahn teilweise glatt ist, und teilt dies dem anfahrenden RTW über Funk mit. Das NEF setzt seine Einsatzfahrt auf die Autobahn vorsichtig fort, ein Stau ist noch nicht zu erkennen.

Situation an der Einsatzstelle

PKW im Graben

Nach einer Fahrzeit von ca. fünf Minuten erreicht das Notarzteinsatzfahrzeug die Unfallstelle und hält etwa 15 Meter vor der Unfallstelle auf der Standspur der Autobahn an. Der Verkehr fließt aufgrund der Witterungslage und der Uhrzeit nur noch langsam auf der Überholspur an der Unfallstelle vorbei. Die rechte Fahrbahn wird nicht genutzt. Am Fahrbahnrand stehen zwei PKW mit eingeschalteter Warnblinkanlage und mehrere Menschen. Am Rande der Böschung, die hier etwa eine

Grabentiefe von zwei bis drei Metern und einen Böschungswinkel von ca. 15° aufweist, ist das Heck eines auf den Rädern stehenden PKW zu erkennen, der augenscheinlich in den Graben gerutscht ist. Weitere Fahrzeuge sind nicht sichtbar. Auffällig ist, dass das Dach des PKW eingedrückt zu sein scheint. Mittlerweile hat der Schneefall deutlich zugenommen.

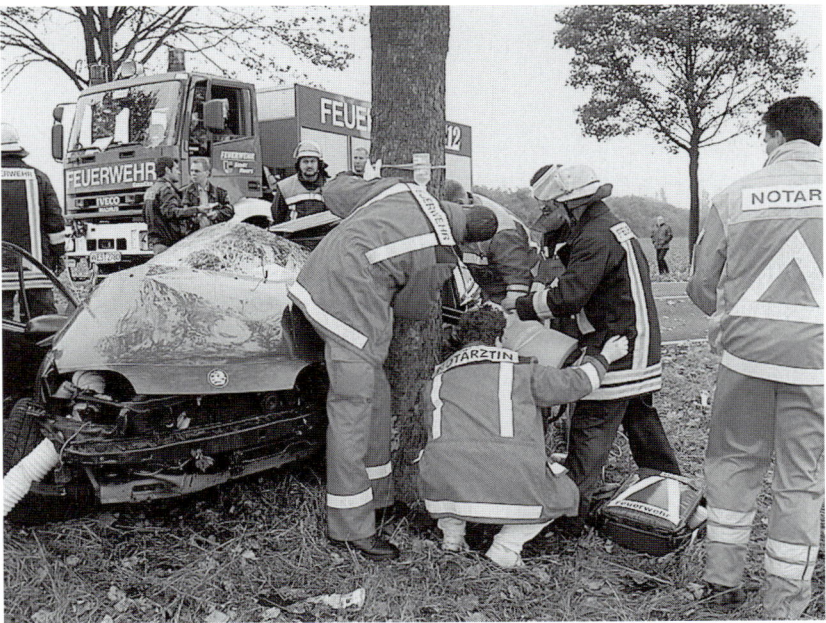

Abb. 9.2: Verkehrsunfall

➡ Problemanalyse

Unter äußerst schlechten Wetterbedingungen scheint ein Fahrzeug von der Fahrbahn der Autobahn abgekommen zu sein. Das Fahrzeug befindet sich jetzt im Graben direkt neben dem Standstreifen der Autobahn. Es steht auf den Rädern, muss sich aber wohl überschlagen haben, da ansonsten das Dach unversehrt wäre. Aus dieser Entfernung sind weitere Details zum Unfallgeschehen nicht zu erkennen. Die Polizei befindet sich augenscheinlich noch nicht an der Einsatzstelle, wohl jedoch einige Ersthelfer. Verletzte Personen sind aus der Position des NEF heraus nicht erkennbar.

➡ Risikoanalyse

Einsätze auf der Autobahn zeichnen sich grundsätzlich durch ein erhöhtes Unfallrisiko für die Einsatzkräfte durch den normalerweise schnell fließenden Verkehr aus. Zum Zeitpunkt dieses Einsatzes jedoch schränken die Witterungsbedingungen den Straßenverkehr nicht unerheblich ein. Daher fahren die Autofahrer vorsichtig und deutlich langsamer an der Unfallstelle vorbei. Die Unfallstelle befindet sich auf einem langen, geraden Autobahnteilstück und ist bereits aus einiger Entfernung erkennbar. Die Gefahr „Ausbreitung der Lage" durch einen Folgeunfall in der bisher noch nicht abgesicherten Unfallstelle ist daher geringer, jedoch nicht auszuschließen. Gerade durch Gefrieren des Schnees auf der Fahrbahn und einen überzogen reagierenden Autofahrer bei Wahrnehmung des Unfalls kann es zu

Gefahren: Folgeunfälle, Austreten von Betriebsstoffen, Abrutschen des beteiligten Fahrzeuges, Rutschgefahr einem Folgeunfall kommen. Aus der jetzigen Position des NEF heraus sind weitere besondere Gefahren, wie z.B. Beteiligung eines Gefahrgutfahrzeuges oder eine erhöhte Brandgefahr, nicht wahrnehmbar. Zu rechnen ist unter Umständen mit dem weiteren Abrutschen des im Graben liegenden PKW oder dem Austritt von Betriebsstoffen. Diese führen, falls sie nicht im Untergrund versickern können, zu einer nicht unerheblichen Rutschgefahr. Weiterhin sind aufgrund der Witterung die Straße und auch der Bereich der Böschung glatt und schränken daher die sichere Beweglichkeit der Einsatzkräfte deutlich ein.

➡ Planung

Auf der Basis der im Rahmen der Risikoanalyse gewonnenen Eindrücke stehen die Absicherung der Unfallstelle und eine systematische Erkundung der Lage im Vordergrund der Planung. Es müssen in möglichst kurzer Zeit alle einsatzrelevanten Fakten erfasst und beurteilt werden. Gleichzeitig muss die Sicherheit der Einsatzkräfte, der Ersthelfer und der evtl. betroffenen Personen im Unfallfahrzeug und/oder außerhalb des Unfallfahrzeuges gewährleistet sein. Neben der taktischen Lage muss selbstverständlich auch die medizinische Situation erfasst und beurteilt werden. Um hier in möglichst kurzer Zeit alle wichtigen Informationen, sowohl im Bereich Einsatztaktik als auch Notfallmedizin, zu bekommen, beschließen Notarzt und Rettungsassistent, die Lage getrennt zu erkunden. Der Notarzt wird sich, unter Wahrung und Beachtung des Eigenschutzes, direkt zum PKW begeben und der RA des NEF das Fahrzeug noch einmal so umsetzen, dass die rechte Fahrspur durch das Fahrzeug, gekennzeichnet durch Warnblinkanlage und eingeschaltete blaue Kennlichter (und laufenden Motor!), vollständig blockiert wird. Anschließend erkundet der RA die taktische Lage. Der Notarzt nimmt den Notfallrucksack bereits mit zum PKW, der RTW wird die Unfallstelle in etwa acht Minuten auch erreichen. Weitere Einsatzkräfte wurden durch die Leitstelle noch nicht alarmiert. Mittlerweile ist, bedingt durch die Wetterlage, die Lage im gesamten Versorgungsgebiet der Leitstelle angespannt. Immer wieder erfordern Bagatellunfälle und gestürzte Personen den Einsatz des Rettungsdienstes, sodass die Leitstelle ausgelastet, teilweise überlastet ist.

Erste Einsatzmaßnahmen

Vor Beginn der taktischen Erkundung gibt der Rettungsassistent noch eine kurze Lagemeldung (Ersteindruck) aus dem Fahrzeug heraus an die Leitstelle: **„PKW in Graben, Weiteres folgt."** Anschließend setzt er das Fahrzeug wie oben beschrieben um und begibt sich vorsichtig auf der teilweise glatten Fahrbahn des Standstreifens zur Unfallstelle.

➡ Lagefeststellung: Erkundung/Kontrolle

Ca. 40-jähriger Patient, bewusstlos, eingeklemmt

Bei Eintreffen des RA am Unfallfahrzeug hat der Notarzt bereits den Notfallrucksack geöffnet und die Versorgung am augenscheinlich einzigen Patienten begonnen. Da sich der Notarzt mit dem Oberkörper nahezu vollständig im Auto befindet, ist ein Informationsaustausch nicht möglich. Der RA erkundet darum die Unfallstelle konsequent alleine weiter. Ein PKW ist von der Fahrbahn abgekommen und hat sich mehrfach überschlagen, bevor er auf den Rädern im Graben der Autobahn zum Stehen gekommen ist. Das Auto ist massiv verbeult, die Scheiben sind alle herausgefallen oder zerstört. Das Dach ist deutlich über die ganze Breite und Länge eingedrückt. Der Austritt von Betriebsstoffen ist nicht erkennbar. Im Fahrzeug liegen einige eingepackte Weihnachtsgeschenke, Bekleidungsstücke und eine zerrissene Reisetasche, verteilt auf den ganzen Innenraum. Quer über den herausgerissenen Sitzen, mit den Beinen noch im Fußraum, liegt ein ca. 40-jähriger Mann auf dem Rücken. Äußerliche Verletzungen sind so nicht erkennbar, der Patient scheint aber bewusstlos. Die anwesenden Ersthelfer berichten von mehreren vergeblichen Versuchen, die Türen zu öffnen. Außerdem sei der Mann mit den Füßen unter den Pedalen eingeklemmt.

→ **Planung: Beurteilung/Entschluss**

Es handelt sich um einen Verkehrsunfall mit einer eingeklemmten Person, besondere Gefahren der Einsatzstelle sind nicht erkennbar. Der Patient ist teilweise durch die zerstörten Seitenfenster sowie durch die Front- und Heckscheibe zugänglich. Der Notarzt hat bereits alleine mit der Versorgung des Patienten begonnen. Die Befreiung des Patienten ist ohne „technische Rettung" durch die Feuerwehr nicht möglich. Der Kräfteansatz zur medizinischen Versorgung ist, nach Eintreffen des RTW, völlig ausreichend. Der Rettungsassistent informiert den Notarzt über die Gesamtlage, soweit dies möglich ist, und begibt sich vorsichtig zum NEF zurück, um eine Lagemeldung an die Leitstelle zu formulieren: **„PKW in Graben, Fahrzeug hat sich mehrfach überschlagen, ein Patient eingeklemmt, wird durch Notarzt bereits versorgt, benötigen Feuerwehr zur technischen Rettung, Anfahrt über Anschlussstelle Neuenkirchen-Vörden, Vorsicht! Fahrbahn ist teilweise glatt!"**

→ **Befehlsgebung**

Aufgrund der übersichtlichen Lage und in Ermangelung weiterer Einsatzkräfte ist eine Aufgabenteilung nicht erforderlich und auch nicht möglich. Die Einbindung bereits an der Einsatzstelle tätiger Ersthelfer ist immer überlegenswert, in dieser Lage jedoch ebenfalls nicht erforderlich.

Weitere Vorgehensweise

Zur Sicherstellung des Brandschutzes nimmt der RA vom NEF den dort befindlichen 6-kg-Pulverlöscher mit zum Unfallfahrzeug. Er unterstützt den Notarzt bei der Versorgung des Patienten, die sich durch die Fenster doch schwieriger gestaltet als zunächst angenommen. Bedingt durch das eingedrückte Dach ist es nicht möglich, in das Fahrzeug hineinzuklettern. In der Ferne ist bereits das Signalhorn des nachrückenden RTW zu hören. Mit dem Eintreffen der Feuerwehr ist erfahrungsgemäß in etwa zehn bis zwölf Minuten zu rechnen. Der RA des NEF unterbricht nach kurzer Absprache mit dem Notarzt die medizinische Versorgung und weist den Fahrzeugführer des RTW, der neben dem NEF auf der Standspur angehalten hat, in die Lage ein. Der bereits an der Einsatzstelle tätige RA des NEF übernimmt die rettungsdienstliche Einsatzleitung, der RA des nachgerückten RTW unterstützt den Notarzt bei der Versorgung des eingeklemmten Patienten, und die Rettungssanitäterin des RTW bereitet die benötigten rettungsdienstlichen Gerätschaften zur Versorgung und zum Transport des Patienten vor. Gleichzeitig schaltet sie die Innenraumheizung des RTW ein. Es ist davon auszugehen, dass der Patient unterkühlt sein wird. Im Fahrzeug wird der Patient mit zwei Zugängen versorgt, es werden zwei Infusionen angehängt, ein 6-Kanal-EKG sowie die Pulsoxymetrie angeschlossen. Auch nach einem eher improvisierten Body-Check im Fahrzeug sind

RA des NEF übernimmt Einsatzleitung, RTW-Besatzung und NA übernehmen die Patientenversorgung, Monitoring und Body-Check werden durchgeführt, Intubationsversuch misslingt.

keine äußeren Verletzungen erkennbar. Mehrere Intubationsversuche durch den Notarzt und den RA führen nicht zum gewünschten Erfolg, sodass der Patient assistiert mit dem Beutel beatmet werden muss.

➡ Technische Rettung

Rettung des Patienten mit Hilfe der Feuerwehr, weitere Versorgung im RTW

Nach etwa zwölf Minuten trifft das erste Fahrzeug der Feuerwehr ein. Der Gruppenführer des LF 16 übernimmt die Einsatzleitung und lässt sich vom RA des NEF in die Lage einweisen. Da bereits Rettungskräfte Zugang zum Patienten haben und auch mit der Erstversorgung begonnen wurde, kann auf die Schaffung eines Erstzugangs verzichtet werden. Die technische Rettung beginnt somit in der Phase zwei: Herstellung einer Versorgungsöffnung. Nach Sicherstellung des zweifachen Brandschutzes und Abstimmung mit Notarzt und Rettungsassistent im Fahrzeug beginnt die Feuerwehr mit der Abnahme des Fahrzeugdaches. Ein Unterpallen des Fahrzeuges ist auf dem glatten Untergrund, der zudem noch geneigt ist, nicht gefahrlos möglich. Unterstützt werden die ersten Kräfte durch den mittlerweile eingetroffenen Rüstwagen (RW 2) und das TLF 16 der Feuerwehr. Es werden alle Fahrzeugsäulen durchtrennt, das Dach abgenommen und im Bereich der Böschung abgelegt. Der jetzt vollständig zugängliche Patient wird durch den Notarzt einem erneuten Body-Check unterzogen. Dabei imponiert vor allem die Fraktur beider Unterschenkel nahe den Fußgelenken. Weitere äußere Verletzungen sind auch jetzt nicht feststellbar, der Patient atmet spontan, reagiert aber nicht auf Schmerzreize. Das EKG ist ohne Befund, die Sättigung liegt kontinuierlich bei 89 %, auch unter O_2-Gabe. Von weiteren Intubationsversuchen wird jedoch abgesehen, da der Patient nicht zusätzlich im Pedalbereich eingeklemmt zu sein scheint und somit relativ zügig zu befreien sein wird. Der Notarzt beendet die erneute Untersuchung und gibt den Patienten zur endgültigen Rettung frei. Nach kurzer Abstimmung mit dem RA des RTW entschließt sich die Feuerwehr dazu, keine weiteren Manipulationen am Fahrzeug vorzunehmen, auf die Herausnahme der Türen wird verzichtet, ebenso auf das Ankippen des Vorderwagens. Der Patient wird mit Hilfe der Schaufeltrage achsengerecht aus dem Fahrzeug gehoben und auf die bereitgestellte Fahrtrage mit vorbereiteter Vakuummatratze und Rettungstuch gelegt. Hier wird nach Entfernen der Schaufeltrage die Vakuummatratze angepasst und anschließend der Patient in den RTW verbracht. Die Feuerwehr unterstützt hierbei, da die Rettungskräfte aufgrund der Straßenglätte kaum festen Halt finden. Im Fahrzeug erfolgt dann die endgültige Versorgung. Auch im Fahrzeug stellen sich keine weiteren äußeren Verletzungen des Patienten dar. Die Intubation gelingt beim ersten Versuch, es werden neue, vorgewärmte Infusionen angehängt und die beiden Unterschenkelfrakturen fachgerecht versorgt. Der Notarzt leitet eine Narkose ein und nach Voranmeldung beginnt der Transport zur Zielklinik. Die Fahrzeit beträgt, unter Berücksichtigung der momentanen Wetterlage, etwa 15 bis 20 Minuten. Der über die Leitstelle angefragte RTH ist aufgrund der Wetterlage nicht einsatzbereit.

Kommentar

Neben den klassischen medizinischen Einsatzbildern kommt der Rettungsdienst auch immer wieder zu Einsätzen, die technische Komponenten beinhalten. Eine schon nahezu „klassische" Lage ist der Verkehrsunfall mit eingeklemmten Personen. Aufgrund der Veränderungen im Fahrzeugbau durch den Einbau passiver Sicherheitselemente wird der Zugriff auf eingeklemmte Insassen immer schwieriger und zeitaufwändiger. Die technische Rettung durch die Feuerwehr erfordert vom Rettungsfachpersonal zumindest Grundkenntnisse der Abläufe und die Fähigkeit, Gefahren der Einsatzstelle richtig einschätzen zu können. Im vorstehend beschriebenen Fall erschweren die Witterungsbedingungen zusätzlich die allgemeine Lage. Weiterhin gerät der Rettungsassistent des NEF, wenn er seiner Führungsaufgabe als ersteintreffendes Rettungsmittel nachkommen will, in einen Konflikt mit der Unterstützung des Notarztes im Rahmen der Patientenversorgung. Die oben geschilderte Vorgehensweise – erst Erkundung, dann Versorgung – entspricht taktischen Grundsätzen und ist somit selbstverständlich korrekt. Ebenso korrekt ist die sofortige Patientenversorgung durch den Notarzt, da es nur einen Patienten gibt und der Teil „Sichtung" bei der Erkundung entfallen kann. Es ist durchaus sinnvoll, auch nach Eintreffen des RTW, den bereits führenden RA in dieser Position zu belassen. Er hat als Einziger einen vollständigen Lageüberblick und ist nicht auf die Fakten aus einer oftmals subjektiven Übergabe angewiesen. Ist die weitere rettungsdienstliche Einsatzleitung geklärt, schließt sich daran die eindeutige Verteilung anstehender Aufgaben an. Nach Eintreffen der Feuerwehr, die immer mit einem Einsatzleiter anrücken wird, muss eine kurze Abstimmung der weiteren Vorgehensweise erfolgen. Die Zusammenarbeit zwischen Feuerwehr und Rettungsdienst am PKW muss koordiniert werden und sinnvoll aufeinander abgestimmt sein. Hierzu hat sich das „Hamburger Modell" der technischen Rettung in der Vergangenheit bewährt. Dieses teilt den Gesamtvorgang zur Befreiung des Patienten in drei Phasen:

- Schaffung eine Erstzugangs
- Schaffung einer Versorgungsöffnung
- Schaffung einer Befreiungsöffnung.

Der beschriebene Fall zeigt, dass dieses Modell zwar sehr sinnvoll ist, im Einzelfall aber durchaus davon abgewichen werden kann. Der Vorteil einer solchen strukturierten Vorgehensweise besteht eindeutig darin, dass alle Beteiligten zu jedem Zeitpunkt wissen, wie die eigenen Aktivitäten auf den Partner abzustimmen sind. Ist der Patient nicht mehr eingeklemmt bzw. soll er aus dem Fahrzeug gerettet werden, ist auf eine achsengerechte Vorgehensweise zu achten. Die rettungsdienstlich benötigten Rettungs- und Transportmittel müssen spätestens zum Zeitpunkt der Befreiung bereitstehen.

Benötigte Rettungs- und Transportmittel immer am Einsatzort bereitstellen.

Nach Absprache mit dem Einsatzleiter kann die Feuerwehr auch großzügig in die Rettung eingebunden werden, da meist ein erhöhter Kräfteansatz erforderlich sein wird, um den Patienten aus dem Fahrzeug zu heben. Abschließend soll noch darauf hingewiesen werden, dass auf das Anlegen eines HWS-Kragens verzichtet wurde, da der Patient im RTW intubiert werden sollte. Der Patient aus oben beschriebenem Fall verstarb einige Wochen später in der aufnehmenden Klinik an Multiorganversagen. Es kann zur Diskussion gestellt werden, ob der Patient nach dem ersten erfolglosen Intubationsversuch mittels „Crash-Rettung" durch die Front- oder Heckscheibe hätte gerettet werden müssen, um ihn dann schnellstmöglich im RTW intubieren und somit optimal oxygenisieren zu können. Wie bei so vielen Entscheidungen im Rettungsdienst wird sich diese Frage nicht mehr klären lassen.

9.3 Gefahrgutunfall

Einsatzmeldung/Anfahrt

Die Besatzung des RTW 22-41, stationiert an einer kleinen Rettungswache am Rande der Großstadt, hat soeben die Wachablösung hinter sich, das Fahrzeug übernommen und beginnt jetzt mit dem Fahrzeugcheck. Fast zeitgleich signalisiert der Meldeempfänger einen Einsatz in einem kleinen Industriegebiet, ganz in der Nähe der Rettungswache. Die Einsatzmeldung lautet: „Alarm für den RTW, schwer gestürzte Person, Spedition ‚Globus‘, Industrieweg 39, Anfahrt über Speditionshof." Die Örtlichkeiten sind der Besatzung gut bekannt, nahezu jeden Monat kommt es in der großen Lagerhalle der Spedition zu leichteren Unfällen bei der Verladung der Waren, die meist auf Paletten transportiert werden. Der letzte schwere Unfall dort passierte vor einigen Jahren. Ein Ladearbeiter wurde von einem LKW beim Rückwärtsfahren an der Rampe eingeklemmt und schwer verletzt. Aber seitdem gab es nur Bagatellunfälle. Die Besatzung des RTW 22-41 verstaut den Notfallkoffer wieder im Fahrzeug und rückt aus zur Einsatzstelle. Die Besatzung besteht aus einem Rettungssanitäter, einem Rettungsassistenten und einem Praktikanten, der sein Praktikum im Rahmen der Ausbildung zum Rettungssanitäter absolviert. Die Wetterlage heute: Temperaturen um +20 °C, leichter Nordwest-Wind der Stärke zwei bis drei sowie Nieselregen. Es ist ein Freitagmorgen im Juni.

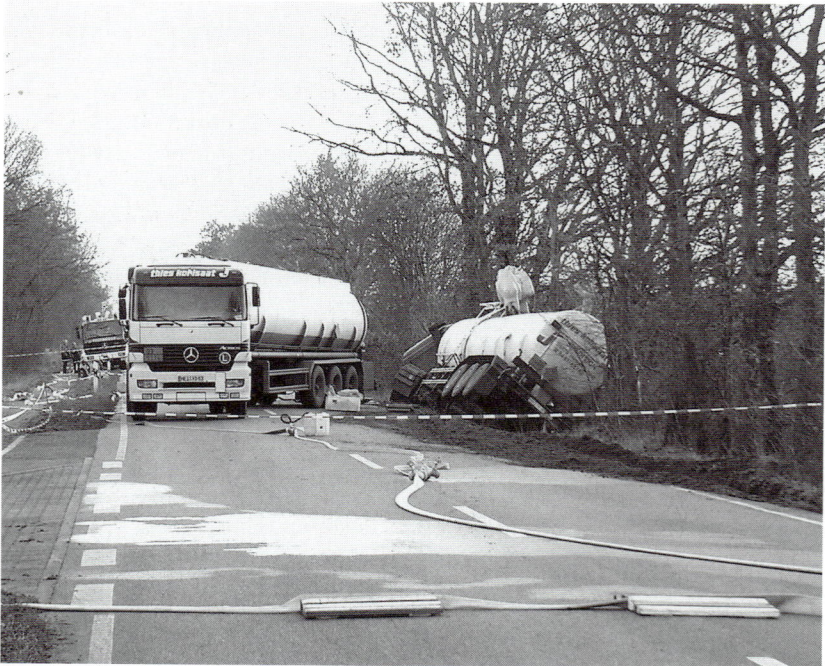

Abb. 9.3.1: Gefahrgutunfall

Situation an der Einsatzstelle

Nach einer Anfahrt von etwa sieben Minuten erreicht der RTW 22-41 das Eingangstor der Speditionsfirma. Entgegen den sonstigen Gepflogenheiten wird das Fahrzeug dort nicht erwartet, sondern am anderen Ende der lang gezogenen Lagerhalle steht ein wild gestikulierender Arbeiter und winkt den RTW herbei. Beim Eintreffen des RTW erklärt der Mitarbeiter, dass im Bereich der hinteren Laderampe ein Gabelstapler gegen die obere Dachkante gefahren sei. Dabei sei eine Palette von der Gabel gefallen. Mehrere Arbeiter auf der Rampe sollen verletzt sein. Auf Nachfragen, wo die Unfallstelle denn jetzt genau sein soll, schickt der Mitarbeiter den RTW an der hinteren Front der Lagerhalle entlang bis zur nächsten Laderampe, dort sei die Unfallstelle. Die Entfernung vom jetzigen Standort bis zur Unfallstelle beträgt nochmals ca. 150 Meter, sodass die Besatzung sich entschließt, das Fahrzeug mitzunehmen. Nach kurzer Fahrt und nachdem auch die letzte Ecke der Lagerhalle umrundet wurde, bietet sich der Besatzung etwa 15 Meter vor dem haltenden RTW folgendes Bild:

- Ein Gabelstapler liegt neben einem LKW auf dem Hof und ist vermutlich die Laderampe heruntergefallen.
- Direkt vor dem Einstieg in das Führerhaus des LKW liegt eine Person auf dem Boden.
- Halb unter dem Stapler befindet sich auch eine Person, ein weiterer Arbeiter liegt inmitten diverser Verpackungsmaterialien, etwa fünf Meter vom Gabelstapler entfernt.
- Auf der Laderampe liegt eine Palette, auf der ein kleiner Transportcontainer steht, dessen Seitenwände stark deformiert sind. Aus einem Riss in der Wand läuft Flüssigkeit aus.

Zur Lageerkundung entschließt sich der Rettungsassistent, zunächst alleine vorzugehen. Nach wenigen Schritten nimmt er in der Umluft einen penetrant stechenden, scharfen Geruch wahr. Gleichzeitig beginnen seine Augen zu tränen. Folgerichtig ordnet er diese Symptomatik dem Geruch zu und läuft zum RTW zurück. Er ordnet an, dass das Fahrzeug wieder zurückgesetzt und im Schutz der Lagerhalle aufgestellt wird. Trotz aller Hektik gelingt es dem Rettungsassistenten noch, die Kennzeichnung auf dem Transportcontainer zu notieren:

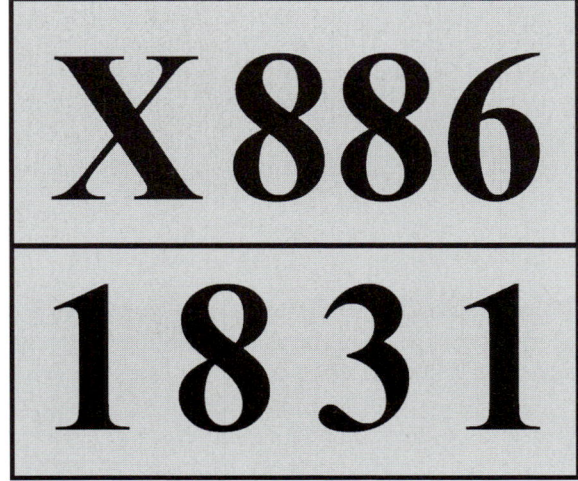

Abb. 9.3.2: Warntafel

➡ **Problemanalyse**

In der Lagerhalle einer Speditionsfirma ist es wohl zu einem Unfall beim Beladen oder Entladen eines LKW mit einem Gabelstapler gekommen. Die erste oberflächliche Erkundung aus dem Fahrzeug heraus hat ergeben, dass zumindest drei Personen verletzt sind, von denen eine Person unter dem von der Laderampe gefallenen Gabelstapler liegt. Über den Schweregrad der Verletzungen sind keine Angaben möglich, da die Erkundung aufgrund des ungewöhnlichen Geruchs in der Umluft und einer wohl damit verbundenen Reizung der Augenschleimhäute abgebrochen werden musste.

➡ **Risikoanalyse**

Neben den Verletzten scheint auch eine bisher unbekannte Ladung beschädigt worden zu sein, die bei Freisetzung zur Reizung der Augen führt und einen stechenden, scharfen und penetranten Geruch verursacht. Diese Wahrnehmungen verhindern zunächst rettungsdienstliches Vorgehen, da keinerlei Eigenschutz möglich ist. Eine sofortige Risikoanalyse anhand der Gefahren der Einsatzstelle ergibt folgende Gefahrenlage:

Atemgifte	Sind vorhanden, Wahrnehmung durch den besonderen Geruch und die Reizung der Augen
Ausbreitung	Diese Gefahr besteht durch den an der Einsatzstelle spürbaren leichten Wind und durch weitere Freisetzung der Substanz
Atomare Gefahren	Keine vorhanden
Angstreaktionen	Keine erkennbar, da keine weiteren Personen anwesend zu sein scheinen
Chemische Gefahren	Sind vorhanden, da eine unbekannte Substanz freigesetzt wurde
Elektrizität	Keine Gefahr erkennbar
Explosion	Keine Gefahr erkennbar
Einsturz	Der umgestürzte Gabelstapler scheint stabil zu liegen, ein „Umsturz" ist nicht zu erwarten
Erkrankung/Verletzung	Drei verletzte Arbeiter und weitere Gefährdung durch die freiwerdende Substanz

Tab. 9.3

➡ **Planung**

Aufgrund der unklaren und augenscheinlich gefährlichen Lage entschließt sich der Rettungsassistent zum Rückzug mit dem RTW aus der Einsatzstelle. Das Fahrzeug wird neben dem Haupttor aufgestellt. Parallel dazu formuliert er eine erste Lagemeldung an die Leitstelle:

„Gefahrgutlage auf dem Hof der Spedition ‚Globus', mindestens drei verletzte Personen, davon eine unter umgestürztem Gabelstapler eingeklemmt, austretende Substanz erkennbar, Kennzeichnung des Transportbehälters auf der

Warntafel ist ‚1831' als Nummer zur Kennzeichnung der Gefahr, Feuerwehr anrücken über Industrieweg, Haupttor, wird dort von uns erwartet, zunächst kein weiteres Vorgehen möglich."

Die Leitstelle bestätigt die Lagemeldung und fragt nach der Menge der ausgetretenen Substanz. Dazu sind aber zurzeit keine Angaben möglich, da die Lageerkundung aufgrund des Geruchs und des Augenbrennens abgebrochen werden musste, übermittelt der RA der Leitstelle.

Erste Einsatzmaßnahmen

Den Ergebnissen der Gefahrenanalyse folgend legt der Rettungsassistent den Gefahrenschwerpunkt fest. Dieser liegt aus seiner Sicht in der Ausbreitung der Lage durch Kontamination weiterer Arbeiter. Er befragt daher den anwesenden Arbeiter zur Anzahl der auf dem Werkgelände befindlichen Personen. Da die LKW schon in der Nacht beladen werden, die Nachtschicht aber bereits Feierabend hat, befinden sich außer den beiden verletzen Personen, ihm selbst und zwei Damen in der Verwaltung keine weiteren Menschen auf dem Gelände. Der RA schickt daraufhin seinen Kollegen zum Verwaltungsgebäude, mit dem Auftrag, die beiden Damen zum RTW zu bringen. Weitere Einsatzmaßnahmen sind nicht möglich, die Feuerwehr wird in etwa fünf Minuten auch an der Einsatzstelle eintreffen. Zur Substanz selbst kann der Arbeiter keine genauen Angaben machen, er vermutet jedoch, dass es sich um ein Düngemittel oder um einen Zusatz zum Düngemittel handelt. Der LKW, auf den die Substanz geladen werden sollte, gehört zu einer landwirtschaftlichen Genossenschaft in der Nähe der Spedition.

Einsatzmaßnahmen der Feuerwehr

Nach etwa fünf Minuten trifft das erste Fahrzeug der örtlichen Feuerwehr ein. Aufgrund der Tageszeit ist das LF16 der freiwilligen Feuerwehr nur mit fünf Feuerwehrleuten besetzt. Der Einsatzleiter, ein ebenfalls im Rettungsdienst tätiger Kollege, der heute dienstfrei hat, meldet sich sofort beim Rettungsassistenten des RTW und erhält eine kurze Einweisung in die Lage. Auch er sieht im Austritt der Flüssigkeit und in der weiteren Gefährdung von Personen den Gefahrenschwerpunkt. Daher ist sein Einsatzschwerpunkt vorrangig die Lageerkundung und, wenn möglich, zeitgleich die Rettung der zugänglichen Arbeiter durch den vorgehenden Trupp. Er befiehlt die sofortige Ausrüstung eines Atemschutztrupps. Zeitgleich ruft die Leitstelle den RTW und hat Informationen zum austretenden Stoff: **„Stoffnummer 1831, es handelt sich um Schwefelsäure, flüssig, farblos bis gelb, stark ätzende Flüssigkeit, setzt an der Luft stark ätzende Dämpfe frei, Vorgehen nur unter Vollschutz, reagiert mit Wasser, weitere Informationen folgen, Gefahrgutzug alarmiert, Eintreffen in ca. zwölf Minuten, ebenso weitere Rettungsmittel alarmiert, Organisatorischer Leiter Rettungsdienst und Leitender Notarzt sind unterwegs zur Einsatzstelle, Frage: weitere Einsatzkräfte erforderlich?"**

Da zwei Züge der freiwilligen Feuerwehr der Nachbargemeinden und noch eigene Fahrzeuge unterwegs sind, verneint der Einsatzleiter die Frage. Das mittlerweile eingetroffene Tanklöschfahrzeug (TLF 16/24, Besatzung 1/5) unterstützt beim Anlegen der Atemschutzgeräte und Chemieschutzanzüge (CSA). Weiterhin wird ein Rettungstrupp mit Atemschutzgeräten ausgerüstet, CSA sind keine weiteren vorhanden.

➡ **Lagefeststellung: Erkundung/Kontrolle**

Der vorgehende Trupp unter CSA rettet zunächst die beiden zugänglichen Arbeiter. Durch den Einsatzleiter wurde parallel dazu eine Absperrgrenze, die ohne Messergebnisse 50 Meter beträgt, festgelegt. Die Arbeiter sind beide ohne Bewusstsein, eine nähere Untersuchung ist im Chemieschutzanzug nicht möglich. Einer der beiden Arbeiter ist sichtbar mit einer Substanz in Berührung gekommen. Er wird nur aus der direkten Gefahr gerettet und dann in der Nähe der Unfallstelle abgelegt. Der andere Arbeiter, der neben dem Fahrerhaus des LKW lag, ist nicht kontaminiert und wird daher bis an die Absperrgrenze transportiert. Der Trupp geht noch einmal zur Erkundung vor und stellt fest, dass aus dem beschädigten Container eine gelbliche, milchige und leicht rauchende Substanz in geringem Umfang austritt. Der dritte Arbeiter ist unter dem Gabelstapler eingeklemmt und ebenfalls mit der austretenden Substanz in Berührung gekommen. Er ist durch den Trupp nicht ohne technisches Gerät zu befreien. Der Einsatzleiter ordnet den Rückzug des Erkundungstrupps an. Leckabdichtung und Rettung des Arbeiters wird er erst dann beginnen, wenn ein zweiter Trupp und ein Rettungstrupp mit Chemieschutzanzügen ausgerüstet sind. Der Gefahrgutzug, der OrgL RD und der LNA sowie weitere Feuerwehrfahrzeuge und der Kreisbrandmeister sind eingetroffen. Mittlerweile steht auch ein ELW 1 zur Verfügung, sodass eine erste gemeinsame Lagebesprechung erfolgen kann.

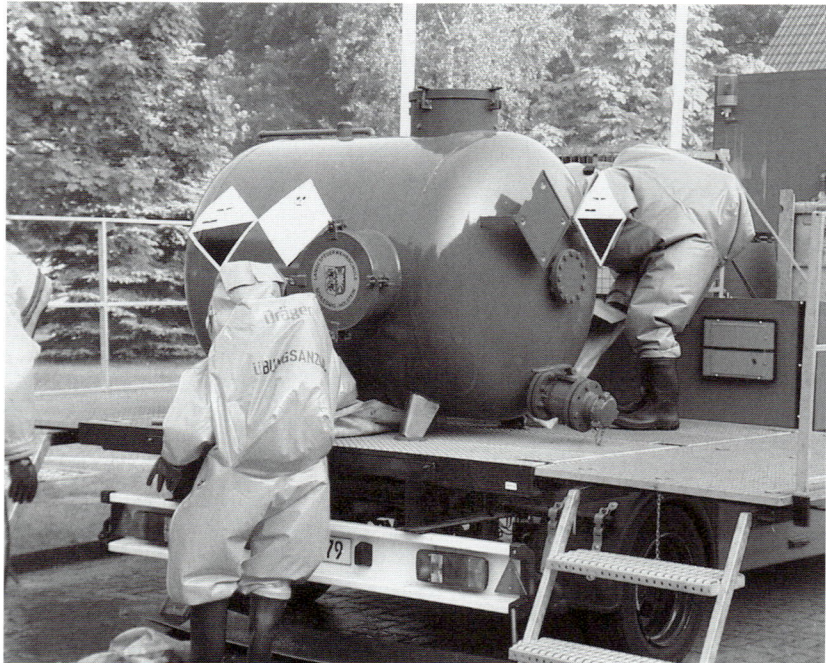

Abb. 9.3.3: Gefahrgutunfall

➡ **Planung Feuerwehr: Beurteilung/Entschluss**

Aus einem im Ladevorgang beschädigten Transportcontainer tritt Flüssigkeit in geringem Umfang aus. Es handelt sich um Schwefelsäure, direkt an der Einsatzstelle ist Vollschutz erforderlich. Aufgrund des leichten Windes besteht geringe Gefahr der Ausbreitung des Stoffes. Zwei verletzte Personen konnten bisher gerettet werden, eine Person davon ist kontaminiert. Der dritte verletzte Arbeiter ist massiv unter dem Gabelstapler eingeklemmt, ebenfalls mit dem Stoff in Berührung gekommen und kann nur mit technischem Gerät befreit werden. Aufgrund der vorstehend beschriebenen Lage ergibt sich der Gefahrenschwerpunkt am Container durch die austretende Substanz, zugleich ist dies auch der Einsatzschwerpunkt. Parallel zur Abdichtung der Leckage kann mit der technischen Rettung des Arbeiters begonnen werden. Alle Arbeiten müssen zunächst unter Vollschutz erfolgen.

➡ **Planung Rettungsdienst: Beurteilung/Entschluss**

Auch auf der Rettungsdienstseite sind zwischenzeitlich zusätzliche Rettungsmittel eingetroffen. Der Schwerpunkt liegt hier in der Versorgung der verletzten Personen und der medizinischen Absicherung der Feuerwehr, da der Einsatz unter Chemieschutzanzügen immer eine erhöhte körperliche Belastung zur Folge hat. Bei den schon jetzt herrschenden Tagestemperaturen kann es daher unter Umständen im Laufe des weiteren Einsatzes zu Kreislaufproblemen bei den eingesetzten Trupps kommen. Da zwei Patienten kontaminiert wurden, muss eine Dekontaminationsstelle eingerichtet werden. Die dazu erforderlichen Gerätschaften befinden sich in den Fahrzeugen des Gefahrgutzuges. Die Dekontaminationsstelle wird durch die Feuerwehr aufgebaut und auf der „weißen" Seite vom Personal des Rettungsdienstes besetzt. Der bereits an die Absperrgrenze gerettete Arbeiter ist nachweislich nicht mit der Substanz in Berührung gekommen und kann direkt vom Rettungsdienst übernommen werden. Auf die Einrichtung eines Behandlungsraumes und die damit verbundene Alarmierung der örtlichen SEG wird verzichtet. Zum einen sind nur drei Patienten zu erwarten, für die die Kräfte des Rettungsdienstes ausreichen. Zum anderen wird die Versorgung der kontaminierten Patienten nicht vor Ablauf von 30 Minuten möglich sein, da die Dekontaminationszeit mindestens 15 Minuten pro Patient betragen wird. Der Organisatorische Leiter Rettungsdienst stimmt die weitere Vorgehensweise mit dem Einsatzleiter der Feuerwehr ab, der Leitende Notarzt rückt wieder ein und übergibt die medizinische Versorgung der Patienten an die beiden anwesenden Notärzte. Der bereits gerettete Arbeiter wird in einen RTW gebracht und dort präklinisch versorgt.

Weiterer Einsatzverlauf

Nachdem für die beiden vorgehenden Trupps unter Chemieschutzanzügen auch jeweils ein Rettungstrupp zur Verfügung steht, beginnen diese mit der Abdichtung der Leckage und dem Anheben des Gabelstaplers. Die Austrittstelle am Transportcontainer wird mit Holzkeilen und Bauschaum abgedichtet. Der Gabelstapler wird mittels zweier Hubwinden (Hebekraft zehn Tonnen) angehoben und durch Unterpallen von Holzkeilen und Bohlen gesichert. Danach kann der Arbeiter vorsichtig unter dem Fahrzeug hervorgezogen werden. Der Arbeiter ist kontaminiert und muss daher auch zur mittlerweile eingerichteten Dekontaminationsstelle transportiert werden. Da eine Sichtung auf dieser Seite der Dekontaminationsstelle nicht möglich ist, werden die Arbeiter einfach in der Reihenfolge ihrer Rettung gereinigt. Der erste dekontaminierte Arbeiter wird vom Rettungsdienst übernommen, äußere Verletzungen sind zunächst keine feststellbar, er wird in den nächsten RTW transportiert und dort medizinisch versorgt. Der eingeklemmte Arbeiter wird nach der Dekontamination ebenfalls vom Rettungsdienst übernommen, es kann jedoch nur noch sein Tod festgestellt werden. Er weist schwerste Thoraxverletzungen und ein instabiles Becken auf. Nachdem alle Patienten jetzt geborgen, bzw. gerettet und versorgt wurden, können die zusätzlichen RTW wieder einrücken, wobei ein Fahrzeug für die Einsatzkräfte an der Einsatzstelle verbleibt.

Kommentar

Gefahrgutunfälle gehören zu den seltenen Lagen des Rettungsdienstes, ebenso der Feuerwehr. Da uns oftmals die Einsatzerfahrung hier völlig fehlt, das Gefährdungspotenzial für die Einsatzkräfte aber sehr hoch und schwer einschätzbar sein kann, kommt es häufig zu Fehleinschätzungen der Lage und daraus resultierenden Fehlentscheidungen bzw. schlimmstenfalls zu Verletzungen und Gefährdung der Einsatzkräfte. Für den Rettungsdienst ist wichtig, dass eine gewisse Sensibilisierung zum Thema „Gefahrguteinsätze" vorhanden ist. Weiterhin darf die Erfahrung: „Hier ist schon lange nichts mehr passiert, also wird auch heute nichts Schlimmes sein …" nicht zu einer oberflächlichen Lagefeststellung verleiten. Vorstehendes Fallbeispiel soll ein weiteres Mal darauf hinweisen, dass Rettungsdienst mehr sein kann als Medizin. Darum müssen die „Basics der Einsatzlehre", wie z.B. das Gefahrenschema zur Einschätzung des Gefährdungspotenzials, sicher beherrscht werden. Aber auch Begriffe wie „Gefahrenschwerpunkt" und „Einsatzschwerpunkt" sollten bekannt sein. Sie gehören zum Vokabular der Feuerwehr und wenn der einsatzführende Rettungsassistent sicher und eindeutig mit dem Einsatzleiter der Feuerwehr kommunizieren will, muss er Begrifflichkeiten verwenden, die alle verstehen und zuordnen können. Nur so lassen sich in einer sowieso schon stressigen Lage Missverständnisse vermeiden. Im vorstehenden Fall sind Personen in einer toxischen Umgebung verletzt worden, eine Person ist darüber hinaus auch eingeklemmt. Typisch für den Verlauf von Gefahrguteinsätzen ist die deutlich verlängerte Zeitachse, bis die Verletzten vom Rettungsdienst versorgt werden können. Diese „handlungsarme" Zeit, evtl. sogar mit ständigem Blickkontakt zu den unerreichbaren Patienten, kann zu einer hohen emotionalen Belastung bei den Einsatzkräften des Rettungsdienstes führen. Es macht Sinn, diese „wortearme" Zeit mit der Vorplanung des möglichen weiteren Einsatzverlaufes auszufüllen. Dazu gehört ebenso die Bereitstellung des notfallmedizinischen Equipments wie die immer wiederkehrende Abstimmung mit dem Einsatzleiter der Feuerwehr. Auch für den Rettungsdienst sind Informationen zum Gefahrstoff wichtig. In der Regel wird der Rettungsdienst hierzu keine Literatur mitführen. Es muss auf Informationen durch die Leitstelle gewartet werden oder die Nachschlagewerke der Feuerwehr (z.B. Hommel, Kühn/Birett, SIX oder Ähnliches) werden mitgenutzt. Dazu sollte der fachgerechte Umgang mit dieser oftmals auf den ersten Blick unübersichtlich strukturierten Informationsdichte regelmäßig geübt werden. Beim vorliegendem Stoff handelt es sich um eine Substanz, die mit Wasser undefiniert reagiert. Das Datenblatt (RESY-Stoffidentifikation, Hommel: Datenblatt 174) empfiehlt zur Dekontamination Sodalösung. Da diese in den seltensten Fällen an der Einsatzstelle verfügbar sein wird, muss mit großen Mengen Wasser schwallartig gespült werden. So wird die Substanz schlagartig verdünnt und eine mögliche Reaktion wird minimiert bzw. vollständig unterbleiben. Auch hier sollte der Rettungsassistent/Rettungssanitäter eine gewisse Basis-Fachkompetenz besitzen um auch einmal unorthodoxe Lösungen entwickeln können. Grundsätzlich aber gilt: Patienten werden erst nach der Dekontamination versorgt, unabhängig vom vitalen Gefährdungsgrad, dem Verletzungsmuster oder der Zeitschiene.

Technische Rettung in Verbindung mit Gefahrgutlagen stellt oftmals auch die Feuerwehr vor große Probleme. Unter Umständen hätte man im Fallbeispiel den Gabelstapler schneller und sicherer mit einem Satz Hebekissen oder einem hydraulischen Spreizer anheben können. Da aber zu diesem Zeitpunkt die tatsächliche Ausbreitung der auslaufenden Substanz nicht eindeutig abzugrenzen war, wären evtl. die Kunststoffteile, wie z. B. die Hydraulik- bzw. Druckluftschläuche, durch den Stoff angegriffen und zerstört worden. Wichtig ist, dass die angehobene Last, trotz aller subjektiv empfundenen Eile bei der Befreiung des eingeklemmten Arbeiters, noch während des Anhebevorgangs gesichert und unterbaut wird. Feuerwehr und Rettungsdienst haben bei Gefahrgutlagen einen hohen Abstimmungsbedarf. Darum macht es durchaus Sinn, auch bei solchen Lagen einen Organisatorischen Leiter Rettungsdienst und den Leitenden Notarzt mit zu alarmieren. Ob diese dann den Einsatz vollständig führen oder nur die ersten Entscheidungen mit strukturieren, liegt sicher an den Führungskräften und Rettungsassistenten vor Ort. Um auch den Einsatzkräften der Feuerwehr eine maximale medizinische Sicherheit und Betreuung vor Ort zu gewährleisten, sollte mindestens ein RTW auch nach Ende des rettungsdienstlichen Einsatzes noch an der Einsatzstelle verbleiben. Der Einsatz unter Chemieschutzanzügen hat eine hohe körperliche Belastung der eingesetzten Trupps zur Folge – und Rettungsdienst und Feuerwehr sind schließlich Partner in einer oftmals gefährlichen und schwierigen Einsatzlage.

9.4 Autobahnunfall

Einsatzmeldung/Anfahrt

Der heutige Sonntag auf der Rettungswache ist vor allem durch Warten auf den nächsten Einsatz gekennzeichnet. Das Wetter ist dem Monat November entsprechend, Temperaturen um 5 °C und dichter Nebel bei Sichtweiten unter 50 Metern. Es gab auf der Autobahn heute schon zwei leichtere Auffahrunfälle mit Bagatellverletzungen, trotz regelmäßiger Hinweise im Rundfunk und der bekannten Tatsache, dass dieser Abschnitt der BAB ein „Nebelloch" ist. Immer wieder kam es auch in der Vergangenheit auf dem eigentlich geraden und gut einsehbaren Teilstück zu Auffahrunfällen bei dichtem Nebel. Um 15.32 Uhr erfolgt ein weiterer Alarm durch die integrierte Leitstelle des Landkreises: „Verkehrsunfall BAB, vermutlich mehrere Verletzte, Alarm für RTW und NEF."

Der RTW 22-41 ist heute mit zwei erfahrenen Rettungsassistenten besetzt, obwohl sonst stets ein RA und ein Rettungssanitäter die Fahrzeugbesatzung bilden. Das Notarzteinsatzfahrzeug fährt ein RA, zwar immer leicht hektisch, aber mit langjähriger Einsatzerfahrung und Qualifikation zum Organisatorischen Leiter Rettungsdienst, der zugleich auch in die OrgL-Gruppe des Landkreises eingebunden ist. Als Notärztin ist eine junge engagierte Anästhesistin tätig, die gerade den ersten Teil eines Kurses zur Leitenden Notärztin absolviert hat. Im Fahrzeug wird den ausrückenden Kräften durch die Leitstelle mitgeteilt, dass noch zwei weitere Rettungswagen zusätzlich alarmiert wurden. Die Fahrzeit zur gemeldeten Unfallstelle beträgt für beide Fahrzeuge etwa zwölf Minuten, die zusätzlich alarmierten RTW benötigen etwa 16 Minuten bis zur Einsatzstelle. Alle Fahrzeuge fahren über dieselbe Anschlussstelle Holdorf in Fahrtrichtung Bremen auf die Autobahn. Der Ver-

Verkehrsunfall auf der Autobahn, mehrere Verletzte, drei RTW und ein NEF sind alarmiert.

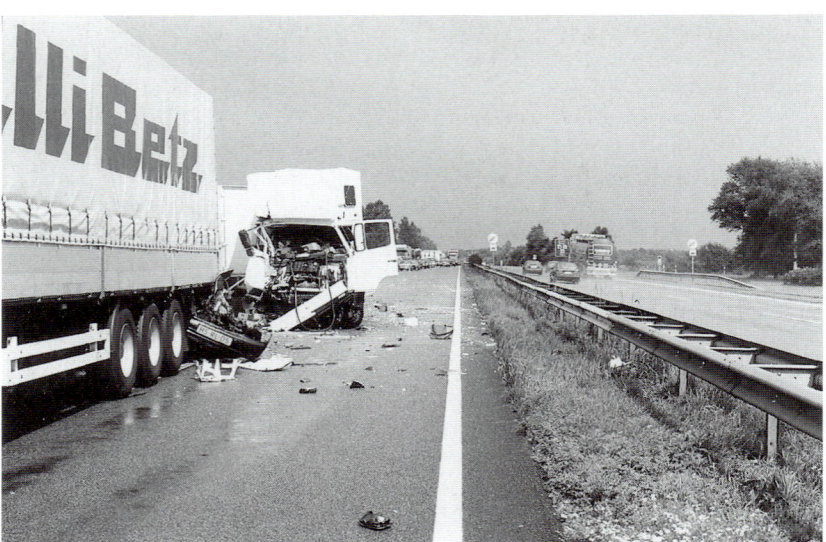

Abb. 9.4: Verkehrsunfall

kehr staut sich bereits bis zur Auffahrt, obwohl bis zur gemeldeten Unfallstelle noch ca. 2,5 Kilometer zu fahren sind. Die Sichtweite beträgt etwa 50 bis 60 Meter.

Situation an der Einsatzstelle

RTW und NEF erreichen gleichzeitig den Anfang des Staus, die Unfallstelle beginnt genau unter der 500-m-Hinweistafel auf die nächste Anschlussstelle der Autobahn. Die Rettungsdienstfahrzeuge sehen vor sich eine nicht überschaubare, in der Dichte des Nebels verschwindende Ansammlung verbeulter und über die gesamte Fahrbahnbreite verteilter Fahrzeuge. Dazwischen stehen Menschen, winken und gestikulieren wild, einige knien am Boden, andere schauen in Autos hinein, verletzte Personen sind nicht sofort erkennbar. Der Raum zwischen Stauende und Beginn der Unfallstelle ist sehr eng und eigentlich schon mit den beiden ersten Rettungsmitteln nahezu vollständig ausgefüllt.

➡ **Problemanalyse**

Bei dem gemeldeten Verkehrsunfall handelt es sich um eine größere Schadenslage. Aufgrund der Wettersituation und der dadurch stark eingeschränkten Sicht ist die Unfallstelle in ihren Dimensionen so nicht einschätzbar. Die Unfallstelle beginnt ca. 500 Meter vor der nächsten Anschlussstelle. Zu möglichen Verletzten oder eingeklemmten Personen sind keine Angaben möglich. Das größte Problem ist zurzeit die minimierte Sicht, die keine weitere Analyse der Lage zulässt. Da sich jedoch in der Vergangenheit gezeigt hat, dass auf diesem Autobahnteilstück die Sichtbehinderung durch Nebel immer wieder auch zu schweren Unfällen führt, ist davon auszugehen, dass das sichtbare Unfallende erst der Beginn einer größeren Lage sein wird.

➡ **Risikoanalyse**

Das im Bereich schnell fließenden Verkehrs, insbesondere auf der Autobahn, auftretende Risiko des Folgeunfalls ist in diesem Fall nicht existent. Der gesamte Verkehr steht und die Autobahn ist durch die verunfallten Fahrzeuge in ihrer vollständigen Fahrbahnbreite blockiert. Auffällig ist, dass auch auf der anderen Richtungsfahrbahn (Richtung Ruhrgebiet) keine Fahrzeuge fahren. Sonstige Gefahren der Einsatzstelle, die das Normalmaß bei einem Verkehrsunfall übersteigen, sind im Moment aus dieser Perspektive heraus nicht erkennbar.

➡ Planung

Weitere Erkenntnisse sind nur im Rahmen einer gezielten Erkundung zu bekommen. Da die Lage vor Ort aber deutlich von der Einsatzmeldung der Leitstelle abzuweichen scheint, gibt der RA des NEF eine erste Lagemeldung (Ersteindruck) per Funk an die Leitstelle: **„Verkehrsunfall, eine Vielzahl von Fahrzeugen beteiligt, Einsatzstelle aufgrund des Nebels nicht einsehbar, Weiteres folgt."** Anschließend sprechen sich die Einsatzkräfte kurz ab, wobei der RA des NEF die rettungsdienstliche Einsatzleitung übernimmt. Diese Aufgabenteilung hat sich in der Vergangenheit bei größeren Lagen durchaus bewährt. Der einsatzführende RA des NEF ist mittels einer gelben Weste deutlich sichtbar gekennzeichnet. Entsprechend der rettungsdienstlichen Gesetzgebung in Niedersachsen übernimmt die Notärztin Aufgaben des Leitenden Notarztes, gekennzeichnet durch eine weiße Weste ohne Aufschrift.

Kennzeichnung der leitenden Einsatzkräfte: LNA → weiße Weste; RA → gelbe Weste

Erste Einsatzmaßnahmen

Die beiden Rettungsassistenten des RTW trennen sich. Einer verbleibt am RTW, besetzt den Funk und erwartet nachfolgende Rettungsmittel. Der zweite RA des RTW, der einsatzführende RA und die Notärztin erkunden die Lage. Hierzu nehmen sie lediglich ein Hundfunksprechgerät im 2-m-Band mit, das zweite Gerät verbleibt am RTW. Die beiden Rettungsassistenten erkunden die Lage jeweils rechts und links an der Leitplanke entlang, während die Notärztin in der Mitte beider Fahrbahnen versucht, zwischen den verunfallten Fahrzeugen durchzukommen. Alle bleiben konsequent in Sicht- und Rufweite zu einander.

➡ Lagefeststellung: Erkundung/Kontrolle

Wie bereits vermutet, setzt sich der Unfall auch nach Erreichen der bisherigen Sichtgrenze weiter fort. Die Fahrzeuge sind augenscheinlich aber nur langsam aufeinander gefahren und kaum deformiert. Verletzte Personen sind bisher nicht erkennbar. Nach etwa 100 Metern nimmt der Deformationsgrad der Fahrzeuge deutlich zu. An der linken Leitplanke steht ein PKW, ein Mensch ist zwischen der Leitplanke und dem Fahrzeug eingeklemmt. Einige Ersthelfer versuchen bereits erfolglos die Person zu befreien. In der Mitte liegt ein Fahrzeug auf dem Dach und auf der rechten Seite brennt es im Motorraum eines PKW. Das Ende der Unfallstelle ist nicht zu erkennen. Im mittleren Fahrzeug liegen augenscheinlich zwei Personen. Der einsatzführende RA entschließt sich trotz nicht abgeschlossener Erkundung, eine weitere Lagemeldung über 2-m-Band an den RTW zu geben, da sich die Lage deutlich verändert hat:

Erste Lageeinschätzung: unbekannte Anzahl an Verletzten

„Unbekannte Anzahl betroffener Fahrzeuge, ein Fahrzeug brennt, mindestens drei eingeklemmte Personen, benötigen zusätzliche Rettungsmittel und die Feuerwehr, Weiteres folgt, Erkundung wird fortgesetzt."
Trotz massiver Intervention der Ersthelfer setzen alle drei Einsatzkräfte die Erkundung fort. Auf den nun folgenden etwa 150 Metern brennen noch zwei weitere PKW, in einigen Fahrzeugen sitzen eingeklemmte Personen, zwischen den Fahr-

zeugen liegen Personen auf der Fahrbahn, die augenscheinlich verletzt sind. Das Ende der Unfallstelle befindet sich etwa in Höhe der 200-m-Bake der nächsten Ausfahrt und wird markiert durch einen umgekippten Wohnanhänger sowie mehrere quer stehende und ineinander verkeilte Fahrzeuge. Davor und dahinter liegen weitere Personen auf der Fahrbahn. Der Verkehr auf der anderen Richtungsfahrbahn steht ebenfalls, da ein Kleinlaster die Mittelleitplanke durchbrochen hat und jetzt auf der Gegenfahrbahn auf der Seite liegt. Die gesamte Lage ist unübersichtlich, viele Personen irren durch die Einsatzstelle, die auch weiterhin im dichten Nebel liegt. Die Anschlussstelle ist nicht zu erkennen, auf der Fahrbahn stehen nur vereinzelt einige verlassene Fahrzeuge, die aber augenscheinlich nicht am Unfallgeschehen beteiligt sind. Aufgrund der abermals veränderten Lage gibt der einsatzführende RA eine weitere Lagemeldung über den besetzten RTW an die Leitstelle:

„Verkehrsunfall mit einer unbekannten Anzahl von Fahrzeugen, Länge etwa 300 Meter über die gesamte Fahrbahnbreite und auf der Gegenfahrbahn, unbekannte Anzahl schwer verletzter und eingeklemmter Personen, brennende Fahrzeuge, gesamte Einsatzstelle nur bedingt einsehbar, da nahezu vollständig im Nebel gelegen. Anfahrt weiterer Rettungsmittel und der Feuerwehr über die Anschlussstelle Lohne/Dinklage entgegen der Fahrtrichtung auf die Richtungsfahrbahn Bremen, Weiteres folgt."

Der RA des RTW meldet zurück, dass die zwei weiteren alarmierten Rettungswagen an der Unfallstelle eingetroffen sind. Sie werden vom einsatzführenden RA aufgefordert, dort auf weitere Einsatzbefehle zu warten.

➡ Planung: Beurteilung/Entschluss

Konsequentes Warten auf Anweisungen der nachfolgenden Rettungskräfte, Handeln nur auf Anweisung der Einsatzleitung

Einsatz der nachfolgenden Rettungsmittel unter taktischen, nicht unter individualmedizinischen Gesichtspunkten

Es handelt sich um einen Verkehrsunfall mit einer unklaren Anzahl verletzter Personen, die in verschiedenen Fahrzeugen an mehreren Stellen der Einsatzstelle eingeklemmt sind. Die gesamte Unfallstelle ist, bedingt durch die eingeschränkte Sicht, nur „stückchenweise" einsehbar, mittlerweile einsetzende Dunkelheit wird die Übersicht noch erschweren. Dazu kommt die niedrige Temperatur, die eine zusätzliche Gefährdung für die verletzen Personen darstellt. Der momentan an der Einsatzstelle befindliche Kräfteansatz ist nicht ausreichend, ebenfalls reicht das momentane Erkundungsergebnis für eine vollständige Lagebeurteilung nicht aus. Einen Gefahrenschwerpunkt bilden augenscheinlich die brennenden Fahrzeuge, die zugleich auch den Einsatzschwerpunkt darstellen. Mit Eintreffen der Feuerwehr ist in zwölf bis 15 Minuten zu rechnen, weitere Rettungsmittel werden im gleichen Zeitfenster eintreffen. Der einsatzführende Rettungsassistent des NEF entschließt sich daher, die vorhandenen Kräfte nicht unter individualmedizinischen, sondern ausschließlich unter taktischen Gesichtspunkten einzusetzen. Zielsetzung der weiteren Vorgehensweise muss es sein, eine Ausweitung der Lage zu verhindern, die medizinische Lage festzustellen und dann möglicherweise vital gefährdete Patienten entweder zu retten oder zu stabilisieren.

➡ Befehlsgebung

Um das vorstehend beschriebene taktische Ziel möglichst kurzfristig zu erreichen, formuliert der einsatzführende RA folgende Einsatzbefehle:
„Besatzungen der zwei zusätzlichen RTW mit allen Feuerlöschern der Rettungsmittel und einem 2-m-HFG zwecks Brandbekämpfung zu den brennenden Fahrzeugen, umgehende Lagemeldung bei Erfolg oder Misserfolg an RA."

„Notärztin mit RA des ersten RTW grobe Sichtung der Patienten (Pre-Triage), um eine Rettungs- oder Versorgungsreihenfolge festlegen zu können, RA zusätzlich Registrierung der Patienten, soweit möglich."

Weitere Vorgehensweise

Der einsatzführende RA selbst setzt die Lageerkundung fort, da die weiteren Rettungsmittel erst in etwa zehn Minuten die Unfallstelle erreichen werden. Er versucht, über 2-m-HFG die anrückenden Kräfte zu erreichen, kann aber keine Verbindung herstellen. Über den RTW lässt er daher nachfragen, welche weiteren Kräfte alarmiert wurden und ob alle entgegen der Fahrtrichtung anrücken werden. Durch die Leitstelle über den RTW erreichen ihn folgende Informationen:

- Alarmiert wurden vier RTW, zwei Notärzte, ein Leitender Notarzt (LNA), der Organisatorische Leiter Rettungsdienst (OrgL), zwei Schnelleinsatzgruppen (SEG) und die zuständigen Feuerwehren.
- Alle Fahrzeuge befanden sich zum Zeitpunkt der letzten Lagemeldung noch nicht auf der Autobahn und werden daher entgegen der Fahrtrichtung auffahren können.
- Die umliegenden Krankenhäuser wurden vorinformiert.

Der einsatzführende RA hat jetzt die ersten brennenden Fahrzeuge erreicht, an denen bereits Löschversuche stattfinden.

➡ Brandbekämpfung

Die Rettungsassistenten der nachgerückten Rettungswagen haben insgesamt vier Feuerlöscher an die Einsatzstelle mitgenommen. Angekommen beim ersten Fahrzeug, dessen Motorraum brennt, teilen sich die Teams auf, um möglichst schnell auch bei den beiden anderen Fahrzeugen mit Löschversuchen zu beginnen. Am ersten Fahrzeug wird mit Sicht auf das Fahrzeug der Löscher bereits aktiviert. Bei dieser Vorgehensweise kann sich bis zum Erreichen des tatsächlichen Brandherdes genügend Druck im Feuerlöscher aufbauen. Der zweite Löscher wird noch nicht in Betrieb genommen, er stellt die Eingreifreserve da. Am Fahrzeug angekommen stellen die RA fest, dass im Motorraum, bei mäßiger Rauchentwicklung, Flammen zu sehen sind. Augenscheinlich brennen Kunststoffteile und Kabel des Fahrzeuges. Das Pulver wird jetzt gezielt auf den Brandherd abgegeben, in kürzester Zeit erstickt es die Flammen und teilt zugleich durch die hohe Auftreffwucht den Brandherd in viele kleine Glutstücke. Die sechs Kilogramm Pulvervorrat (Spritzdauer bei ununterbrochener Pulverabgabe etwa sechs bis acht Sekunden) werden nicht vollständig aufgebraucht. Im Fahrzeug befindet sich eine Person, die augenscheinlich bewusstlos und eingeklemmt ist. Dem Einsatzauftrag entsprechend begeben sich beide Rettungsassistenten jedoch nach dem Ablöschen des Feuers zum zweiten PKW-Brand, der deutlich größere Ausmaße zu haben scheint. Hier ist bereits das andere Team tätig, der Brand hat schon auf den Innenraum des Fahrzeuges übergegriffen. Der dritte PKW, mit zwei eingeklemmten Personen auf den Vordersitzen, brennt nur im Motorraum, steht aber so nah neben dem anderen brennenden Fahrzeug, dass eine Ausbreitung des Feuers nicht auszuschließen ist. Die RA setzen ihre Feuerlöscher gezielt zwischen den beiden Fahrzeugen ein und versuchen gemeinsam, den Brand im Innenraum zu löschen. Parallel löscht ein Ersthelfer mit einem Feuerlöscher das Feuer im Motorraum. Schließlich gelingt die Brandbekämpfung an beiden Fahrzeugen und eine auf dem Rücksitz liegende Person wird sichtbar. Diese hat schwerste

Verbrennungen im Gesicht und am ganzen Körper. Die beiden Teams sind mit dem Einsatzauftrag fertig und melden sich wieder beim führenden RA, der sich mittlerweile in Richtung Anschlussstelle Lohne begeben hat, um die nachfolgenden Rettungsmittel zu erwarten.

➡ Menschenrettung

Parallel zu vorstehend geschilderter Brandbekämpfung läuft die „Menschenrettung" ab. Schwerpunkt ist allerdings nicht die Versorgung der Patienten, sondern die Sichtung und Registrierung. Hier stellt sich dem Rettungsassistenten und der Notärztin die Situation an der Einsatzstelle folgendermaßen dar:

- Eine eingeklemmte Person zwischen PKW und Leitplanke, vermutlich Abdominaltrauma, höchste Rettungspriorität
- Insgesamt vier eingeklemmte Verletzte in den Fahrzeugen, die gebrannt haben, V.a. Rauchgasintoxikation, Verletzungen der unteren Extremitäten und teilweise schwere Verbrennungen
- Insgesamt sechs eingeklemmte Personen in zwei weiteren Fahrzeugen, davon zwei Personen verstorben, zwei Personen polytraumatisiert, zwei Personen leicht verletzt
- Auf der Fahrbahn liegen und stehen noch acht leicht bis mittelschwer verletzte Personen mit unterschiedlichsten Verletzungsmustern.

19 verletzte Personen, zum großen Teil schwer verletzt und eingeklemmt

An der Einsatzstelle befinden sich dem Ergebnis der „medizinischen Erkundung" zufolge somit 19 verletzte Personen mit unterschiedlichen Verletzungsmustern. Sobald technisches Gerät der Feuerwehr eingetroffen ist, muss mit der Rettung des Verletzten zwischen Leitplanke und Fahrzeug begonnen werden. Anschließend hat dieser Transportpriorität. Die medizinische Lage meldet der RA über 2-m-HFG an den einsatzführenden Rettungsassistenten, der erneut eine Lagemeldung an die Leitstelle formuliert. Der primär eingetroffene RTW hat hierzu immer noch die Funktion eines Einsatzleitwagens.

„Erneute Lage von BAB, unbekannte Anzahl beteiligter Fahrzeuge, kein Fahrzeug brennt mehr, Feuer aus, 19 schwer Verletzte und teilweise in verschiedenen Fahrzeugen eingeklemmte Personen, Kräfte werden erwartet, Weiteres folgt."

Die zu diesem Zeitpunkt nahezu vollständig bekannte Lage erfordert eine erneute Einteilung der Einsatzkräfte. Der führende RA vergibt folgende Einsatzaufträge:

„Team 1 der beiden zusätzlich alarmierten RTW, gemeinsam mit dem nächsten eintreffenden NEF: Versorgung des Patienten an der Leitplanke, Unterstützung bei der technischen Rettung, anschließend Übergabe des Patienten an einen RTW, sofortiger Transport."

„Team 2 der beiden zusätzlich alarmierten RTW: Versorgung der zugänglichen Patienten in der Reihenfolge des Sichtungsergebnisses der Notärztin (LNA!), dazu Abstimmung mit der Notärztin."

„Notärztin und RA des ersten RTW verbleiben zur Unterstützung beim einsatzführenden Rettungsassistenten des NEF."

➡ Weiterer Einsatzverlauf

Nachfolgende Einsatzkräfte melden sich bei der Einsatzleitung. Vergabe der Aufträge ausschließlich durch Leitung.

Nahezu zeitgleich mit Vergabe der neuen Einsatzaufträge treffen weitere Rettungsmittel und erste Fahrzeuge der Feuerwehr ein. Aufgrund der geplanten Raumordnung fährt die Feuerwehr bis zur Unfallstelle, Fahrzeuge des Rettungsdienstes verbleiben zunächst direkt in Höhe der Auffahrt, dabei kommt es fast von selbst zu einer Entwirrung der Einsatzfahrzeuge. Da derartige Details schlecht über Funk kommuniziert werden können, übernimmt der RA des ersten RTW die Einweisung der Einsatzfahrzeuge. Der Einsatzleiter der Feuerwehr meldet sich beim führenden Rettungsassistenten, der durch seine gelbe Weste gut sichtbar gekennzeichnet ist. Nach kurzer Einweisung in die Lage und Abstimmung über die weitere Vorgehensweise setzt dieser seine Kräfte zur technischen Rettung und zum Aufbau des Brandschutzes bzw. zum Nachlöschen der Fahrzeuge ein. Auch die Fahrzeugführer der Rettungswagen sowie die nachgeforderten Notärzte melden sich beim einsatzführenden RA und bekommen genaue Einsatzaufträge.

Nach etwa 20 Minuten treffen LNA und OrgL an der Einsatzstelle ein, etwa zur selben Zeit wie die erste Schnelleinsatzgruppe. Nach der üblichen Einweisung in die Lage und kurzer Abstimmung mit dem RA übernehmen diese die „Einsatzleitung Rettungsdienst". Da auch mittlerweile ein Einsatzleitwagen der Größe 2 (ELW 2) an der Einsatzstelle eingetroffen ist, wird in diesem die erste Lagebesprechung gemeinsam mit der Polizei abgehalten. Hier wird vor allem eine verbindliche Raumordnung (Behandlungsraum, Bereitstellungsraum) festgelegt. Gemeinsam mit der Feuerwehr wird die Einsatzstelle in drei Einsatzabschnitte geteilt und über die Leitstelle eine aktuelle Abfrage zur Aufnahmesituation in den Kliniken angefordert. Die gesamte Einsatzbesprechung dauert etwa zehn Minuten, anschließend beginnt die strukturierte Abwicklung der Lage. Die eintreffenden Schnelleinsatzgruppen richten einen Behandlungsplatz ein, zu dem die durch die Feuerwehr geretteten Personen gebracht werden. Hier erfolgen die Eingangssichtung und Behandlung der Patienten. Anschließend werden die Patienten ihren Verletzungsmustern folgend in geeignete Krankenhäuser transportiert.

Einteilung der Einsatzstelle in drei Einsatzabschnitte → strukturierte Abarbeitung der Lage

Kommentar

Vielfach wird die Einsatzlage „Massenanfall von Verletzten" immer noch als tagtäglich mögliche Situation, mit der das Rettungsfachpersonal konfrontiert werden kann, konsequent ignoriert. Gekennzeichnet ist die Lage durch ein Missverhältnis zwischen vorhandenem und erforderlichem Hilfeleistungspotenzial. Alleine aus dieser Formulierung ist abzuleiten, dass natürlich die rettungsdienstlichen Strukturen im Versorgungsgebiet entscheidend dafür sind, wann eine solche Lage eintritt. Unumstößliche Tatsache ist jedoch, dass gerade das Verhalten der ersteintreffenden Kräfte den gesamten Einsatzerfolg bestimmt.

Entscheidend für den Erfolg eines solchen Einsatzes ist das Verhalten der ersteintreffenden Kräfte.

Im vorstehenden Fall hat der Faktor Wetter als eine unveränderbare Größe des Führungsvorgangs maßgeblichen Einfluss auf die Vorgehensweise der Rettungskräfte. Aber selbst unter widrigsten Bedingungen haben Erkundung und Beurteilung der gesamten Lage Vorrang vor allen anderen Tätigkeiten und Entscheidungen. Sicherlich sind einige der geschilderten Abläufe diskussionswürdig. Sollte die Nachalarmierung noch vor Erkundung der gesamten Lage erfolgen? Natürlich ist diese Frage zu verneinen, jedoch ist die Lage im beschriebenen Fall in ihrer Gesamtheit nicht einschätzbar und es würde wertvolle Zeit durch eine in Hinblick auf den Zeitbedarf nicht einschätzbare Erkundung verloren gehen. Dazu kommt, dass die Einsatzmeldung deutlich von der Lage vor Ort abweicht und die Leitstelle dringend weitere Informationen benötigt, um dynamisch die Kräfte vor Ort unterstützen zu können. Ist es verantwortbar, Einsatzkräfte gegen die Fahrtrichtung auf die Autobahn fahren zu lassen? Grundsätzlich natürlich nicht, es müssen dazu zwei Bedingungen erfüllt sein: Die Fahrbahn muss durch den Unfall vollständig blockiert und die Entfernung bis zur Ausfahrt überschaubar sein. Es bietet sich an, hier beispielsweise das 500-m-Schild als markanten Punkt zu definieren. Ansonsten ist immer zunächst die Freigabe der Fahrbahn durch die Autobahnpolizei abzuwarten. Erst eine klare Raumordnung an der Einsatzstelle bringt die gewünschte Übersichtlichkeit der Lage und unterstützt auch in der Transportphase die An- und Abfahrt der Rettungsmittel. Warum wird die verletzte Person an der Leitplanke nicht sofort versorgt, sie ist augenscheinlich schwer verletzt und vital gefährdet? Zu diesem Zeitpunkt der Lage ist nicht bekannt, wie viele Verletzte überhaupt an der Unfallstelle sind und wie schwer diese verletzt sind. Die Entscheidung zur Rettung und/oder Versorgung kann erst nach vollständiger Erkundung und Sichtung erfolgen. Genau in diesem Punkt unterscheiden sich Individualmedizin und Massenmedizin voneinander. Dennoch wird diese Vorgehensweise mehr Menschen das Überleben sichern als die vorschnelle Versorgung eines Verletzten, dessen Lage und Verletzungsmuster sich den Rettungskräften primär imponierend darstellen. Das übergeordnete taktische Ziel wird aber immer die möglichst zügige Rückkehr zu individualmedizinischen Versorgungsgrundsätzen sein. Kommt der Lagemeldung denn wirklich eine solche Bedeutung zu, dass diese so häufig erfolgen muss? Die Rück- oder Lagemeldung ist das Mittel der Wahl für den Einsatzleiter. Nur über die engmaschige Weitergabe von Lagemeldungen an die Leitstelle kann er von dort die notwendige Unterstützung, vor allem in der Alarmierung und Heranführung der Einsatzkräfte, erwarten. Lagemeldungen müssen kurz und strukturiert formuliert werden, die Menge der Informationen ist auf das Wesentliche zu begrenzen. Im vorstehenden Fallbeispiel wird deutlich, dass der Vorgehensweise der ersteintreffenden Einsatzkräfte große Bedeutung im Rahmen der Gesamteinsatzabwicklung zukommt. Systeme zur Führung derartiger Lagen, wie z.B. ein Leitender Notarzt oder der Organisatorische Leiter Rettungsdienst, kommen in aller Regel zu spät an die Einsatzstelle, um noch grundsätzliche Strukturen etablieren zu können. Leider hat sich das Selbstverständnis der Feuerwehren, dass ein Einsatzleiter sofort am Einsatzort sein muss, im Rettungsdienst bisher noch nicht etablieren können.

9.5 Wohnungsbrand

Einsatzmeldung/Anfahrt

Um 15.28 Uhr an einem kalten Tag im Dezember, die Temperatur beträgt 5 °C mit leichtem Nordwest-Wind, wird der RTW 22-41 zu einem Feuerwehreinsatz alarmiert. Das Einsatzstichwort lautet „Alarm Wohnungsbrand, Obere Hauptstraße 2, Absicherung Feuerwehr, keine verletzten Personen". Der Rettungswagen ist mit einem Rettungsassistenten, der zugleich in der örtlichen freiwilligen Feuerwehr tätig ist, und einem Rettungssanitäter mit langjähriger Einsatzerfahrung im Rettungsdienst, der sich zurzeit in der Ausbildung zum RA befindet, besetzt. Die Anfahrt zur etwa acht Kilometer entfernten Einsatzstelle gestaltet sich aufgrund des einsetzenden Feierabendverkehrs etwas viskös und dauert daher länger als üblich. Da sich Feuerwehr und Rettungsdienst auf demselben Funkkanal befinden, hört die anrückende RTW-Besatzung schon auf der Anfahrt eine erste Lagemeldung des Einsatzleiters der Feuerwehr, der augenscheinlich bereits mit einem Löschgruppenfahrzeug an der Einsatzstelle eingetroffen ist: **„Brennende Wohnung im zweiten Obergeschoss, unklare Lage, Rauchentwicklung unter Dachhaut, weitere Kräfte anrücken."**

Aufgrund dieser ersten Lagemeldung alarmiert die Leitstelle weitere Einsatzkräfte der freiwilligen Feuerwehr. Da von betroffenen Personen keine Rede ist, werden keine Rettungsmittel zusätzlich alarmiert. Zu diesem Zeitpunkt trifft auch der RTW an der Einsatzstelle ein.

Alarmierung RTW zum Wohnungsbrand → Absicherung der Einsatzkräfte

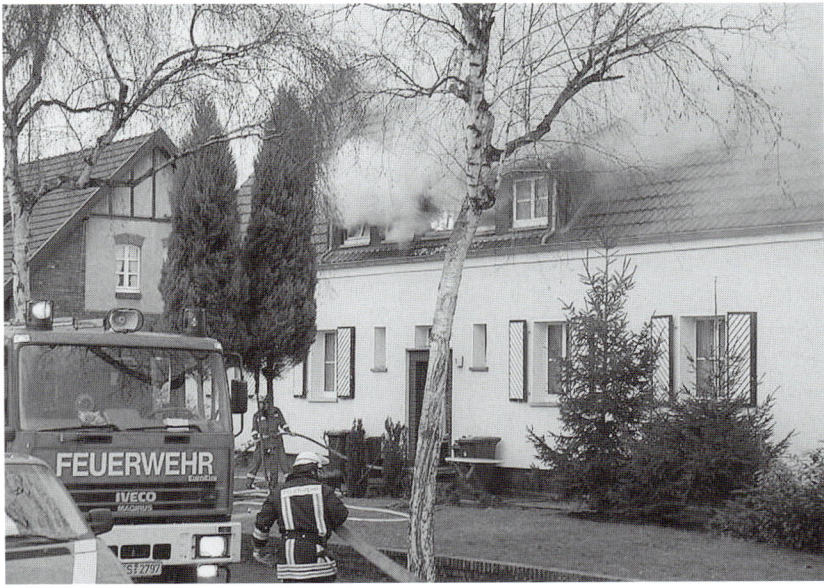

Abb. 9.5: Wohnungsbrand

Situation an der Einsatzstelle

Der Einsatzführer des RTW bestimmt einen Halteplatz, etwa 30 Meter von der eigentlichen Einsatzstelle entfernt, möglichst außerhalb des Verkehrsweges. So können auch nachrückende Feuerwehrfahrzeuge die Einsatzstelle ungehindert erreichen. Ein weiterer taktischer Vorteil liegt darin, dass der RTW nicht zugestellt wird und so ungehindert die Einsatzstelle auch wieder verlassen kann. Ausgerüstet mit einem Feuerwehrhelm und einem Handfunkgerät im 2-m-Band begibt sich der Fahrzeugführer zur Einsatzstelle, um den Einsatzleiter der Feuerwehr zu suchen. Der Rettungssanitäter verbleibt im Fahrzeug und stellt so die Verbindung zur Leitstelle sicher. Auf dem Weg nach vorne nimmt der RA dichte Rauchentwicklung aus mehreren Fenstern einer Wohnung im zweiten Obergeschoss eines Einfamilienhauses wahr. Außerdem ist leichte Rauchentwicklung unter der Bedachung erkennbar. Direkt vor dem Haus hat der Einsatz der Feuerwehr bereits begonnen. Der Rettungsassistent meldet sich beim Einsatzleiter der Feuerwehr um zu klären, inwieweit rettungsdienstliche Einsatztätigkeit erforderlich ist. Nahezu zeitgleich bremst auf der anderen Straßenseite ein PKW, aus dem eine augenscheinlich sehr aufgeregte junge Frau springt und wild gestikulierend auf den Einsatzleiter der Feuerwehr zustürzt. Sie kann nur mit Mühe davon abgehalten werden, in das Haus zu laufen, und schreit ununterbrochen, dass ihre drei Kinder noch im Haus sind. Die Frau ist aber unsicher und räumt ein, dass die Kinder ebenso gut noch bei einer Nachbarin zwei Querstraßen weiter spielen könnten.

Neue Situation: Vermutlich drei Kinder noch im Haus.

Erste Einsatzmaßnahmen

Aufgrund der Aussagen der Frau verändert sich auf dramatische Art die Lage deutlich. Aus einem Wohnungsbrand wird jetzt ein „Feuer mit Menschenleben in Gefahr", wenn dies auch noch nicht definitiv feststeht. Die Lageveränderung erfordert einen sofortigen erneuten Durchlauf des Führungsvorgangs.

➡ ### Lagefeststellung: Erkundung/Kontrolle

Der Rettungswagen wird zum Schutz der Feuerwehreinsatzkräfte zu einem gemeldeten Wohnungsbrand gerufen. Dies entspricht der örtlichen Alarm- und Ausrückeordnung. Zu diesem Wohnungsbrand werden ebenfalls Kräfte der freiwilligen Feuerwehr entsprechend den Vorgaben der Alarm- und Ausrückeordnung zum Stichwort „Wohnungsbrand" alarmiert. Bereits die ersten Feuerwehrkräfte erkennen, dass es sich augenscheinlich zwar um einen Wohnungsbrand handelt, dieser aber bereits einen solchen Umfang hat, dass schon unter der Dachhaut Rauch austritt. Daraufhin werden entsprechende Feuerwehrkräfte nachalarmiert. Dann tritt eine weitere Lageänderung ein, hervorgerufen durch eine Bewohnerin des Hauses, die sich zum Zeitpunkt der Entstehung des Brandes nicht im Haus befand. Diese informiert die Einsatzkräfte sehr emotional darüber, dass noch drei Kinder im Haus sein könnten. Die Mittel des Rettungsdienstes reichen nicht aus, um bei dieser Lage eine effiziente Patientenversorgung durchführen zu können. Da der Rettungswagen ca. 30 Meter von der Einsatzstelle entfernt aufgestellt wurde, sind die Gefahren der Einsatzstelle durch Brandausbreitung und Rauchentwicklung für den Rettungsdienst nicht von Bedeutung. Problematisch wird die Versorgungslage, wenn die vermissten Kinder vor Eintreffen weiterer Rettungsmittel durch die Feuerwehr aus dem Haus gerettet werden. Handelt es sich tatsächlich um drei Personen, reicht der Versorgungsraum definitiv nicht aus, und es besteht für die Patienten neben möglichen Verletzungen durch den Wohnungsbrand noch die Gefahr der Unterkühlung. Dazu kommt, dass auch die personellen Ressourcen zur Versorgung von drei Patienten nicht ausreichend sind. Ebenso lässt das im RTW mitgeführte Material nicht die adäquate Versorgung von drei unter Umständen vital gefährdeten Kindern gleichzeitig zu.

➡ ### Planung: Beurteilung/Entschluss

Das zu beherrschende Risiko geht also nicht von der Einsatzstelle, sondern vom Faktor Zeit aus, der im Moment durch den Einsatzführer des RTW nicht exakt zu beurteilen ist. Als erste Maßnahme formuliert der Rettungsassistent des RTW, nach kurzer Abstimmung mit dem Einsatzleiter der Feuerwehr, sofort eine Lagemeldung mit Schwerpunkt „Rettungsdienst" an die Leitstelle:

„Wohnungsbrand mit Menschenleben in Gefahr, zurzeit drei vermisste Kinder in Wohnung, zwei weitere Rettungswagen, zwei Notärzte, Leitender Notarzt und Organisatorischer Leiter Rettungsdienst zur Einsatzstelle, Weiteres folgt."

Aufgrund der Verkehrsdichte werden die nächsten RTW in ca. zehn bzw. zwölf Minuten, das erste NEF in ca. zwölf Minuten, das zweite NEF nach 15 Minuten, LNA und OrgL zeitgleich in 20 Minuten eintreffen. Da der mögliche Zeitpunkt der Rettung der Personen völlig unklar ist und auch der Einsatzleiter der Feuerwehr noch keine weiteren Erkenntnisse zur Lage hat, legt er mit dem Rettungsassistenten zunächst nur einen Punkt für die Übergabe der Personen an den Rettungsdienst neben der Eingangstür fest, wenn diese durch die Atemschutztrupps aus dem Haus gerettet werden.

Nachforderung weiterer rettungsdienstlicher Einsatzkräfte aufgrund der veränderten Lage.

➡ Befehlsgebung

Der Einsatzleiter der Feuerwehr lässt auf Vorschlag des Rettungsassistenten vorsorglich aus den Feuerwehrfahrzeugen drei Klapptragen mit Wolldecken neben der Haustür, außerhalb des Gefahrenbereiches, in Stellung bringen. Weiter werden zwei auf den beiden Löschfahrzeugen mitgeführte Notfallkoffer dorthin gestellt. Der Rettungsassistent beordert den noch am Funk verbliebenen Rettungssanitäter mit dem eigenen Notfallkoffer, dem Kindernotfallkoffer des Rettungswagens und der Fahrtrage zum Einsatzort. Die Funkverbindung zur Leitstelle übernimmt der Maschinist des ersten Löschfahrzeuges am Pumpenstand. Drei in „erweiterter erster Hilfe" ausgebildete Feuerwehrmänner sollen die Rettungswagenbesatzung unterstützen, wenn die vermissten Kinder vor dem Eintreffen weiterer Rettungsmittel aus dem Haus gerettet und vom Rettungsdienst übernommen werden.

Bis zum Eintreffen weiterer Rettungsassistenten und Notärzte Unterstützung durch Feuerwehrmänner.

Weitere Vorgehensweise

Nach Abschluss der Vorbereitungen vergehen noch etwa drei Minuten, dann kommt von einem der vorgehenden Atemschutztrupps die Rückmeldung, dass zwei Kinder in einem Zimmer gefunden wurden und jetzt mit Unterstützung eines weiteren Trupps nach draußen gerettet werden. Der Einsatzleiter der Feuerwehr informiert umgehend den RA über die Rückmeldung aus dem Haus. Der erste nachgeforderte RTW wird in etwa drei bis vier Minuten die Einsatzstelle erreichen. Zeitgleich mit dieser Überlegung erscheinen zwei Atemschutzträger mit zwei Kleinkindern auf dem Arm in der Tür. Die Kinder werden von den wartenden Einsatzkräften übernommen und auf zwei Klapptragen gelagert. Durch den RA erfolgt eine erste, orientierende Untersuchung. Beide Kinder sind zwar rußgeschwärzt, haben aber augenscheinlich keine Verbrennungen. Jedoch reagieren sie nicht auf Schmerzreize, es ist kein Puls tastbar, ebenso haben beide Kinder einen Atemstillstand. Die Kinder sind ca. vier und sieben Jahre alt.

Vier und sieben Jahre alte Kinder → reanimationspflichtig

Die Mutter muss von mehreren Einsatzkräften zurückgehalten werden. Der Rettungsassistent entscheidet sich dafür, bei beiden Kinder gleichzeitig mit den Basismaßnahmen der Reanimation zu beginnen, obwohl nur ein Kinderbeatmungsbeutel aus dem RTW zur Verfügung steht. Hierbei unterstützt an jeweils einem Patienten ein Feuerwehrmann die Rettungsdienstkräfte. Kurz nach Beginn der Reanimationsmaßnahmen trifft der nächste Rettungswagen an der Einsatzstelle ein und gleichzeitig meldet der Atemschutztrupp, dass ein weiteres Kind gefunden wurde und gerettet wird.

Drittes Kind, ebenfalls reanimationspflichtig

➡ Führungsstrukturen

Der ersteingetroffene Rettungsassistent erkennt folgerichtig, dass es einer klaren Führungsstruktur bedarf, um in dieser unübersichtlichen Lage möglichst effektiv alle Patienten versorgen zu können, und zieht sich aus der Patientenversorgung zurück. Zwar wird sich in wenigen Minuten das Missverhältnis zwischen notwendiger und tatsächlicher Hilfeleistung mit dem Eintreffen weiterer Rettungskräfte auflösen, jedoch müssen die Patienten jetzt sinnvoll auf die verfügbaren Kräfte verteilt werden. Bis zum Eintreffen des LNA und des OrgL übernimmt er daher die rettungsdienstliche Einsatzleitung, selbstverständlich in enger Abstimmung mit dem Einsatzleiter der Feuerwehr.

➡ Organisationsstrukturen

Medizinische Versorgung aller Kinder nunmehr durch NA und RA. Rettungskräfte ausreichend.

Der Fahrzeugführer des nächsten Rettungswagens meldet sich beim Einsatzleiter der Feuerwehr und wird an den einsatzführenden RA weitergeleitet. Hier erhält er den Einsatzauftrag, das kleinste Kind in den RTW zu verbringen und dort mit Unterstützung eines Feuerwehrmannes die Reanimation fortzuführen. Das nächste Kind wird in den ersten RTW transportiert und auch dort werden die begonnenen Reanimationsmaßnahmen weitergeführt. Das dritte gerettete Kind, ca. zehn Jahre alt, muss zunächst auf einer Klapptrage gelagert werden. Das Kind hat ebenfalls einen Atem- und Kreislaufstillstand, mit der Reanimation wird sofort begonnen. Hier unterstützt auch ein Feuerwehrmann den RA des nachgerückten RTW. Wenn der dritte RTW eingetroffen ist, soll das Kind umgehend in diesen verbracht werden. Der dritte RTW trifft zeitgleich mit dem ersten NEF ein, übernimmt das Kind und führt im Fahrzeug die Reanimation fort. Der Notarzt sichtet in jedem RTW den Patienten und teilt sich anschließend mit dem zweiten Notarzt die Versorgung der Kinder. Nach Eintreffen des Leitenden Notarztes, der in dieser Lage zugleich als dritter Notarzt tätig wird, und des Organisatorischen Leiters Rettungsdienst wird jedes Kind durch ein komplettes Rettungsdienstteam maximal medizinisch versorgt. Der ersteintreffende RA wird wieder in die Versorgung integriert und der OrgL übernimmt die rettungsdienstliche Einsatzleitung. Nachdem er sich einen ersten Überblick verschafft hat, formuliert er umgehend eine erneute rettungsdienstliche Lagemeldung an die Leitstelle:

„Drei Kinder werden nach Rettung durch die Feuerwehr in RTW versorgt, zur Absicherung der Feuerwehr weiterer RTW anrücken, KIT zur Einsatzstelle."

➡ Weiterer Einsatzverlauf

KIT für die Mutter trifft ein und kümmert sich ungestört um sie.

Der Organisatorische Leiter Rettungsdienst lässt über die Leitstelle in den beiden örtlichen Krankenhäusern nachfragen, ob dort die weitere Behandlung der Kinder unter Umständen sichergestellt werden kann. Er fragt nach, ob bei Bedarf ein zusätzlicher Notarzt gestellt werden kann, was die Leitstelle aufgrund der Gesamtlage im Versorgungsgebiet aber verneint. Während die Versorgung der Kinder in den Rettungswagen noch läuft, sucht der OrgL den Einsatzleiter der Feuerwehr und klärt ab, ob noch Patienten zu erwarten sind. Es befinden sich aber keine Personen mehr im Gebäude, der Brand ist weitestgehend unter Kontrolle. Etwa zeitgleich treffen die ersten beiden Mitglieder des Kriseninterventionsteams an der Einsatzstelle ein. Der OrgL bringt die beiden zum Einsatzleitwagen der Feuerwehr, in dem die Mutter der Kinder noch sitzt. Dort, im Besprechungsraum des ELW 2, sind alle ungestört. Ein Mitarbeiter des KIT spricht mit der Mutter, der zweite Mitarbeiter geht gemeinsam mit dem Organisatorischen Leiter Rettungsdienst zu den RTWs und macht sich selbst ein Bild vom Stand der Notfallversorgung.

In zwei von drei Rettungswagen sind die Teams noch mit der Reanimation beschäftigt, im dritten RTW wurden alle Bemühungen schon eingestellt, das Kind ist verstorben. Die Feuerwehr hat mittlerweile den Löschangriff beendet und beginnt mit den Sicherungsmaßnahmen. Die Kriminalpolizei und der Brandsachverständige warten schon auf die Freigabe der Einsatzstelle, und um keine Spuren unnötig zu zerstören, wird von weiteren Aufräumungsarbeiten in den Brandräumen abgesehen. Der OrgL erkundigt sich nochmals in den Rettungswagen nach dem Stand der Dinge und erfährt vom Leitenden Notarzt, dass auch das zweite Kind verstorben ist, während beim dritten Kind noch eine Chance gesehen wird. Mit einem Minimalkreislauf und unter Beatmung wird das dritte Kind in die örtliche Kinderklinik transportiert. Die Klinik wird direkt vom RTW aus vorinformiert. Der Organisatorische Leiter Rettungsdienst gibt eine Lagemeldung, um die Leitstelle immer auf dem aktuellen Informationsstand zu halten:

„Drei Kinder in RTW versorgt, zwei Kinder noch an Einsatzstelle verstorben, ein drittes Kind wird mit RTW der Kinderklinik zugeführt, ein weiterer RTW verbleibt einsatzbereit zur Absicherung der Feuerwehr an der Einsatzstelle, Einsatzzeit noch unklar, Bestattungsunternehmen ist zu verständigen."

Trotz Abschluss der medizinischen Maßnahmen verbleiben Leitender Notarzt und Organisatorischer Leiter noch an der Einsatzstelle. Die Mitarbeiter des KIT sitzen mittlerweile beide mit der Mutter und dem zwischenzeitlich dazugekommenen Vater im Einsatzleitwagen.

Kommentar

Der Rettungswagen wird zur Absicherung der Einsatzkräfte zu einem Wohnungsbrand alarmiert. Das Einsatzstichwort der Leitstelle zeigt, dass Personen augenscheinlich nicht verletzt wurden. Bei gemeinsamen Einsätzen mit der Feuerwehr kommt vor allem der Aufstellung des Rettungsmittels an der Einsatzstelle große Bedeutung zu. Grundsätzlich „fahren" Feuerwehr und Rettungsdienst zwei völlig unterschiedliche Einsatzformen. Der Feuerwehreinsatz verläuft statisch, die Fahrzeuge verlassen die Einsatzstelle erst nach Einsatzende. Der Rettungsdiensteinsatz dagegen ist dynamisch. Die Rettungsmittel verlassen, meist mit einem Patienten im Fahrzeug, die Einsatzstelle oftmals noch während des laufenden Feuerwehreinsatzes. Stehen die Rettungsmittel jetzt direkt in der Einsatzstelle, besteht oft keine Möglichkeit mehr, die Einsatzstelle ohne große Rangierarbeit zügig zu verlassen. Daher gilt grundsätzlich: Rettungswagen und/oder Notarzteinsatzfahrzeuge mit ausreichend großem Abstand zur eigentlichen Einsatzstelle abstellen, möglichst dicht am Straßenrand, um den größeren Fahrzeugen der Feuerwehr den Fahrweg nicht zu verstellen. Die erste Maßnahme sollte dann immer sein, den Einsatzleiter der Feuerwehr zu suchen. Dieser ist meist an mehreren kleinen oder einem roten, umlaufenden Streifen am Helm zu erkennen. Dort muss das Eintreffen des Rettungsmittels gemeldet und die weitere Vorgehensweise abgestimmt werden. Auch bei gemeinsamen Einsätzen mit der Feuerwehr muss die Leitstelle über die rettungsdienstliche Lage jederzeit informiert sein. Inhalte und Zeitpunkt der Lagemeldungen sollten ebenfalls mit dem Einsatzleiter der Feuerwehr abgestimmt sein, soweit dies möglich ist. Der Einsatz des Leitenden Notarztes und des Organisatorischen Leiter Rettungsdienst muss nicht unbedingt an Verletztenzahlen geknüpft werden. Auch bei unübersichtlichen Lagen oder bei Lagen, die einen hohen Abstimmungsbedarf und die gleichzeitige Patientenversorgung notwendig machen, kann dieser mit- oder nachalarmiert werden. Ebenso wichtig wie die medizinische Versorgung ist die seelische Betreuung Betroffener an der Einsatzstelle. Vielerorts haben sich Kriseninterventionsteams etabliert, in anderen Städten gibt es Notfallseelsorger. Auf jeden Fall ist an die frühzeitige Alarmierung zu denken. Nicht betreute Angehörige, wie im Fallbeispiel die Mutter, können die notfallmedizinische Versorgung behindern und zu einer zusätzlichen Belastung der Einsatzkräfte beitragen. Notfallmedizin bedeutet oftmals auch, aus wenigen suboptimalen Lösungen die beste herauszufiltern, wie in diesem Fall der Einsatz von Klapptragen, Wolldecken und Notfallkoffern der Feuerwehr – bei der Wetterlage keine optimale Lösung, aber zumindest eine, mit deren Hilfe die fehlenden Versorgungsräume kurzfristig kompensiert werden konnten. Das Fallbeispiel zeigt

Eine erweiterte Ausbildung örtlicher Feuerwehrmänner in Maßnahmen der ersten Hilfe ist häufig sinnvoll. Gegenseitige Unterstützung im Einsatz ist von enormer Wichtigkeit.

auch, dass eine erweiterte Erste-Hilfe-Ausbildung für Kräfte der Feuerwehr durchaus sinnvoll sein kann, ebenso wie die enge Kooperation mit dem örtlichen Rettungsdienst, um sich in derartigen Lagen gegenseitig kompetent unterstützen zu können.

Die nicht erfolgreich reanimierten und an der Einsatzstelle verstorbenen Kinder wurden im RTW belassen und später vom Bestattungsunternehmer übernommen. Diese Vorgehensweise kann sicher zu kritischen Diskussionen anregen – wäre es nicht vielleicht besser gewesen, die Kinder unter Reanimationsbedingungen in die Klinik zu bringen? Ein klares Votum für oder gegen die eine oder die andere Lösung wird es nicht geben. Das dritte Kind verstarb wenige Stunden später im Krankenhaus. Die Brandursache konnte nie ermittelt werden.

10 Recht/Organisation

10.1 Pflichtverletzung durch Überschreiten der Höchstgeschwindigkeit

Situation

Daniel Schnell ist Rettungsassistent und unterwegs auf der A7. Sein Beifahrer Klaus Heil ist Rettungssanitäter und achtet auf den Verkehrsfunk. Schnell und Heil verlegen einen beatmeten Patienten, der von einem Notarzt betreut wird. Sonderrechte wurden nicht erteilt, der Zustand des Patienten ist stabil. Das zulässige Gesamtgewicht beträgt 3,8 Tonnen.

Nach Übergabe des Patienten vermerkt der Notarzt auf dem Transportschein unter Besonderheiten des Transports, dass der Krankentransportwagen mit bis zu 120 km/h bewegt worden ist.

Reaktion

Der Wachenleiter Ernst ist Arbeitgeber von Schnell. Er bekommt die Durchschrift des Transportscheins und bittet Schnell zum Gespräch.

Verlegung, keine Sonderrechte, Transport auf Autobahn, KTW: 3,8 Tonnen, V_{max}: 120 km/h

➡ **Was hat Schnell falsch gemacht?**

Fahrzeuge mit einem zulässigen Gesamtgewicht von mehr als 3,5 Tonnen, die **keine Personenkraftwagen** sind, dürfen auf Autobahnen nicht mehr als 80 km/h fahren. Dies schreibt die Straßenverkehrsordnung vor (§ 18 Abs. 5 Satz 2 Nr. 1 StVO). Für die Einstufung der Fahrzeuge gibt es klare Regeln, die durch die Rechtsprechung entwickelt wurden. Es ist **nicht** entscheidend, was in den Fahrzeugpapieren steht! Gerade Transporter haben oft „PKW geschlossen", „entspricht Kombilimousine" eingetragen. Im Rettungsdienst werden die Fahrzeuge regelmäßig als „Sonder-Kfz" eingetragen. Es ist ungewöhnlich und eine **Ausnahme,** wenn ein Kraftfahrzeug mit einem zulässigen Gesamtgewicht über 3,5 Tonnen als Personenkraftwagen eingestuft wird!

Da die Einstufung entsprechend dem Fahrzeugschein nicht bindend ist, wird nach besonderen Kriterien entschieden, ob es sich um einen Personenkraftwagen oder um ein anderes Fahrzeug handelt. Fahrzeuge mit einem zulässigen Gesamtgewicht von mehr als 3,5 Tonnen werden nach folgenden Kriterien beurteilt:

- Bauart
- Ausstattung
- Konkrete Nutzung.

Diese Kriterien müssen stets auf einen Personenkraftwagen schließen lassen. Ein verblechter Laderaum und eine Krankentrage gehören nicht zur Ausstattung eines Personenkraftwagens. Hier wird man stets die PKW-Eigenschaft verneinen!

Hintergrund dieser Regelung ist, dass die Gefahr für die anderen Verkehrsteilnehmer mit der zunehmenden Masse der Fahrzeuge steigt. Nur Personenkraftwagen (gedacht ist hier an eine gepanzerte Oberklasse und an Geländefahrzeuge) haben

Fahrzeuge über 3,5 Tonnen sind nur mit max. 80 km/h zu bewegen.

211

die technische Ausstattung, um auch bei einem Gewicht von mehr als 3,5 Tonnen sicher Hochgeschwindigkeitsfahrten durchzuführen. Vor Fahrtantritt ist der Blick in die Fahrzeugpapiere unabdingbar! Eine ggf. vorliegende Auflastung (Erhöhung des zulässigen Gesamtgewichts) lässt sich von außen nicht erkennen. Liegt das Gesamtgewicht über 3,5 Tonnen, ist schon bei 80 km/h Schluss.

Schnell durfte daher mit seinem KTW nicht mehr als 80 km/h auf der Bundesautobahn fahren.

Normalerweise hat jede Wache bzw. jedes Krankentransportunternehmen eine interne Regelung, wie mit falschem Parken und mit geringen Geschwindigkeitsüberschreitungen umgegangen wird. Manchmal sind diese kleinen Ordnungswidrigkeiten nicht zu vermeiden und auch gerechtfertigt. Im Allgemeinen geht von diesen kleinen Überschreitungen keine Gefahr für Mitfahrer oder Patienten aus. Hier ist dies anders.

➡ **Schnell ist in keine Radarkontrolle geraten. Warum ist Ernst dennoch so ärgerlich?**

Wohl und Wehe des Patienten wurden dem Krankentransportunternehmer Ernst für die Dauer des Transports überantwortet. Ernst hat Schutzpflichten gegenüber dem Patienten übernommen. Er haftet für alles, was dem Patienten während der Fahrt passiert.

Schnell ist bei Ernst angestellt. Ein Arbeitsvertrag beinhaltet Haupt- und Nebenpflichten. Die Hauptpflicht für Schnell ist, zur vereinbarten Zeit für Aufgaben zur Verfügung zu stehen. Ernst muss den vereinbarten Lohn dafür zahlen. Eine der vielen Nebenpflichten ist es, die Interessen des Arbeitgebers zu wahren. Ernst hat Schutzpflichten gegenüber dem Patienten übernommen. Daraus folgt für Schnell, dass er diese Schutzpflichten nicht durch eigenes Tun oder Unterlassen beeinträchtigen darf.

Es wird hier zwischen der abstrakten und der konkreten Gefährdung unterschieden. Konkret wird die Gefährdung dann, wenn es eine Einwirkung auf den Patienten gibt, eine Schädigung im Ergebnis aber nicht eintritt. Die Möglichkeit einer konkreten Gefahr wird als abstrakte Gefährdung bezeichnet.

Eine abstrakte Gefährdung, die in einer erheblichen Geschwindigkeitsüberschreitung angelegt ist, stellt eine Vertragspflichtverletzung dar. Die Überschreitung der fahrzeugbedingten zulässigen Höchstgeschwindigkeit ist geeignet, die Schutzinteressen des Arbeitgebers Ernst zu beeinträchtigen. Schnell hat deshalb schuldhaft gegen die Pflichten aus dem Arbeitsvertrag verstoßen.

Eine erhebliche Geschwindigkeitsüberschreitung ist eine abstrakte Gefährdung des Patienten und damit eine Verletzung des Arbeitsvertrages.

➡ **Was wird Ernst aufgrund der Pflichtverletzung tun?**

Der Arbeitgeber hat bei einer Pflichtverletzung zwei Sanktionsmöglichkeiten. Die Abmahnung und die verhaltensbedingte Kündigung.

- Eine **Abmahnung** soll dem Arbeitnehmer verdeutlichen, dass zukünftig Vertragsverletzungen nicht mehr hingenommen werden. Eine Abmahnung ist ein Verweis des Arbeitgebers (Rügefunktion), verbunden mit dem Hinweis, dass im Wiederholungsfall eine Kündigung erfolgen könnte (Warnfunktion).

Vorsicht: Die Abmahnung unterbleibt, wenn der Zweck der Abmahnung nicht mehr erreicht werden kann. Dies ist vor allem dann der Fall, wenn es zu einer **konkreten Gesundheitsgefährdung** oder sogar zu einer Gesundheitsschädigung des Patienten gekommen ist.

- Voraussetzung für eine **verhaltensbedingte Kündigung** ist eine zuvor wirksam erteilte Abmahnung, weil das Verhalten eines Mitarbeiters von diesem steuerbar ist und ihm durch eine Abmahnung die Gelegenheit gegeben werden soll, die Arbeitsleistung bzw. sein Verhalten zu ändern. Ist es zu einer konkreten Gefährdung des Patienten gekommen, so ist für den Arbeitgeber eine Abmahnung nicht mehr zumutbar. Die Verantwortung gegenüber Leib und Leben des Patienten verlangt vom Arbeitnehmer ein höchstes Maß an Sorgfalt. Bei einer schuldhaften konkreten Gefährdung eines Patienten kann ohne Abmahnung gekündigt werden.

> Eine verhaltensbedingte Kündigung setzt immer eine Verletzung des Arbeitsvertrages voraus. Dieses vertragswidrige Verhalten muss dem Arbeitnehmer vorwerfbar sein.

Ernst muss nun überlegen, welche Auswirkungen der viel zu schnelle Transport (Überschreitung um 40 km/h) für seinen Patienten hatte. Führte dies nur zu einer abstrakten Gefährdung des Patienten oder schon zu einer konkreten Gefahr („Gerade noch einmal gut gegangen")?

Neben der Unfallgefahr steigen bei höheren Geschwindigkeiten die Beschleunigungskräfte. Bei doppelter Geschwindigkeit erhöhen sich diese um den Faktor 4. Rein theoretisch könnte dies zu Blutverschiebungen beim Patienten geführt haben. Hierfür gibt es jedoch keine Anhaltspunkte. Unwahrscheinlich ist eine konkrete Gefährdungssituation auch deshalb, weil Geschwindigkeiten von 120 km/h durchaus üblich sind.

Ernst dürfte Schnell abmahnen und ihn auf die große Verantwortung gegenüber seinem schutzpflichtigen Patienten hinweisen.

Verlauf

Das Gespräch am Ende der Schicht verläuft anders als erwartet. Ernst ist wutentbrannt und zornig. Er schreit und erhebt wilde Vorwürfe gegenüber Schnell. Schließlich meint Ernst, Schnell solle sich hier nie wieder blicken lassen.

➡ Was muss Schnell jetzt tun?

Schnell muss sich jetzt fragen, ob er zur nächsten Schicht wieder erscheinen soll oder ob er sich schon mal nach einem neuen Job umgucken muss.

War das schon eine Kündigung? Ja, aber keine wirksame. Eine Kündigung muss immer **schriftlich** erfolgen. Auf jeden Fall muss Schnell jetzt seine Arbeitszeit anbieten. Die Hauptpflicht des Arbeitsvertrages ist die zur Verfügungstellung der eigenen Arbeitszeit. Für diese Zeit erhält man das Geld. Schnell muss also am nächsten Tag zur Schicht erscheinen und seine Arbeitszeit anbieten. Andernfalls würde er eine Hauptpflicht verletzen und eine entsprechende Kündigung wäre möglich. Er kann auch telefonisch seine Arbeitsbereitschaft anbieten. Dies sollte er, falls es später zu Auseinandersetzungen kommt, entsprechend dokumentieren.

Kommentar

Fahrzeuge mit mehr als 3,5 Tonnen zulässigem Gesamtgewicht dürfen nicht schneller als 80 km/h fahren. Eine große Geschwindigkeitsüberschreitung ist eine abstrakte Gefährdung des Patienten und stellt eine Nebenpflichtverletzung dar, die nur eine Abmahnung rechtfertigen würde. Eine Kündigung muss schriftlich erfolgen, andernfalls ist sie unwirksam. Der Arbeitnehmer muss trotzdem seine Arbeitszeit anbieten.

10.2 Schadensersatzklage nach Amputationsverletzung

Situation

Daniel Schnell (Rettungsassistent) und Klaus Heil (Rettungssanitäter) werden zu einem Unfall in einer Glaserei gerufen. Sie finden eine Person vor, die offensichtlich schwere Schnittverletzungen an der rechten Hand erlitten hat. Zeige-, Mittel- und Ringfinger sind so weit abgetrennt, dass sie nur noch durch Hautfetzen mit der Hand verbunden sind. Der Daumen fehlt völlig. Der Patient Paul Klag liegt neben einem kreissägenähnlichen Gerät und steht offensichtlich unter Schock. Schnell und Heil kümmern sich ordnungsgemäß um die Vitalfunktionen und verbringen den Patienten Paul Klag in die Chirurgie. Dort gelingt es, die Finger (Zeige-, Mittel- und Ringfinger) wieder anzunähen.

Reaktion

Paul Klag ist mit dem Ergebnis der Rettungsaktion nicht zufrieden. Er kann seinem Beruf als Glaser nicht mehr nachgehen, weil das Greifen ohne Daumen nun gänzlich unmöglich geworden ist. Er erleidet monatlich einen Verlust von 3.000 €, er hat noch 15 Jahre bis zu seiner Altersrente und möchte Schmerzensgeld in Höhe von 25.000 €. Insgesamt ergibt sich ein Schaden von 565.000 €.
Er klagt deshalb auf Schadensersatz:
- Gegen Schnell und Heil, weil sie nicht gleich vor Ort nach dem Daumen gesucht haben. Sie hätten ihn direkt neben dem kreissägenähnlichen Gerät finden können und mit großer Wahrscheinlichkeit wäre dann die Hand jetzt wieder voll funktionstüchtig.
- Gegen das Krankenhaus, denn der behandelnde Chirurg hätte erkennen können, dass es sich hier um eine frische Schnittverletzung handelte und der Daumen wahrscheinlich noch auffindbar gewesen sein müsste. Er hätte die Rettungskräfte oder Angehörige beauftragen müssen, das Amputat sicherzustellen. Der Daumen wäre dann mit großer Wahrscheinlichkeit wieder angewachsen und er könnte seine Glaserei weiter betreiben.

Verlauf

➡ **Haften Rettungsassistenten/-sanitäter bei Schadensersatzklagen? Wie wird das Gericht entscheiden?**

Zivilrechtliche Haftung im Grundsatz: Die Notfallrettung ist eine **hoheitliche Aufgabe.** Sie dient der Daseins- und Gesundheitsvorsorge und auch der Gefahrenabwehr. Die einzelnen Bundesländer haben durch die entsprechenden Rettungsdienstgesetze diese Aufgabe delegiert. Meist sind es Hilfsorganisationen und private Unternehmen, die dann für das Bundesland diese Aufgabe übernehmen. Dafür übernimmt das Bundesland meist die Anschaffungskosten.
Zivilrechtlich bedeutet dieser Hintergrund für die Haftung, dass Rettungsassistenten/-sanitäter im Notfalleinsatz nach den Grundsätzen der **Amtshaftung** zu beurteilen sind. Diese Haftung ist im Grundgesetz durch Art. 34 und im Bürgerlichen Gesetzbuch durch § 839 geregelt. Bei einer Pflichtverletzung trifft

die Verantwortlichkeit immer den Staat oder die Körperschaft, in dessen Dienst der Rettungsassistent steht. Dies führt dazu, dass in jedem Fall eine **direkte Haftung** von Heil und Schnell **ausscheidet.** Außerdem ist die Haftung des Staates subsidiär, wenn der Rettungsassistent nur fahrlässig gehandelt hat. Der Staat tritt nur dann für den Schaden ein, wenn der Geschädigte keine andere Möglichkeit hat, Ersatz für den entstandenen Schaden zu erlangen. Eine Möglichkeit für eine persönliche Haftung besteht daher **nur** noch dann, wenn ein Patient in einer **strafrechtlich** relevanten Weise geschädigt wurde.

Heil und Schnell wollten den Patienten nicht schädigen. Neben der Sicherung der Vitalwerte gehören die **Suche** und die **Sicherung des Amputats** mit zum Aufgabenspektrum dieses Notfalleinsatzes. Vorrangig war jedoch die Pflicht zur Stabilisierung des Patienten. Die Sicherung des Amputats kann auch durch nachgeordnete Kräfte (Angehörige, Polizei, Feuerwehr) geleistet werden.

Fehlerhaft wurde hier nicht im direkten Umfeld des Verletzten gesucht. Außerdem wurden, nachdem das Amputat nicht sichergestellt worden war, keine Hilfskräfte (durch die Leitstelle) mit der Sicherung beauftragt. Deshalb wurde die **erforderliche Sorgfalt** bei diesem Einsatz durch Heil und Schnell **nicht gewahrt.** Beide haben fahrlässig gehandelt. Der Träger des Rettungsdienstes würde deshalb nur dann haften, wenn der Geschädigte nicht auf andere Weise Ersatz erlangt. Oft erlangen die Geschädigten Ersatz vom behandelnden Krankenhaus, sodass eine Haftung der Notfallkräfte schwer denkbar ist.

Eine Klage gegen Schnell und Heil persönlich würde als unbegründet abgewiesen werden, weil hier eine strafrechtliche Haftung nicht ersichtlich ist.

> Suche und Sicherung des Amputats sind wesentliche Punkte des Notfalleinsatzes. Sie gehören zum geforderten Leistungsumfang. Ist eine Sicherung nicht möglich, so müssen nachgeordnete Kräfte (Polizei/Feuerwehr) beauftragt werden.

➡ Haftet das Krankenhaus?

Das Krankenhaus hat als Arbeitgeber für die Fehler seiner angestellten Ärzte einzustehen. Der Arbeitgeber muss sich ein Verschulden von Mitarbeitern im Fall der Vertragshaftung als Erfüllungsgehilfe oder im Fall der Haftung aus unerlaubter Handlung als Verrichtungsgehilfe unter bestimmten Voraussetzungen zurechnen lassen. Eine Haftung erfordert eine **objektive Sorgfaltspflichtverletzung** und eine **dadurch verursachte** Schädigung des Patienten an Körper und Gesundheit. Es kommt daher zunächst auf die Frage an, welche Sorgfaltspflicht hier verletzt wurde.

Die Sicherung des Amputats gehört mit zur ärztlichen Behandlung, weil sie erst Voraussetzung für eine Replantation ist. Deshalb ist es erforderlich, den Patienten, soweit er ansprechbar ist, oder die Begleitperson, die ihn ins Krankenhaus gebracht hat, nach dem Verbleib des Amputats zu fragen. Darüber hinaus kann es je nach Lage des Falls auch notwendig sein, durch Einschaltung von Angehörigen des Patienten, der Polizei oder eines Rettungswagens das Amputat herbeizuschaffen, wenn mit dem Auffinden zu rechnen ist und die zeitlichen und örtlichen Voraussetzungen gegeben sind. Dies wurde hier nicht gemacht. Der Chirurg hat sich im Wesentlichen auf die Wiederherstellung von Zeige-, Mittel- und Ringfinger konzentriert. Seine Aufgabe war es auch, nach dem Verbleib des Daumens zu forschen bzw. danach suchen zu lassen. Eine Sorgfaltspflichtverletzung liegt daher vor.

Auch Krankenhausärzte
haben die Pflicht, nach
dem Verbleib der
Amputate zu forschen
und entsprechende
Unterstützung anzufordern.

Das Gericht muss nun prüfen, ob gerade diese Verletzung der Sorgfaltspflicht zu diesem Schaden geführt hat. Hier wird dann gefragt, was (wahrscheinlich) passiert wäre, wenn sich der Chirurg korrekt verhalten hätte. Wahrscheinlich wäre der Daumen gefunden worden. Ob innerhalb des engen Zeitfensters dann auch eine Replantation erfolgreich gewesen wäre, wird ein Gutachter entscheiden. Hier geht es dann um die Art der Wunde und speziell darum, wie stark die Gefäße am Amputat zerstört wurden, und um die Zeit, bis eine OP möglich gewesen wäre. Das Gericht wird daher über die Klage entscheiden und ggf. das Krankenhaus zum Schadensersatz verurteilen.

Seit den ersten Replantationen in den sechziger Jahren stieg die Erfolgsquote von 20 bis 30 % auf 60 bis 70 %. Heute können abgetrennte Gliedmaßen mit großer Wahrscheinlichkeit replantiert werden.

Sachgerechter Umgang mit abgetrennten Körperteilen gilt als Voraussetzung für das Gelingen einer Replantation. Das Amputat muss in sterile Kompressen gewickelt in einem sauberen Plastikbeutel aufbewahrt werden. Notfalls dient auch ein steriler Handschuh als Behälter. Fest zugeknotet landet dieser zur Kühlung in einer zweiten Tüte, möglichst gefüllt mit Eiswürfeln und Wasser. Die optimale Temperatur beträgt +4 °C. Amputate und Gefäßstümpfe dürfen dabei nicht mit Flüssigkeiten in Kontakt kommen oder desinfiziert werden. Kurze Zeitspannen zwischen Verletzung und Operation erhöhen die Erfolgschancen. Wichtig: rascher Transport des Patienten in das nächste Krankenhaus mit Replantationsmöglichkeit.

Kommentar

Die Suche nach Amputaten gehört zum Leistungsumfang des Rettungsdienstes und des Krankenhausarztes.

10.3 Abmahnung aufgrund gemachter Einsatzfotos

Situation

Daniel Schnell und Klaus Heil werden zu einem Einsatz gerufen. Heil hat heute sein neues Fotohandy mit dabei. Von der Sanitäterausbildung kennt er Einsatzfotos. Heil will auch bald seinen Abschluss als Rettungsassistent machen und glaubt, die Fotos würden in der Schule gut ankommen. Am Einsatzort macht Heil Fotos von einer offenen Unterschenkelfraktur und von der Unfallsituation. Es entsteht eine Bilddokumentation über den Einsatz.

Reaktion

Nachdem Heil die Bilderstory auf der Wache gezeigt hat, erhält er eine Abmahnung von seinem Arbeitgeber. Er untersagt ihm für die Zukunft, sein Fotohandy auf Einsätzen mitzuführen und insbesondere weitere Fotos von Einsätzen und/oder Patienten zu machen.

Verlauf

➡ **Was hat Heil falsch gemacht, was kann er tun?**

Für eine Abmahnung muss man gegen wesentliche Pflichten des Arbeitsvertrages verstoßen haben. Heil ist sich hier keiner Schuld bewusst, denn viele seiner Kollegen machen Fotos, dass der Arbeitgeber hiermit ein Problem hat, kann er nicht verstehen. Er fühlt sich auch in seiner Freiheit eingeschränkt, weil er nun auch keine Möglichkeit mehr hat, während der Einsätze mit seinem Telefon zu telefonieren.

Dennoch hat Heil hier gegen mehrere Pflichten verstoßen:

1. Arbeitszeit

Während der rettungsdienstlichen Einsatzzeit sind grundsätzlich keine privaten Beschäftigungen erlaubt. Weder SMS noch Telefonate oder Fotos. Der Arbeitgeber wird normalerweise keine Kenntnis von einer SMS erhalten, die man mal auf dem Weg zum Einsatz an einen Freund schreibt. Hier ist aber die private Beschäftigung durch die Fotos dokumentiert. Hier zeigen die Bilder konkrete Einsatzszenen, sodass kein Zweifel bleibt, dass diese nur während der Arbeitszeit gemacht werden konnten. Außerdem wird jedes digitale Foto automatisch mit Datum und Uhrzeit und weiteren technischen Daten versehen. Schon durch das Fotografieren wurde so gegen eine Grundpflicht, in der Arbeitszeit für dienstliche Tätigkeiten uneingeschränkt bereitzustehen, verstoßen.

2. Schutzpflicht gegenüber dem Arbeitgeber

Eine Nebenpflicht des Arbeitnehmers ist es, den Arbeitgeber vor Vermögensnachteilen zu schützen. Das bedeutet z.B., dass man äußerst vorsichtig mit dem anvertrauten Material umgeht. Weiterhin übernimmt man die Schutz- und Fürsorgepflicht gegenüber dem Patienten (☞ Kap. 10.1). Diese Pflicht wird schon dann verletzt, wenn während der Einsatzzeit dem Patienten nicht die volle Aufmerksamkeit geschenkt wird.

Der Arbeitgeber muss auch vor Schadensersatzforderungen des Patienten geschützt werden. Fotos von einer Privatperson, die nicht in der Öffentlichkeit steht, stellen eine Verletzung des Persönlichkeitsrechtes dar. Diese Verletzung kann zu einem Schmerzensgeldanspruch gegenüber dem Arbeitgeber führen. Bilder von Erkrankten dürfen deshalb nicht ohne Einwilligung des Patienten gemacht werden. Ein Schmerzensgeldanspruch aufgrund eines solchen Bildes ist denkbar, ein solches Verfahren ist in Deutschland bisher noch nicht bekannt geworden.

Heil hat daher zu Recht eine Abmahnung erhalten, weil er gegen wesentliche Pflichten des Arbeitsvertrages verstoßen hat.

> Während der Einsatzzeit sind Telefonate und Fotografien nicht erlaubt.

3. Strafrechtliche Haftung

Am 6. August 2004 wurde eine neue Strafrechtsnorm eingeführt. § 201 a des Strafgesetzbuches bestraft die Verletzung des höchstpersönlichen Lebensbereichs durch Bildaufnahmen:

„§ 201 a Verletzung des höchstpersönlichen Lebensbereichs durch Bildaufnahmen
(1) Wer von einer anderen Person, die sich in einer Wohnung oder einem gegen Einblick besonders geschützten Raum befindet, unbefugt Bildaufnahmen herstellt oder überträgt und dadurch deren höchstpersönlichen Lebensbereich verletzt, wird mit Freiheitsstrafe bis zu einem Jahr oder mit Geldstrafe bestraft.

(2) Ebenso wird bestraft, wer eine durch eine Tat nach Absatz 1 hergestellte Bildaufnahme gebraucht oder einem Dritten zugänglich macht.

(3) Wer eine befugt hergestellte Bildaufnahme von einer anderen Person, die sich in einer Wohnung oder einem gegen Einblick besonders geschützten Raum befindet, wissentlich unbefugt einem Dritten zugänglich macht und dadurch deren höchstpersönlichen Lebensbereich verletzt, wird mit Freiheitsstrafe bis zu einem Jahr oder mit Geldstrafe bestraft.

(4) Die Bildträger sowie Bildaufnahmegeräte oder andere technische Mittel, die der Täter oder Teilnehmer verwendet hat, können eingezogen werden. § 74 a ist anzuwenden."

Diese neue Norm wirft für Juristen erhebliche Fragen auf. Verurteilungen aufgrund dieser Norm sind bisher noch nicht bekannt geworden. Für den Rettungsdienst bleiben zwei Fragen:

1. Was ist ein „gegen Einblick besonders geschützter Raum"?

Gemeint sind vorrangig Räume, die gerade dazu da sind, Schutz vor unbefugten Einblicken zu gewähren. Beispielhaft wird in den Materialien des Gesetzgebers auf Umkleidekabinen, Toilettenräume und ärztliche Behandlungszimmer verwiesen. Nahtlos ließe sich diese Reihe mit dem **Rettungswagen** fortführen. Entsprechend dem neuen Strafrecht steht fest: Jedes Foto eines Patienten im Rettungswagen ist mit Strafe bedroht!

Ungeklärt bleibt, ob so ein Raum auch der persönliche **PKW** sein kann oder ob er durch eine sichtverhindernde **Polizeiabsperrung** entstehen kann. Dann wären fast alle Opferfotos im Rettungsdienst mit Strafe bedroht. Hier wird die Rechtsprechung in Zukunft zeigen, wie der geschützte Raum des § 201 a StGB interpretiert wird.

2. Was ist mit Bildern, die vor dem 6. August 2004 gefertigt wurden?

Wichtig für die Verwendung der Bilder ist der Absatz 2 der Norm. Denn schon der **Gebrauch** und das **Zugänglichmachen** der Bilder werden mit Strafe bedroht. Dies bedeutet, dass schon derjenige, der diese Bilder anguckt, mit einer Bestrafung rechnen muss. Erst recht ist das der Fall, wenn diese Bilder kopiert und weitergegeben werden. Dieser Gesetzeswortlaut ist sehr weitgehend. Wenn man es genau nähme, dann wären die Leser einiger Boulevardzeitungen schon durch die Lektüre mit Strafe bedroht.

Aufgrund dieser neuen Norm kann Heil damit rechnen, auch strafrechtlich zumindest einem Ermittlungsverfahren ausgesetzt zu werden. Ob die Fotos für eine Verurteilung ausreichen werden, hängt dann von den Umständen des Einzelfalls ab.

> **Schon das Betrachten von Fotos aus geschützten Räumen ist neuerdings strafbar.**

Verlauf

Heil bekommt Bedenken, dass man bewusstlose Personen vielleicht doch nicht so einfach fotografieren sollte. Deshalb beschließt er, die Fotos, bevor er sie in der Schule zeigt, mit einem schwarzen Balken über dem Gesicht der Personen zu bearbeiten. Erst danach zeigt er sie in der Schule.

Wird die Erkennbarkeit der Personen verhindert, so schützt Heil das Persönlichkeitsrecht dieser Person. Das bedeutet, dass er sich wahrscheinlich nicht gegenüber dem Opfer schadensersatzpflichtig macht. Es bleibt aber noch das Problem, dass schon das Erstellen der Fotos in den meisten Fällen mit Strafe bedroht ist (§ 201 a StGB). Die Unkenntlichmachung ändert daran nichts.

Kommentar

Telefonieren und Fotos während der Einsatzzeit sind Verstöße gegen den Arbeitsvertrag. Darüber hinaus ist nun auch die Erstellung, Ansicht und Verbreitung der Bilder mit Strafe bedroht.

10.4 Fahrerflucht

Situation

Heil und Schnell sind wieder im Einsatz. Mit Sonderrechten quälen sie sich durch ein zugeparktes Wohngebiet. Nun kommt ihnen auch noch ein Fahrzeug entgegen. Beim Ausweichen touchieren sie leicht ein Fahrzeug an der Seite. Es entsteht eine Schramme in der Tür und der Spiegel des PKW geht zu Bruch. Schnell will weiter, da es nur noch wenige hundert Meter bis zum Einsatzort sind. Heil meint, hier dürfe man nicht einfach weiterfahren, weil sonst ganz schnell die Fahrerlaubnis weg sei.

Reaktion

➡ **Was muss Schnell tun? Wie soll er sich entscheiden?**

§ 142 StGB verbietet das **unerlaubte Entfernen vom Unfallort.** Gegen diese Norm könnte Schnell verstoßen, wenn er weiterfahren würde. Hier gibt es aber ein Problem. Zum einen soll die Feststellung der Unfallbeteiligten erfolgen, zum anderen ist Schnell auf Rettungsdiensteinsatz, um Gesundheit und Leben zu retten. Schnell muss sich zwischen diesen beiden Pflichten entscheiden.

§ 34 StGB – rechtfertigender Notstand – kennt genau diese Situation. Man kann eine Pflicht außer Acht lassen, wenn man nur dadurch einer höherrangigen Pflicht nachkommen kann. Man muss sich allerdings für das höherwertige Rechtsgut entscheiden.

Die Wertepyramide sei hier noch einmal genannt: Leben, Leib, Freiheit, Eigentum, Ehre und andere Rechtsgüter. An oberster Stelle steht das Leben und danach folgt die körperliche Unversehrtheit. Mit dem unerlaubten Entfernen vom Unfallort soll das Eigentum des Betroffenen geschützt werden. Denn nur wenn der Unfallgegner bekannt ist, kann man auf Ersatz des entstandenen Schadens hoffen. Auf der anderen Seite stehen das Leben und die körperliche Unversehrtheit. Heil und Schnell sind unterwegs, um Leben zu retten und Menschen vor einer Verschlechterung ihres Gesundheitszustandes zu bewahren. Das Verbot des unerlaubten Entfernens vom Unfallort will lediglich das Eigentum des betroffenen Kfz-Besitzers schützen. Schnell muss sich für das Wohl des Patienten entscheiden und weiterfahren.

Verlauf

➡ **Was wäre, wenn sich der Unfall auf einer Kreuzung ereignet hätte und mehr beschädigt worden wäre?**

Auch dann würde nichts anderes gelten. Solange es sich hier nur um Sachschäden handelt, hat immer der Patient Vorrang!

➡ **Was gilt bei Personenschäden?**

In der Praxis kommt diese Frage selten vor, weil bei schweren Unfällen regelmäßig der Rettungswagen technisch nicht mehr in der Lage ist, den Einsatz zu beenden. Bei einem Unfall mit Personenschäden hat auch wieder eine Abwägung stattzufinden. Brauchen die Unfallopfer lebensrettende Hilfe, so muss hier gerettet werden. Handelt es sich um kleinere Verletzungen (Hautabschürfungen), so ist der Einsatz fortzuführen. In diesem Zusammenhang kommt es dann auch darauf an, wie schnell alternative Einsatzkräfte diesen Einsatz übernehmen könnten. Dies ist in einer Großstadt sicherlich anders zu beurteilen als in der Landrettung.

➡ **Wäre der Fall anders, wenn Schnell und Heil nicht mit Sonderrechten unterwegs wären, sondern hier nur einen Krankentransport durchführen wollten?**

Ja, der Fall wäre anders. Bei einem Krankentransport ist nie das Leben oder die Gesundheit des Patienten bedroht. In diesen Fällen droht also keine Gefahr für ein anderes, höherrangiges Rechtsgut. Hier darf man sich nicht mehr berechtigt vom Unfallort entfernen.

➡ **Was passiert nach dem Rettungseinsatz?**

Die Feststellungen der Beteiligten müssen unverzüglich nachgeholt werden.

Nach dem Rettungseinsatz hat Schnell keinen Grund mehr, sich der Pflicht der Unfallaufklärung zu entziehen. Dies bedeutet, er muss gegenüber der Polizei seine Personalien offen legen und darauf hinweisen, dass sein Verhalten zur Verursachung eines Unfalls beigetragen haben **könnte.** Zu den Angaben gehören natürlich der Unfallort und das amtliche Kennzeichen des beschädigten Fahrzeuges. Er ist nicht verpflichtet zu bekennen, dass er den Unfall verursacht hat.
Die Wartepflicht des § 142 StGB besteht auch dann, wenn der Wartepflichtige den Unfall nicht verursacht hat. Jede **mögliche** Beteiligung am Unfall ist entscheidend. Diese Norm im Strafgesetzbuch möchte auch die Unfallaufklärung schützen.

➡ **Was wäre, wenn Schnell mit seinem privaten PKW auf dem Weg nach Hause ein parkendes Auto beschädigt hätte?**

Im **ruhenden** Verkehr ist es oft schwer, den anderen Unfallbeteiligten zu finden. Er hat meistens lediglich sein Auto dort abgestellt, sodass kein weiterer Unfallbeteiligter vorhanden ist. In diesem Fall sieht das Gesetz vor, dass man eine angemessene Zeit wartet. Diese Wartezeit ist unterschiedlich und richtet sich nach der Schwere des Unfalls und nach der Höhe des Schadens. Bei Blechschäden kann man von 30 Minuten ausgehen, deutlich länger ist die Wartezeit, wenn auch ein Personenschaden eingetreten ist. Heute ist diese Beurteilung eher akademischer Natur, da dank der flächendeckenden Mobilfunknutzung die Meldung an die nächste Polizeidienststelle die beste Lösung ist.

Sehr häufig entfernen sich die Unfallverursacher vom Unfallort, weil nur ein Kratzer oder ein kaputter Spiegel als Folge des „Remplers" geblieben sind. Ist der erste Schock verflogen, reut es manchmal den Unfallverursacher, nicht zuletzt weil die Fahrerlaubnis in Gefahr ist.

Für diesen Fall hat das Strafrecht eine Lösung parat:

Entsprechend § 142 Abs. 4 StGB kann das Gericht die Strafe mildern oder auch ganz von Strafe absehen, wenn der Unfallverursacher innerhalb von **24 Stunden** nach dem Unfall die **Aufklärung nachholt.** Dies gilt aber nur für Unfälle im ruhenden Verkehr und wenn **kein bedeutender Schaden** eingetreten ist.

Schnell kann also am nächsten Morgen bei einer Polizeistation die Unfallmeldung nachholen. Ist der Schaden am Fahrzeug gering (max. 1.000–1.300 €), wird unter normalen Umständen, keine bedeutenden Eintragungen in Flensburg vorausgesetzt, keine Bestrafung erfolgen.

Diese sog. goldene Brücke im Strafrecht soll es ermöglichen, zum einen dem Täter einen Rückweg zu belassen, damit er noch straffrei aus der Angelegenheit herauskommt, und zum anderen soll die Zahl der ungeklärten Kfz-Beschädigungen (Straftaten entsprechend § 142 StGB) geringer werden. Häufigster Anwendungsfall ist das unerlaubte Entfernen vom Unfallort bei Beschädigungen im ruhenden Verkehr.

Kommentar

Im Rettungseinsatz sind kleinere Schäden kein Grund für den Abbruch des Einsatzes. Unfallmeldungen müssen dann nachgeholt werden. Im ruhenden Verkehr und bei geringen Schäden kann diese Meldung innerhalb von 24 Stunden nachgeholt werden.

10.5 Überschreiten der Einfahr-geschwindigkeit

Situation

Schnell hat wieder kein Glück im Einsatz. Er fährt mit seinem Rettungswagen und mit Sonderrechten in eine Kreuzung. Für seine Fahrtrichtung zeigt die Ampel Rot. Die Kreuzung ist mit starkem Verkehr belastet. Soweit ersichtlich, halten aufgrund der Sonderrechte die bevorrechtigten Fahrzeuge. Schnell fährt

(A) mit ca. 30 km/h in die Kreuzung ein

(B) mit 50 km/h in die Kreuzung ein

(C) mit höherer Geschwindigkeit in die Kreuzung ein.

Es kommt zu einem Unfall.

Reaktion

➡ **Wie wird der Schaden geteilt werden?**

Sind Rettungsfahrzeuge mit **Sonderrechten** (§ 35 Abs. 5 a StVO) unterwegs, so sind sie von der Einhaltung der Verkehrsregeln befreit. Sonderrechte sind erlaubt, wenn es darum geht, Menschenleben zu retten und oder schwere gesundheitliche Schäden abzuwenden.

Für den Fahrzeugführer werden die Verkehrsregeln nicht aufgehoben, sondern sie gelten weiter. Es besteht nur die Möglichkeit, dass sich der Fahrzeugführer im Einzelfall über die Regeln hinwegsetzen kann, er darf dies aber nur, wenn eine **Gefährdung der anderen Verkehrsteilnehmer ausgeschlossen** ist.

Das Problem ist, dass es bei einem Unfall zu einer Gefährdung der anderen Verkehrsteilnehmer gekommen ist. Sonderrechte erhöhen deshalb die Haftungsquote. Blaues Blinklicht in Verbindung mit dem Martinshorn bedeutet, dass man das **Wegerecht** (§ 38 StVO) gegenüber den anderen Verkehrsteilnehmern in Anspruch nimmt. Dieses Recht hat man aber nur dann, wenn es die anderen Verkehrsteilnehmer gewähren. Blaulicht und Horn bedeutet lediglich für die anderen Fahrzeuge, sie sollen freie Bahn schaffen. Das Fahrzeug mit Sonderrechten darf sich über das Vorrecht der anderen Fahrzeuge **nur** hinwegsetzen, wenn eindeutig klar ist, dass die anderen Fahrzeuge auf ihr Recht **verzichten.** Kommt es zu einem Unfall, dann ist es sehr häufig so, dass dieser mit vorfahrtsberechtigten Fahrzeugen passiert. In diesem Fall ist klar, dass das Vorrecht nicht gewährt wurde. Auch die Inanspruchnahme der Wegerechte erhöht die Haftungsquote.

Jedes Fahrzeug im Straßenverkehr hat eine **Betriebsgefahr.** Es wird gesetzlich vermutet (§ 18 Abs. 1 Satz 2 StVG), dass jedes beteiligte Fahrzeug einen Verschuldensanteil an einem Unfall hat. Kommt es zu einem Verkehrsunfall, so steht fest, dass auf jeden Fall gegen die gegenseitige Vorsicht und Rücksichtnahme verstoßen wurde. Bei einem Unfall hat sich die Betriebsgefahr verwirklicht.

Diese gesetzliche Vermutung kann widerlegt werden. Der Fahrer muss nachweisen, dass der Schaden nicht durch sein Verschulden verursacht wurde. Dies kann er tun, wenn er nachweist, dass er sich verkehrsrichtig verhalten hat. Gelingt dieser Beweis nicht, kommt es zu einer 20%igen Mithaftung.

Es ist schwer, einen Überblick über die zivilrechtliche Haftung bei Unfällen mit Einsatzfahrzeugen zu geben. Im Wesentlichen kommt es auf die **Einfahrgeschwindigkeit** und auf die Erkennbarkeit des Fahrverhaltens an. Fährt ein Rettungswagen mit Sonder- und Wegerechten in eine Kreuzung auf einer nicht bevorrechtigten Straße ein, so kann man allgemein von folgender Haftung ausgehen:

Eine Einfahrgeschwindigkeit von **weniger als 30 km/h** in einem Kreuzungsbereich wird in den meisten Fällen als angemessen angesehen. Kommt es dann zu einem Unfall, so kann man von einer Haftung des Rettungswagens zu mindestens 50 % ausgehen. Eine Ausnahme bildet der Fall, wenn ein Fahrzeug an den anderen, stehenden Fahrzeugen vorbei in die Kreuzung einfährt und dann mit dem Rettungswagen kollidiert. Hier würde dem PKW-Fahrer die volle Haftung aufgebürdet.

Bei Geschwindigkeiten von **über 30 km/h** geht die Rechtsprechung schon von einem überwiegenden Verschulden des Einsatzfahrzeuges aus. Häufig liegen hier die Haftungsquoten bei zwei Dritteln und schlechter für das Einsatzfahrzeug.

Geschwindigkeiten von **mehr als 50 km/h** führen meistens zu einer 100%igen Haftung des Einsatzfahrzeuges. Hier führt das übergroße Verschulden des Einsatzfahrzeuges sogar dazu, dass die Betriebsgefahr des anderen Kfz zurückgedrängt wird.

Verlauf

Der Arbeitgeber von Schnell möchte nun einen Teil des Schadens von Schnell ersetzt bekommen. Er ist der Meinung, Schnell habe fahrlässig gehandelt. Er habe

sich das Wegerecht „erkämpfen" wollen und daher nicht die nötige Vorsicht gegenüber den anderen Verkehrsteilnehmern walten lassen.

➡️ **Wann muss Schnell mit einer Inanspruchnahme durch den Arbeitgeber rechnen?**

Eine Beteiligung von Schnell an den Kosten des Verkehrsunfalls kommt hier nicht
in Betracht. Grundsätzlich ist eine solche Beteiligung möglich, aber nur dann,
wenn Schnell **Fahrlässigkeit** nachgewiesen werden kann. Dann kann der Arbeitnehmer bezogen auf seinen Arbeitslohn in Anspruch genommen werden. Je nach
dem Grad der Fahrlässigkeit wird sich auch der Arbeitnehmer an dem Schaden
beteiligen müssen. Handelt der Arbeitnehmer nur leicht fahrlässig, dann scheidet
eine Beteiligung aus. Der Arbeitslohn dient dem Lebensunterhalt, daher ist eine
Beteiligung an einem Schaden nur in sehr engen Grenzen möglich. Die oberste
Grenze bei ganz erheblichem Verschulden liegt bei drei Monatslöhnen.
Entschieden wurde ein Fall, in dem ein Arbeitnehmer den falschen Kraftstoff
getankt hatte. So wurde das Fahrzeug durch Diesel beschädigt. Hierin sah das
Gericht eine fahrlässige Handlung, da der richtige Treibstoff im Tankdeckel und in
der Zulassung vermerkt sei. Außerdem könne man bei den meisten Fahrzeugen
auch die Treibstoffart sehr leicht wahrnehmen.

Kommentar

Unter Sonder- und Wegerechten ist die Einfahrgeschwindigkeit in den Kreuzungsbereich von entscheidender Bedeutung für die zivilrechtliche Haftung. Bei fahrlässiger
Verursachung eines Schadens ist eine Mithaftung des Arbeitnehmers möglich.

10.6 Sterbehilfe

Situation

Heil macht seine Rettungsassistentenausbildung. Im Krankenhauspraktikum wird
er in der Onkologie eingesetzt. Dort begegnet er einer Patientin, die ihn jeden Tag
bittet, ihr beim Sterben zu helfen. Heil nimmt Einsicht in die Patientenakte und
erfährt dort, dass sie unheilbar krank ist. Die Patientin erzählt, dass sie zu Hause
Kaliumcyanid habe und Heil ihr dieses bringen soll. Heil informiert sich über die
Dosierung und Wirkung von Kaliumcyanid und gibt der Patientin eines Tages
einen Becher Wasser mit aufgelöstem Kaliumcyanid in einer mehrfach tödlichen
Dosis. Die Patientin verliert innerhalb weniger Minuten das Bewusstsein und verstirbt kurz darauf.

Reaktion

➡️ **Hat sich Heil strafbar gemacht?**

Zunächst hat Heil das **Gift besorgt.** Heil hat es nur aus der Wohnung der Patientin
geholt. Diese einfache Dienstleistung stellt in diesem Fall keine strafbare Handlung
dar. Die Patientin hat sich selbst getötet. Heil hat bei diesem Suizid lediglich gehol-

fen, indem er ihr das Gift aus der Wohnung besorgte. Ein Suizid ist in Deutschland straflos möglich, daher ist auch die Beteiligung an einem solchen Suizid straflos. Heil kann daher **wegen des Überreichens des Giftbechers** nicht strafrechtlich zur Verantwortung gezogen werden.

Auch wenn Heil als angehender Rettungsassistent für das Retten von Leben zuständig ist, kennt das Strafrecht keine Differenzierung nach den Berufsgruppen. Auch Ärzte sollen Leben retten, trotzdem können sie straflos bei einem eigenverantwortlichen Suizid helfen. Eigenverantwortlich ist ein Suizid immer dann, wenn der Patient die Handlung selbst vornimmt und im Vollbesitz der geistigen Kräfte ist. Dies war hier der Fall.

Heil könnte sich aber des versuchten Totschlags durch Unterlassen gemäß § 212 und § 13 StGB strafbar gemacht haben, indem er nichts unternahm, als die Patientin bewusstlos wurde. Problematisch ist, dass die Patientin vorher **bewusstlos** wurde und Heil hier **keine Rettungsmaßnahmen** unternommen hat.

Heil hatte gegenüber der Patientin eine besondere Schutz- und Fürsorgepflicht. Diese Pflicht ergibt sich aus der Arbeit von Heil auf der Station des Krankenhauses. Er ist als Pflegepersonal eingesetzt und hat deshalb für das Wohl und Wehe der Patientin einzustehen. Diese Konstellation besteht auch gegenüber den Patienten im Rettungsdienst oder gegenüber Kindern, die einem anvertraut wurden. Diese besondere Vertrauenssituation wird im Strafrecht als **Garantenstellung** bezeichnet. Diese ist in § 13 StGB geregelt. Hat man für das Wohl und Wehe einzustehen, so haftet man auch für all das, was man unterlassen hat.

Heil hat es unterlassen, Reanimationsmaßnahmen durchzuführen, aufgrund dessen ist die Patientin verstorben. Ob die Patientin sterben würde, hing im Augenblick der Bewusstlosigkeit allein von Heils Willen ab. Mit der Bewusstlosigkeit verliert die Patientin ihre Tatherrschaft. Das bedeutet, dass sie jetzt nicht mehr selbstbestimmt handeln kann. Für sie konnte jetzt nur noch Heil handeln. Heil hat sich in dieser Situation als Garant für das Leben zu entscheiden.

> **Bei bewusstlosen Personen ist ein Einschreiten – unabhängig von der Vorgeschichte – immer geboten.**

Die Rechtsprechung geht davon aus, dass ein äußerst hoher Prozentsatz an Suizidpatienten sich gar nicht den Todeseintritt wünscht. Es geht um ein Warnsignal an die Gesellschaft. Befragungen von geretteten Suizidpatienten haben das ergeben. Begründet wird dies auch damit, dass wenn der Suizidpatient eine Art der Selbsttötung wählt, die einen großen Zeitraum zwischen der Phase der Bewusstlosigkeit und dem Tod hat, er insgeheim noch auf ein Auffinden und auf Rettung hoffe.

Heil hat sich daher als Garant für die Patientin durch das Unterlassen von Reanimationsmaßnahmen des Totschlags durch Unterlassen strafbar gemacht.

➡ **Wie wäre der Fall zu beurteilen, wenn Heil nicht im Krankenhaus gearbeitet hätte, sondern die Patientin lediglich besucht hätte?**

In diesem Fall wäre Heil nicht Garant der Patientin gewesen. Man hätte ihn so wie einen jeden Bürger zu beurteilen. Entsprechend § 323 c StGB (unterlassene Hilfeleistung) sind auch in diesem Fall Rettungshandlungen erforderlich.

Es erscheint zunächst widersinnig, dass es „erlaubt" ist, dem Selbstmörder einen Giftbecher zu reichen, man aber im Fall der Bewusstlosigkeit zur sofortigen Hilfe verpflichtet ist. Der Bundesgerichtshof begründet diese allgemeine Hilfspflicht auch in diesen Fällen mit dem Umstand, dass sich in der Kürze der Zeit nicht zweifelsfrei erkennen lässt, ob der Selbstmörder an seinen Entschluss weiterhin festhalten will und ob dieser Entschluss auch tatsächlich frei von Willensmängeln gefasst wurde.

Heil hätte sich auch in diesem Fall strafbar gemacht, nur die Strafe würde hier sehr viel geringer ausfallen. Das Gesetz sieht eine Freiheitsstrafe bis zu einem Jahr oder eine Geldstrafe vor. In dieser Konstellation könnte Heil mit einer nur geringen Geldstrafe rechnen. Als Garant wäre eine Verurteilung zu einer Freiheitsstrafe unumgänglich.

Verlauf

➡ **Wie wäre es gewesen, wenn Heil der Patientin eine tödliche Spritze gegeben hätte?**

Täter, die von dem Opfer zur Tötung bestimmt werden, bekommen eine geringere Strafe als solche, die aus eigenem Antrieb einen anderen Menschen töten. Wird man von der Person, die getötet wird, hierzu überredet, nennt man dies „**aktive Sterbehilfe**". Aktiv deshalb, weil die letzte zum Tode führende Handlung nicht vom Patienten selbst, sondern von einer anderen Person ausgeführt wird. Dies ist in Deutschland verboten. Die letzte Entscheidung muss immer beim sterbewilligen Patienten liegen. Aufgrund dieser psychischen Notsituation für den Täter wird er geringer bestraft. Eine Freiheitsstrafe ist aber unumgänglich.

Kommentar

Nur die vorbereitende Hilfe zur Selbsttötung ist straflos. Es gibt keine Alternative zum sofortigen Einschreiten beim Auffinden von bewusstlosen Personen.

10.7 Schichtablösung im Einsatz

Situation

Heil und Schnell haben Nachtschicht. Der Dienst begann um 19 Uhr und sollte um 7 Uhr enden. Die nächste Nachfolgeschicht beginnt direkt im Anschluss. Gegen 6.54 Uhr befanden sich die beiden auf dem Rückweg zur Rettungswache. Sie kamen an einem Bäcker vorbei und kauften dort das Frühstück für den Dienstschluss. Während des Einkaufs ging der Piepser. Schnell übernahm von der Leitstelle die notwendigen Daten für den Einsatz und bestätigte den Auftrag.
Zum Einsatzort gab es zwei Wege. Der kürzeste verlief über Nebenstraßen, der deutlich längere Weg führte über die Bundesstraße. Bei der zweiten Route kämen sie an der Rettungswache vorbei, damit würde ein fliegender Wechsel mit der Schichtablösung möglich sein. Beide entschieden sich für die längere Route, weil hier die Ablösung möglich war und aufgrund der winterlichen Witterung mit einer besseren Straßensituation zu rechnen war. Heil regelte den Wechsel per Handy und gab auch gleich alle Informationen zum Einsatz weiter, sodass dieser zügig erfolgen konnte. Der Einsatz wurde von der nachfolgenden RTW-Besatzung problemlos ausgeführt.

Reaktion

Nachdem der Wachenleiter von dem Ablauf des Einsatzes erfuhr, wollte er Schnell verhaltensbedingt fristlos kündigen.

➡ **Was wird der Wachenleiter Schnell vorwerfen?**

1. Privater Einkauf beim Bäcker

Hierin ist sicher kein arbeitsvertraglicher Verstoß zu sehen. Bei einer Dienstzeit von zwölf Stunden ist es notwendig, den Einkauf von Lebensmitteln zu ermöglichen. Durch die ständige Rufbereitschaft (Piepser) wurden auch keine Dienstpflichten verletzt. Ungewöhnlich ist vielleicht, dass der Einkauf so wenige Minuten vor dem Dienstschluss erfolgt, ein Verstoß gegen den Arbeitsvertrag ist dies jedoch nicht.

2. Fliegender Wechsel trotz Übernahme des Einsatzes

Schnell arbeitet in der Notfallrettung. Er ist schon deshalb verpflichtet sich um größtmögliche Geschwindigkeit zu bemühen. Sein Arbeitgeber hat sich darüber hinaus verpflichtet, die Nothilfezeiten einzuhalten. Schnell ist – wie jeder Arbeitnehmer – zur Arbeitsleistung nur innerhalb der zeitlichen Grenzen zur Arbeitsleistung verpflichtet.

Sechs Minuten vor Dienstschluss erreichte ihn der Einsatzauftrag. Bei Durchführung des Auftrages müsste er mit einer wesentlichen Verlängerung der Arbeitszeit über den eigentlichen Dienstschluss hinaus rechnen. Nach zwölf Stunden Nachtdienst ist dies jedoch nicht mehr zumutbar. Eine Gefährdung des Einsatzes durch Übermüdung kann nicht ausgeschlossen werden. Die Durchführung von hoch konzentrierten Notfalleinsätzen erfordert jedoch im Interesse des Patienten und der Allgemeinheit eine Mannschaft, die nicht grenzenlos zur Arbeit herangezogen wird. Für den Fall eines Einsatzes kurz vor Ende des Dienstes wurden von der Rettungswache keine Vorkehrungen getroffen. Die Lösung für einen fliegenden Wechsel ist daher grundsätzlich möglich.

Aufgrund dieses Wechsels war mit einer **erheblichen Verzögerung** zu rechnen (andere Wegstrecke, Besatzungswechsel). Dies wurde jedoch der Leitstelle nicht mitgeteilt. So hätte Schnell entweder den Auftrag mit dieser Begründung ablehnen oder zumindest die **Leitstelle** über den Wechsel **informieren** müssen, damit sie ggf. ein schnelleres Rettungsmittel hätte einsetzen können.

Arbeitsvertraglich wurde das **Weisungsrecht** auf die **Leitstelle übertragen,** sodass den Anweisungen auch aus diesem Grund gefolgt werden muss. Nach der Annahme des Einsatzes lautet das Gebot, den Auftrag ohne Umwege schnell auszuführen. Hinsichtlich der Organisation des Besatzungswechsels kann Schnell Eigenmächtigkeit seines Handelns bescheinigt werden. Nur eine Abstimmung des Wechsels mit der Rettungsleitstelle hätte den arbeitsvertraglichen Pflichten entsprochen. Diese Verletzung der Nebenpflicht würde lediglich eine Abmahnung rechtfertigen.

3. Überschreiten der Hilfsfrist durch den Wechsel und die Wahl des weiteren Weges

Schnell hatte sich zwischen der Einhaltung der Hilfsfrist und dem Dienstende der Besatzung zu entscheiden. Diese Notwendigkeit zur Entscheidung resultiert aus der fehlerhaften Organisation, sodass die Überschreitung der Hilfspflicht nicht allein ein Verschulden von Schnell, sondern im Wesentlichen ein Problem der Arbeitsorganisation darstellt. Außerdem ist gemäß den Hilfspflichten aus den Rettungsdienstgesetzen für die Rettungswachen der Betriebsablauf so zu strukturieren, dass diese eingehalten werden können. Eine Pflicht, über die Arbeitszeit hinaus an der Notfallrettung teilzunehmen, ergibt sich daraus nicht. Schnell kann daher kein Vorwurf aus der Überschreitung der Hilfspflicht gemacht werden.

Verlauf

Eine fristlose Kündigung ist nicht möglich. Hier hat Schnell einen Einsatz angenommen, obwohl er diesen nicht innerhalb der Hilfsfrist ausführen konnte. Dies hat er der Leitstelle nicht mitgeteilt und dadurch eine lange Hilfsfrist in Kauf genommen. Schnell hatte keine Kenntnis vom arbeitsvertraglichen Weisungsrecht der Leitstelle. Eine Abmahnung kann dieses Fehlverhalten für die Zukunft abschaffen.

Kommentar

Ein Rettungsassistent unterliegt dem Weisungsrecht der Leitstelle. Ein Besatzungswechsel nach Übernahme des Einsatzes ist nur nach Rücksprache mit der Leitstelle zulässig.

10.8 Kompetenzüberschreitung

Situation

Heil und Schnell werden von ihrer Landrettungswache zu einem Einsatz gerufen. Sie finden eine bewusstlose Person vor, die schon nach kurzer Zeit beatmungspflichtig wird. Der Notarzt wurde nachalarmiert. Heil und Schnell beschließen sofort, die Patientin zu intubieren, weil damit die Beatmung einfacher geht. Außerdem wollen sie Zugänge legen, damit der Notarzt gleich die Möglichkeit hat, Medikamente zu verabreichen. Da Heil gerade seine Rettungsassistentenausbildung durchläuft, fragt er, ob er diesmal den Tubus schieben darf. Schnell hat nichts dagegen, weil er direkt daneben Heil assistiert. Leider beschädigt Heil beim Intubieren die Frontzähne der älteren Dame.

➡ Was haben Heil und Schnell falsch gemacht?

Ärztliche Leistungen dürfen in Deutschland nur von ärztlichem Fachpersonal erbracht werden. Dies ergibt sich aus dem Heilpraktikergesetz. Dieser **Arztvorbehalt** führt dazu, dass das nicht ärztliche Personal im Rettungsdienst auf die Notrechte – die jeder hat – beschränkt wird. Diese Regelung wird der Praxis nicht gerecht, da ein Notarzt oft nicht oder nicht rechtzeitig zur Stelle ist. Sind in diesem Fall die Vitalfunktionen des Patienten in Gefahr, so muss der Rettungsassistent im Rahmen seiner Fähigkeiten einschreiten. Welche Maßnahmen dann im Rahmen der sog. **Notkompetenz** durchgeführt werden dürfen, hängt immer davon ab, ob es jeweils die **mildeste,** für den Patienten am wenigsten belastende Maßnahme ist. In diesem Fall wurde die Patientin beatmungspflichtig. Schnell hat die Wahl zwischen der Beutelbeatmung mit Maske und der intubierten Beatmung. Das mildere Mittel ist stets die Beatmung ohne eine Intubation. Um im Rahmen der Notkompetenz eine Intubation durchführen zu dürfen, müssen **weitere Gründe** hinzu-

Für eine Intubation im Rahmen der Notkompetenz muss die Unsicherheit der Masken-Beutel-Beatmung immer dokumentiert worden sein.

kommen, andernfalls wäre diese – aufgrund der Unverhältnismäßigkeit – nicht mehr von der Notkompetenz gedeckt. Die Masken-Beutel-Beatmung muss im konkreten Fall als nicht so sicher eingestuft worden sein. Meistens liegt der Grund hierfür in der erhöhten Respirationsgefahr. Dieses Abwägungsargument muss im Fall einer Intubation **dokumentiert** worden sein. Allein eine einfachere Beatmung des Patienten ist hierfür nicht ausreichend.

In diesem Fall hätte keine Intubation durchgeführt werden dürfen. Diese Überschreitung der Notkompetenz erfüllt für beide den Tatbestand der Körperverletzung. Der Fall wäre anders zu bewerten, wenn tatsächlich eine Intubation notwendig gewesen wäre. Diese kann dann von geschultem und erfahrenem Rettungsdienstpersonal vorgenommen werden. Maßstab ist immer der umfassend, optimal ausgebildete Rettungsassistent. Hier hat Heil mit der Qualifikation eines Rettungssanitäters den Eingriff vorgenommen. Schon dieser Eingriff ohne entsprechende Qualifikation erfüllt den Tatbestand der Körperverletzung. Die Assistenz von Schnell hat in diesem Zusammenhang keine Bedeutung. Das Strafrecht missbilligt dies, unabhängig davon, ob es zu einem Schaden gekommen ist oder nicht.

Anmerkung: Mit der Neufassung des Rettungsassistentengesetzes wird der Rettungsassistent als Medizinalfachberuf anerkannt werden. Notwendig wird sicher eine mindestens dreijährige Ausbildung sein, damit die Erlaubnis für bestimmte medizinische Leistungen erteilt werden kann. Mit einer solchen Änderung wäre dann das Institut der Notkompetenz nicht mehr notwendig, weil Intubationen sicher zum Regelleistungskatalog gehören werden.

Verlauf

Der Notarzt trifft ein. Er kommt aus dem angrenzenden Landkreis und kennt Heil und Schnell nicht. Während Schnell gerade den Transport mit der Leitstelle klärt, bittet der Notarzt Heil, 10 mg eines Analgetikums aufzuziehen und venös zu verabreichen. Auf den Ampullen sind nur die Konzentrationen in Prozent angegeben. Er ist sich etwas unsicher, wie man dies berechnet. In der Aufregung verrechnet sich Heil um den Faktor 10 und verabreicht das Medikament. Da nur 1 mg verabreicht wurde, fällt die Wirkung entsprechend schwächer aus. Erst beim Zusammenpacken wird der Fehler bemerkt.

➡ **Hat Heil oder der Notarzt den Fehler zu verantworten?**

Im Grundsatz ist es so, dass der eintreffende Notarzt alle medizinischen Leistungen zu verantworten hat. Er hat die **Anordnungs- und Überwachungsverantwortung.** Für den Rettungsdienst bedeutet das, dass mit dem Eintreffen des Arztes die Haftung voll auf diesen übergeht. Kehrseite ist, dass sich der Arzt auf die tatsächlichen Angaben und auf die tatsächlichen Fähigkeiten verlassen muss. Anordnungen des Arztes dürfen nur übernommen werden, wenn man diese sicher beherrscht. Wird eine Anordnung übernommen, die man nicht sicher beherrscht, so trifft den Übernehmer die **Übernahmefahrlässigkeit.** Mit der Übernahme der Aufgabe, die er nicht sicher beherrscht, handelt der Rettungsdienstler fahrlässig. Er verletzt die im Verkehr erforderliche Sorgfalt. Jeder Fehler bei Durchführung dieser Aufgabe wird ihm zugerechnet.

Heil ist als Sanitäter nicht befugt, Medikamente intravenös zu verabreichen. Er hat vor allem nicht die Erfahrung beim Aufziehen der richtigen Medikamentendosis. Dies hätte er dem Notarzt **mitteilen** müssen, damit dieser Heil überwachen und kontrollieren kann.

Für Sanitäter in der Ausbildung ergibt sich die Möglichkeit zum Üben am Patienten nur unter ärztlicher Aufsicht. Nur in dieser Konstellation gibt es nicht die verschärften Regeln der Notkompetenz.

Oft sind Rettungsteam und Notarzt ein eingespieltes Team. Der Notarzt ist auch verpflichtet, sich über die Fähigkeiten und Fertigkeiten seiner Rettungswachenbesatzung zu informieren. Dies passiert häufig im Rahmen von hausinternen Fortbildungen. Probleme gibt es dann, wenn wie hier unbekannte Personen aufeinander treffen. Hier hat der Übernehmer einer Aufgabe die Pflicht, über die eigenen (mangelnden) Fertigkeiten aufzuklären!

Heil hat sich hier sogar strafbar gemacht. Durch die Übernahme der Anordnung hat er fahrlässig gehandelt. Durch die deutlich verminderte Gabe der Analgetika hatte die Patientin unnötig mehr Schmerzen, was die Juristen als Körperverletzung ansehen. Diese wurde dadurch verursacht, dass Heil die Anordnung übernommen hat ohne über seine mangelnde Qualifikation aufzuklären.

Kommentar

Im Rahmen der Notkompetenz ist nur die mildeste Maßnahme erlaubt. Eine Anordnung des Notarztes darf nur übernommen werden, wenn diese Aufgabe sicher beherrscht wird.